히포크라테스와 생명윤리

히포크라테스와 생명윤리

2013년 3월 25일 초판 인쇄
2013년 3월 30일 초판 발행

지은이 | Robert M. Veatch
옮긴이 | 이종원 · 류은숙
펴낸이 | 이찬규
펴낸곳 | 북코리아
등록번호 | 제03-01240호
주소 | 462-807 경기도 성남시 중원구 상대원동 146-8
        우림2차 A동 1007호
전화 | 02-704-7840
팩스 | 02-704-7848
이메일 | sunhaksa@korea.com
홈페이지 | www.bookorea.co.kr
ISBN | 978-89-6324-282-8(93190)

값 15,000원

* 본서의 무단복제를 금하며, 잘못된 책은 바꾸어 드립니다.
* 이 도서의 국립중앙도서관 출판시도서목록(CIP)은 서지정보유통지원시스템 홈페이지(http://seoji.nl.go.kr)와
  국가자료공동목록시스템(http://www.nl.go.kr/kolisnot)에서 이용하실 수 있습니다.
  (CIP제어번호: CIP2013001731)

THE BASICS OF BIOETHICS

히포크라테스와 생명윤리

Robert M. Veatch 지음   이종원·류은숙 옮김

북코리아

한국인 독자들에게 드리는 글

이종원 교수가 《The Basics of Bioethics》를 한국어로 번역한 것에 대해 매우 기쁘고 영광으로 생각합니다. 이 책은 본래 의료윤리의 국제적 토론을 염두에 두고 기록했지만, 나의 주요 경험과 참고의 틀은 미국의 상황을 기초로 하였습니다. 그런데 이러한 논의가 한국어로 번역되어, 한국을 비롯한 아시아 독자들에게도 전해지게 된다니 매우 기쁩니다.

이 책의 논의는 내가 컬럼비아 의과대학과 알바니 대학, 특히 그라나다에 있는 성 조지 의과대학 학생들을 대상으로 한 강의에 기초하고 있습니다. 성 조지 의과대학은 한국을 포함한 다양한 국가에서 온 학생들로 구성된 국제학교의 성격을 지니고 있습니다. 기초적인 수준에서 생명윤리를 연구할 필요가 있지만, 의료 전문인과 환자들 그리고 전 세계인들에게 적합한 연구가 되어야 한다고 생각합니다.

한국에서의 나의 제한된 경험을 통해, 의료윤리를 연구하는 학생들이 의료와 생명윤리에서 다루어지는 어려운 윤리적 논의에 대한 국제적인 토론을 열망하고 있다는 것을 알게 되었습니다. 이 책이 그러한 대화를 진척시키는 데 도움이 되기를 바랍니다.

끝으로 역자의 수고에 감사하며, 한국 독자들이 그들의 사고에 이러한 개념과 주제들을 통합하는 독특한 통찰력으로 다른 문화권의 사람들과 도 공유하기를 바랍니다.

2013. 3. 13.
Robert M. Veatch

머리말

생명윤리에 관한 연구와 논의는 새로운 영역으로서 지난 25년에 걸쳐 진행되어왔다. 생명윤리와 연관된 서적, 선집, 사례 모음집, 개인 저서들은 생명윤리의 논의에 대한 여러 가지 관점들을 제공할 수 있다. 하지만 생명윤리에 관한 적절한 개론서는 아직까지 없다. 이 책은 이러한 요구를 충족시키고, 비교적 소규모의 관련 주제들에 관한 정보를 요구하는 의료인과 일반인을 위한 것이다. 분명히 의학, 간호학, 그리고 다른 의료 전문가들과 평생 교육, 철학, 종교, 사회과학 분야나 성인 교육의 단기 과정 교재로 사용될 수 있다.

법은 의료의 실행에 영향력을 행사해왔다. 법은 중요하지만, 의료에서는 그렇지 않다. 의술은 전통적인 면에서 하나의 직업으로, 그 자체의 윤리를 지닌 전문직 가운데 하나였다. 최근까지만 해도 자기 규제(self-regulation)는 의료가 전문직이라는 결정적인 표지 가운데 하나였으며, 논쟁거리가 되지 않았다. 이 책에서는 의료에서의 자기 규제에 대한 논쟁들과 부각되어온 여러 윤리적 문제들을 살펴보려고 한다.

나는 네 곳의 의과대학, 여러 대학과 대학원에서 의료윤리를 가르쳐왔

7

다. 1970년부터 해스팅 센터(Hasting Center)에서 일하는 동안 컬럼비아 의과대학에서 첫 번째 의료윤리 프로그램을 개발했다. 그 이후 유니온 대학(Union College)과 알바니 의과대학(Albany medical college)에서 7학년 의대생 교육 프로그램에서 동일한 내용으로 7일 프로그램을 진행했고, 1980년 이후 조지타운 대학(Georgetown University)에서 학생들을 가르쳐왔다. 최근 십여 년간은 그레나다(Grenada)[1]에 있는 성 조지타운 의과대학(St. Georgetown University)에서 의료윤리에 관한 7일 개론 수업을 담당했다. 또한 바젤(Vasser), 브라운(Brown), 다트머스(Dartmouth)와 조지타운(Georgetown)에서 학부생과 대학원생들을 가르쳤다. 이 책이 구체화된 것은 수천 명의 학생들과의 만남을 통해서다. 학생들은 한 학기나 1년보다는 1~2주 내에 섭렵할 수 있는 의료윤리적 주제들에 대한 중요하고 균형 잡힌 연구를 필요로 했고, 이 책은 그들의 요구를 충족시키기 위해서 구상되었다.

이 책의 구성은 다음과 같다. 우선 현대의 생명윤리 관련 서적에서 다룬 모든 논의들을 토론하기보다는 간단한 내력에서 시작한다. 최근에 왜 과거의 히포크라테스 선서가 곤경에 처해 있는가와 이에 대한 대안에 대해 의문을 제기한다.

2장은 낙태, 죽음 판정, 그리고 인간 이외의 동물의 복지와 같이 다소 이질적인 주제를 다룬다. 우리는 누가 도덕적 지위를 갖는가와 그 이유에 대해 의문을 제기할 것이다.

3장은 환자에게 혜택을 주는 윤리에 대해 논의한다. 진부한 이야기처럼 들리겠지만, 의료행위의 목표는 환자에게 혜택을 주기 위한 것이다. 하지만 최근 환자에게 혜택을 주는 것(benefiting patients)에 대해 도덕적인 논란이 증가하고 있다. 만약 의사들이 전통적인 히포크라테스 선서보다 현

---

1)   역주, 서인도 제도 동부의 독립국이며, 수도는 St. George's이다.

대의 윤리적 사고를 따른다면, 혜택을 제공하지 않는 결정을 내리게 될 많은 상황들이 존재한다.

4장은 히포크라테스적 관점에 대한 주요한 도전을 다루고자 하는데, 이들은 인격존중의 윤리, 혹은 자유주의 정치철학의 윤리로 언급되곤 한다. 이러한 접근은 히포크라테스 선서를 대신해서, 현재 사용되고 있는 윤리 원칙들의 대안적 배경을 포함한다. 특히 우리는 신의(fidelity), 자율성(autonomy), 진실(veracity)이라는 표현으로, 환자와 의사들의 권한에 대해 논의할 것이며, 왜 이러한 원리들이 의료 종사자들에게 커다란 문제를 일으키는가에 대해서도 다룰 것이다.

5장과 6장은 의료윤리 가운데 가장 핫이슈인, '회복 불가능한 질병에 대한 치료(care of the terminally ill)'에 대해 다룬다. 지난 수백 년 동안 지속되어온 전통적 의료윤리는 생명을 연장하는 데 주력하여, 때로는 어떤 대가를 치르더라도 생명을 연장하기에만 주력했다. 서구 문화에서 생명, 적어도 인간의 생명은 신성하며 가장 귀중한 것으로 간주되었다. 이 개념은 매우 복잡하다는 것을 우리는 볼 수 있어야 한다. 안락사는 비록 그 결과가 죽음, 때때로 단순히 좋은 죽음(good death)처럼 보이기도 하지만, 자비를 위한 적극적인 살인, 의료적 치료의 포기로 다양하게 언급되기도 한다. 5장에서는 의사결정능력이 있는 환자들(competent patients)을 다루면서 이상의 주제들을 검토할 것이다. 6장에서는 오늘날 실제로 복잡한 문제들, 즉 회복 불가능한 시한부의 결정능력이 없는 환자들(incompetent patients)에 관해 다루며, 이들 환자들이 만약 적극적으로 치료받지 않는다면 더 좋을 것인지를 고려하는 문제를 다룬다.

7장에서는 부족한 의료자원의 분배와 연관하여 도덕성을 포함한 21세기 의료윤리의 주요 주제인 의료서비스(heath care)에 대한 사회윤리를 다룬다. 여기서 사회의 이익과는 대립되는 개인의 이익에 초점을 둔 의료 연구와 같은 여러 갈등들도 논의한다. 우리는 사회의 대행자(society's agent) 또는 비용 억제 대행자(cost-containment agent)로서의 의사들의 역할, 즉 너무 부족해서 필요로 하는 모든 환자에게 나눠줄 수 없는 의료서비스라는 파이를 분배하는 역할을 담당하는 의사의 역할에 대해 검토할 것이다.

마지막으로, 8장에서는 규범 의료윤리의 원칙들로부터 의료윤리의 모든 주제에 대해 취해진 입장을 형성하는 기본적 가치 서약에 대해 의문을 제기하는 단계로 물러난다. 다시 말해서 인간은 그들 자신의 기본적 본성을 새로 만들려는 시도로 너무 멀리 간 것은 아닐까. 우리는 두 가지의 근본적인 가치 성향(orientations) 사이의 논쟁에 대해 의문을 제기할 것이다. 하나의 그룹은 도덕적으로 받아들일 수 없는 방식으로 생명의 기반들(basics of life)을 재조작함으로 '하나님 노릇하는(play God)'것을 우리가 시작하고 있다고 느끼는 집단이고, 다른 집단은 종교적 은유에 동등하게 의존하면서, '땅을 정복하고 다스리는' 것으로 근본적 생물학을 재구성하기 위해 그들의 합리성을 사용하려 할 때 인간이 가장 책임적으로 행동하게 된다는 개념이다. 여기서 우리는 이러한 기본적인 가치 성향을 가장 드라마틱하게 위치시키는 의료 영역으로서 유전학과 출산 기술(birth technologies) — 시험관 수정, 대리모, 유전적 검사와 유전공학 — 에 주목하고자 한다.

이상의 간략한 내용은 독자들에게 의료서비스에서의 모든 영역의 윤리 주제를 이해할 수 있도록 기본 틀을 제공할 것이다. 물론 현대 의료윤리의 모든 주제가 완벽하게 논의된 것은 아니다. 완벽한 분석은 이 책의 분량으로는 부족하다. 이 책의 목적은 의료윤리에서 여전히 우세한 관점이지만 많은 사람들이 오해하고 있는 히포크라테스 선서의 역사적 체계를 바로 이해하고, 이 선서를 매우 구시대적이고 도덕적으로 잘못된 것으로 만들었던, 대안 종교와 세속 의료윤리 이론들을 이해하는데 있다. 독자들은 히포크라테스 전통에 대한 대안들인 비밀유지, 정보에 근거한 동의, 환자와 기증자 간의 소통에서의 정직성, 회복 불가능한 환자에 대한 치료, 부족한 자원의 할당과 같이 오늘날 의료서비스 윤리의 주요 주제인 몇 가지 원칙들을 접하게 될 것이다. 이 책은 누가 도덕적 지위를 지니며, 그러한 문제들이 낙태 논쟁과 언제 개인이 죽는지를 결정하는 것뿐만 아니라 동물들이 연구, 교육 그리고 생명의 다른 영역들에서 어떻게 취급되고 있는가에 대해 그러한 질문들이 왜 중요한가에 대한 의미 있는 감각을 제공하게 될 것이다. 또한 프로메테우스의 불을 다루는(playing with Promethean fire) 것을 두려워해야 한다면, 인간의 역할이 새로운 유전적이고 생식적인 미래의 공동 창조자(co-creator)로서의 역할이 될 것인지, 아니면 더 겸손한 것이 나아 보이는지를 모색하게 된다.[2]

이 책의 출판을 위해 많은 분들의 도움을 받았다. 이 책의 여러 장들은 케네디 윤리 연구소의 학자들과 생명의료윤리 분야의 다른 동료들의 도움을 받았다. 데이비드 스미스(David Smith)와 신디아 코헨(Cynthia Cohen)은 원고의 여러 부분을 세심하게 읽어주었다. 연구소의 선임 연구원인 케시 맥마흔(Kathy McMahon)은 초고의 타자와 편집을 담당해주었고, 줄리 에딩거(Julie Eddinger)는 최근까지 행정을 맡아주었다. 키어 올슨(Kier Olsen)과 데이비드 싱(David Singh)은 연구에 많은 도움을 주었다. 철학과 대학원생인 동시에 의학도인 애슐리 페르난드스(Ashley Fernandes)는 전체 원고의 퇴고

---

2) 역주, 공동 창조자(co-creator)라는 개념은 인간의 생식기술 개입의 가능성을 열어 놓은 반면, 프로메테우스의 불을 갖고 놀이하는(playing with Promethean fire) 것은 인간에게 또 다른 재앙을 가져올 수 있다는 두려움을 반영한다.

를 맡아주었고, 연구 조사의 완성을 도왔을 뿐만 아니라 유용한 조언도 해주었다. 무엇보다 정확성을 요구하며, 토론에 기꺼이 참여하면서 이러한 논의들을 나와 함께 진행해준, 수천 명의 학생들에게 감사의 마음을 전한다. 많은 이들이 비록 이러한 논의들이 생명을 매우 어렵게 만들더라도, 의료 전문인들을 도울 실제적인 주제들이라고 말해주었다. 더 중요한 것은 의료업에 종사할 계획이 없는 이들이 이러한 주제를 탐구하는 것은 이들을 더 나은 환자, 대리적인 결정권자, 공공정책 토론의 참여자로 만들 것이라는 점이다. 그렇다면, 그것으로 충분하다. 나는 항상 대중은 필연적으로 우리 사회의 기본적인 의료 결정권자이며 의료 사업의 파트너를 넘어서 협력관계에서 주류가 되어야 한다고 주장해왔기 때문이다.

워싱턴 D.C.에서
Robert M. Veatch

CONTENTS

한국인 독자들에게 드리는 글 ……………………………………… 5

머리말 …………………………………………………………… 7

1장 히포크라테스 선서와 그에 대한 도전들: 간략한 역사 ……… 21

1. 히포크라테스적 전통 ……………………………………… 25
   1) 히포크라테스 선서 …………………………………… 25
   2) 히포크라테스 전통의 근대 규약들 ………………… 31

2. 히포크라테스 전통의 붕괴 …………………………… 36
   1) 히포크라테스 전통을 무너뜨리는 규약과 선서들 … 37
   2) 전문적 의료 이외의 자원들 ………………………… 40

요약 …………………………………………………………… 46

핵심개념 ……………………………………………………… 46

참고문헌 ……………………………………………………… 48

2장 죽음 판정, 낙태, 그리고 동물의 복지: 도덕적 지위의 근거 … 51

1. 인격, 인간 그리고 개인: 도덕적 지위의 언어 …………… 56
   1) 도덕적 지위의 개념 …………………………………… 56
   2) 인격 개념의 도덕적 사용과 비도덕적 용례들 ……… 59
   3) 인간이라는 말의 도덕적 사용과 비도덕적 용례들 … 64

2. 죽음 판정 …………………………………………………… 66
   1) 죽음의 심폐사적 정의 ………………………………… 68
   2) 죽음의 전뇌사적 정의 ………………………………… 71

CONTENTS

3) 죽음의 대뇌사적 정의 ……………………………………………… 74

4) 정의들과 도덕적 지위 …………………………………………… 75

3. 낙태 ……………………………………………………………………… 77

1) 죽음의 정의와 낙태 사이의 균형 …………………………… 77

2) 균형의 붕괴에 대한 가능한 근거 …………………………… 80

4. 동물의 도덕적 지위 ………………………………………………… 83

핵심개념 …………………………………………………………………… 86

참고문헌 …………………………………………………………………… 87

3장 **환자에 대한 혜택과 해악 방지의 문제들** ……………………… 89

1. 무엇이 혜택으로 고려되는가? ………………………………… 91

1) 혜택과 해악의 주관적 평가 vs. 객관적 평가 …………… 92

2) 의료적 혜택 vs. 다른 인격적 혜택 ………………………… 97

3) 의료 영역 안에서 갈등하는 목적들 ……………………… 100

2. 혜택과 해악을 균형 잡는 방법들 …………………………… 102

1) 벤담과 산술적 총계 ………………………………………… 103

2) 해악에 대한 혜택의 비율 비교 …………………………… 104

3) 무엇보다, 해를 끼치지 말라 ……………………………… 106

3. 의료적 온정주의의 문제 ………………………………………… 109

핵심개념 ………………………………………………………………… 114

참고문헌 ………………………………………………………………… 116

4장 　인격존중의 윤리: 약속을 어김, 속임, 거짓말 그리고 환자
처우에 대한 윤리적 당위성 ·· 117

1. 신의의 원칙 ··· 122
　1) 의무의 다양한 개념들 ·· 124
　2) 갈등해결의 이론들 ·· 128
　3) 신의의 윤리 ·· 132

2. 자율성의 원칙과 정보에 근거한 동의의 원칙 ························· 140
　1) 자율성의 개념 ··· 141
　2) 적극적인 권리와 소극적인 권리 ···································· 143
　3) 정보에 근거한 동의와 자율성의 원칙과의 관계, 그리고 치료적 특권 ······ 146
　4) 적절하게 제공된 동의가 되기 위한 누설의 기준들 ············· 151

3. 진실의 원칙: 거짓말과 진실을 말할 의무 ···························· 156
　1) 의사의 태도에서의 변화 ·· 157
　2) 태도에서의 변화를 위한 고려 ······································ 158

핵심개념 ·· 165

참고문헌 ·· 167

5장 　살인회피의 원칙 ·· 169

1. 적극적인 죽임 vs. 죽도록 허용함 ····································· 173
　1) 적극적인 죽임과 죽도록 허용함의 구분 ·························· 174
　2) 의사조력자살을 위한 새로운 법적 발의들 ······················ 183

2. 중지 vs. 시작하지 않기 ·· 188

CONTENTS

3. 직접 효과와 간접 효과의 구분 …………………………………… 190

4. 일반 수단과 특수 수단의 구분 …………………………………… 192

   1) 용어의 의미 ………………………………………………… 192

   2) 도덕적으로 무가치한 치료를 분류하는 기준 ………………… 194

   3) 모든 혜택과 해악 평가의 주관성 …………………………… 196

   4) 음식, 수액, CPR, 그리고 투약 중단 ……………………… 198

핵심개념 ……………………………………………………… 201

참고문헌 ……………………………………………………… 202

6장   죽음과 죽어감: 무의식 환자 …………………………… 203

1. 사전 의사결정능력을 지닌 환자들 ………………………………… 206

   1) 확장된 자율성의 원칙 ……………………………………… 207

   2) 대리 판단 …………………………………………………… 209

   3) 사전지시서를 넘어서 ……………………………………… 210

   4) 의사표현을 위한 구성장치들 ……………………………… 212

   5) 사전지시서에서 표현되어야 할 주제들 …………………… 217

2. 가족이나 다른 대리인이 없는 의사결정능력을 상실한 환자 ………… 221

   1) 기본 원칙 …………………………………………………… 222

   2) 법적인 기준 ………………………………………………… 223

   3) 누가 대리인이 되어야 하는가? …………………………… 224

3. 가족이나 사전 대리인이 있는 의사결정능력을 상실한 환자 ………… 226

   1) 가족 결정권의 기초가 되는 기준은 무엇인가? …………… 229

핵심개념 ·· 234

참고문헌 ·· 235

7장 의료의 사회윤리: 의료자원의 분배, 이식과 인간 주체에 관한 연구 ·· 237

1. 의료를 위한 사회윤리의 필요 ·· 240
   1) 개인 관계 윤리의 한계 ·· 240
   2) 의료윤리를 위한 사회윤리의 원칙 ································ 242
   3) 갈등하는 요구들을 화해시키는 방법 ···························· 248

2. 의료서비스 자원의 분배 ·· 253
   1) 의료서비스를 위한 요구 ·· 253
   2) 배급제도의 불가피성 ·· 254
   3) 비용억제 압력에 대한 윤리적 응답 ···························· 258
   4) 분배 결정에서의 임상의의 역할 ································· 271

3. 장기 이식 ·· 277
   1) 이식행위는 '하나님 노릇하기'인가? ··························· 277
   2) 장기의 조달 ··· 278
   3) 장기 분배 ·· 279

4. 인간 주체를 포함하는 연구 ··· 285
   1) 연구와 혁신적인 치료의 구별 ····································· 285
   2) 인간 주체를 포함하는 연구를 위한 사회윤리 ················ 287
   3) 인간 주체에 대한 연구에서 원칙들 사이의 갈등해결 ······· 291

CONTENTS

핵심개념 ………………………………………………………………… 294

참고문헌 ………………………………………………………………… 295

8장 **생명에 대한 인간의 통제:
유전학, 출생기술, 그리고 인간 본성 조작** ………………… **299**

1. 피조물과 창조자로서의 인간 ……………………………………… 303
   1) 하나님 노릇하기로서의 의료 조작 ……………………………… 303
   2) 지구에 대한 지배권 갖기 ……………………………………… 305

2. 유전학과 인간생식의 통제 ……………………………………… 306
   1) 유전학 ……………………………………………………………… 306
   2) 새로운 생식기술들 ……………………………………………… 321

핵심개념 ………………………………………………………………… 332

참고문헌 ………………………………………………………………… 333

부록 히포크라테스 선서 ……………………………………………… 337

미국의료협회 의료윤리 원칙(1980) ……………………………… 341

역자후기 ………………………………………………………………… 345

사례 목록 사례 1.1 피클을 먹은 소년 ………………………………………… 23

사례 1.2 자비로운 살인에서의 의사의 조력 …………………………… 43

사례 2.1 심장 없이 살아 있는 사람 ……………………………………… 68

사례 3.1 자궁 절제를 지지한 의사 ……………………………………… 93

사례 3.2 무작위적인 임상시험에서의 위험과 혜택 …………………… 104

사례 3.3 출산 통제는 그 사람의 건강에 나쁜가? …………………… 112

사례 4.1 약속된 인턴십 …………………………………………………… 123

사례 4.2 갈등하는 약속들: 곤경에 처한 의사 ………………………… 125

사례 4.3 동성애 남편 ……………………………………………………… 136

사례 4.4 나탄손 vs. 클라인: 정보는 언제 보류되는가? …………… 147

사례 4.5 캔터베리 vs. 스펜스 …………………………………………… 150

사례 4.6 건강 증진을 위한 의사의 의무에 대한 한계 ……………… 160

사례 6.1 사전지시서 없는 대리자의 영양공급 거절: 대리 판단의 한계들 …… 211

사례 6.2 채드 그린: 화학치료법에 대한 제한된 가족적 재량권의 사례 ……… 230

사례 7.1 포괄수가제(DRG)의 한계들과 심근경색 …………………… 255

사례 7.2 조직 유형에 따라 장기를 분배하는 것 ……………………… 279

사례 7.3 연구 디자인에서의 정의 ……………………………………… 289

사례 8.1 아데노신 탈아미노효소 결핍증(Adenosine Deaminase
  Deficiency, ADA병) ……………………………………………… 317

사례 8.2 메리 베스 화이트헤드의 사례 ……………………………… 325

CONTENTS

도표 목록　표 1.1 의료윤리의 성문화(codification) 유형 …………………………………… 47

표 2.1 인격의 두 가지 정의 ……………………………………………… 59

표 2.2 죽음의 세 가지 정의 ……………………………………………… 67

표 3.1 윤리 원칙 유형의 틀 내에서의 히포크라테스적 유용성의 위치 ………… 94

표 3.2 복지의 영역들 …………………………………………………… 98

표 3.3 의료적(신체적) 복지의 요소들 ……………………………………… 101

표 3.4 고위험/고이득 vs. 저위험/저이득 치료 선택들 …………………… 105

표 4.1 윤리 원칙의 유형들 ……………………………………………… 120

표 5.1 죽음과 죽어감의 네 가지 기본적 차이점 ………………………… 172

표 5.2 적극적 죽임 vs. 생명연장의 중단(행위 vs. 부작위) ……………… 173

표 5.3 작위와 부작위 사이의 구별을 위한 불명확한 논증 ………………… 175

표 5.4 철회 vs. 유보 …………………………………………………… 189

표 6.1 대리 결정에서 사용된 결정능력이 없는 환자들과 기준 유형 ………… 205

표 6.2 사전지시서에서 표현되어야 할 주제들 …………………………… 217

표 7.1 윤리적 원칙들–사회적 원칙들을 포함하는 최종 형태 ……………… 242

표 7.2 입원일수당 총 혜택에 대한 도식 ………………………………… 259

1장

히포크라테스 선서와
그에 대한 도전들:
간략한 역사

워싱턴 도심에 살았던 9살 난 유세프 캄프(Yusef Camp)라는 소년은 길거리 노점 상인에게서 산 피클을 먹었다. 이 피클을 먹자마자 소년은 경련을 일으키며 도로변에 갑자기 쓰러졌다. 구급대가 그를 가장 가까운 응급실로 옮겨서 위세척을 했다. 검사 결과 소년이 먹었던 피클에는 마리화나와 PCP[1]가 들어 있었다는 사실이 드러났다. 소년은 이내 약간의 호흡 곤란으로 고통스러워하다가 의식을 잃고는 더 이상 호흡을 할 수 없었다.

응급실 직원은 급히 호흡기로 그의 호흡을 회복시켰지만, 이것이 그들이 할 수 있는 전부였다. 의료진은 소년이 의식을 회복하거나 스스로 호흡하도록 할 수는 없었다.

의사들은 소년의 뇌기능은 회복할 수 없을 정도로 파괴되었고 회복의 가능성이 없다고 결론지었다. 그들은 단순하게 그가 죽은 것으로 판단하고 인공호흡장치를 중단시키려 했지만, 상황은 점점 더 복잡해졌다. 참여했던 신경학자들은 환자의 뇌가 완전히 죽었다고 확신했다. 하지만 한 사람은 소년이 아직 소뇌의 기능을 유지하고 있다고 믿었기 때문에, 의료진은 뇌기능의 상실을 근거로 소년이 죽은 것으로 선언할 수는 없었다. 이제 그들은 어떻게 해야 할지 결정해야 했다. 소년은 여전히 살아 있었지만 영구적인 무의식 상태에 있었고, 단지 호흡기에 의존하여 숨을 쉬고 있을 뿐이었다.

의사들은 인공호흡기를 계속 작동함으로써 소년을 영구적인 식물인간 상태로 유지하는 것 외에 다른 방법이 없다고 말했다. 사실 환자를 영구적인 식물인간 상태로 유지한 기록 가운데 가장 긴 경우는 37년이 넘는다. 소년의 부모는 무슬림이어서, 알라신의 힘을 확신하였다. 그들은 알라신이 소년의 운명을 결정하며 소년에게 인공호흡기를 부착하여 알라신에게 기회를 주는 것이 의사들의 의무라고 믿고 있었다. 의사들은 어떻게 대답해야 할까?

---

1)   역주, PCP: Pentachlorophnol(펜터클로로페놀), 목재 방부제, 농약.

이러한 상황에서 의사, 부모, 사회의 관찰자가 이러한 사례를 조정하려면 어디서 도덕적 조언을 얻을 수 있을까? 가능한 접근은 윤리학의 규약(code of ethics)을 살펴보는 것이다. 이러한 규약들은 다양한 문화적·종교적 전문인 집단에 의해 준비되어왔는데, 이들은 저술하는 집단의 견해에 따른 윤리학의 기본 원칙들을 요약하고 있다.

1. 히포크라테스적 전통

1) 히포크라테스 선서

오랜 세월 동안 일부 의사들은 히포크라테스 선서(Hippocratic Oath)를 도덕적 의료 지혜(moral medical wisdom)의 요체로 사용해왔다. 하지만 이 선서가 전 세계 역사를 통해 통용되어온 일관된 문서는 아니다. 그것은 히포크라테스 전집으로 알려진 저작모음의 일부로, 현재로서는 실제로 누가 선서를 기록했는지 알 수 없다. 기원전 15년의 히포크라테스는 고대 그리스 코스(Cos) 섬에 살던 당시 의술계의 지도자 중 한 사람이다. 그가 히포크라테스 선서의 저자가 아니라는 점은 거의 확실하다.[2] 선서는 약 100년 이후에 기록된 것으로 보인다. 그것은 다른 것들, 즉 히포크라테스 전집에서 더 과학적인 내용에 대한 윤리 기록 가운데 하나이다.

대부분의 사람들은 이 선서의 유래나 이보다 더 중요한, 근본적 신념 체계를 고려하지 않았다. 코스 섬에 대한 상세한 관찰은 호기심을 유발할 것이다. 그 섬에는 그리스의 치유 사원의 잔해가 남아있다. 이 지방

---

2)   Edelstein, 1967.

전례에 따르면 히포크라테스 학교는 이 사원과 관련이 있었다고 전해진
다.[3] 지역 거주민들에게 건물에 어떤 일이 발생했는가에 대해 질문하자,
그들은 그리스가 기독교화될 당시에 파괴된 적이 있었다고 말했다. 역사
적인 관점에서 볼 때, 사원이 파괴될 정도로 전쟁을 치렀을 만큼 히포크
라테스 학교와 기독교 학교의 사상이 서로 일치하지 않았던 것이 분명하
다. 역사적인 면에서, 그리스의 윤리학과 의학은 기독교 윤리나 의학과
매우 다르기 때문에, 기독교적 전통의 입장을 취하는 현대인들을 염두에
둘 것인가에 대해 의아해하면서, 히포크라테스 선서를 맹세한다.[4]

20세기 가장 유명한 학자인 루드비히 에델스타인(Ludwig Edelstein)은 히포
크라테스적 전통은 피타고라스의 정리로 알려진 동일한 이름의 피타고
라스 추종 집단(pythagorean cult)에서 나왔다고 생각한다. 만약 에델스타인의
추측대로라면, 과학, 철학 그리고 종교에 흥미를 가졌던 종교 집단이 히
포크라테스 학교로 알려진 고대 그리스의 의료 학교를 설립했을 것이다.

만약 이것이 사실이라면, 왜 워싱턴의 한 무슬림 환자를 돌보는 20세
기 세속적인 서양 의사들이 굳이 도덕적 안내 지침으로 2,500년이나 지
난 피타고라스 종교 집단의 의례적 선서에 주목했던 것일까? 우선 선서
의 내용을 간략히 살펴보자. 혹자는 그 내용이 고대 의료 집단에서는 유
용하지만 오늘날 의료 실행자들에게는 논쟁의 여지가 있다는 점에 주목
할 것이다. 선서는 두 부분으로 나눠지는데, 초반부의 선서는 행위에 대
한 규약이다.

---

3) 사실 히포크라테스가 이 사원의 구성원은 아니지만, 오히려 보다 더 초기의 종교적인 치유 시스
    템에 대한 도전자였다고 믿는 근거가 있다.

4) Veatch and Mason, 1987.

(1) 초반부의 선서

초반부의 선서는 몇 가지 요소가 있다. 예를 들어, 스승에 대한 충성 맹세가 있다. 만약 스승이 재정적으로 곤란을 겪게 되면, 이를 벗어나도록 돕는 것이 학생의 도덕적 의무이다. 또한 약간 비밀스런 이상한 내용도 있다. 히포크라테스 선서를 할 때, 선서자는 일반 서민에게 의학적 지식을 폭로해서는 안 된다. 과거에 의사에게 전달된 지식은 매우 강력하며 제대로 이해하지 못한 사람의 손에서 그 힘은 큰 해악을 끼칠 수 있다고 믿었다. 이는 피타고라스주의자들의 신조였는데, 지식은 집단 외부의 타인에게 노출되지 않아야 한다는 것이다. 이러한 태도는 현대 의료 특히, 의료 정보를 환자들과 공유하는 데 대해 불편해하는 소수의 연로한 의사들에게서도 가끔 볼 수 있다.[5] 이러한 전통의 실천은 환자에게 치료 상황에 대해 교육하며 정보를 제공하고 정보에 근거한 동의를 얻어야 하는 의사의 의무에 대한 현 시대의 주안점과는 어울리지 않는다.

선서 단락은 아폴로(Apollo), 아스클레피오스(Aesclepius), 휘게이아(Hygieia), 그리고 파나케이아(Panaceia)와 같은 그리스의 남신과 여신에 대한 맹세를 포함하고 있다. 현대의 의사들은 이 문장을 수정할 필요성이 있다고 지적하는데, 왜냐하면 그들은 그리스의 남신들과 여신들에게 실제로 맹세하지 않고, 다만 그들 자신의 종교적 전통 혹은 심지어 세속적 권위 내에서 권위를 대체하게 되기 때문이다.

---

5) 최근까지, 약사들은 약사가 라벨에 처방된 약의 이름을 기입해서는 안 되며, 약물의 이름을 환자에게 말하지도 않아야 한다고 가르쳐왔는데, 왜냐하면 그것은 어떤 면에서 환자에게 해를 끼칠 수 있는 정보였기 때문이다. 그들은 그 약물이 다른 질병을 위해서도 사용되었으며 그들이 그러한 상태에 처하게 될지도 모른다는 생각으로 괴로움에 빠지게 된다거나 부작용에 대해서 읽고 부작용에 대해 불필요하게 경각심을 갖게 될 수도 있기 때문이다.

이와 달리 유대교나 기독교와 같은 의료윤리학에 대한 여러 종교적이 며 세속적인 접근들은 다만 하나님과 그의 백성들 사이에 계약 관계가 있을 뿐, 비밀스러운 서약은 없다고 주장한다. 일반적으로 유대-기독교 신앙에서, 특히 개신교는 모든 사람들이 책임을 전제로 지식을 사용할 수 있다고 본다.

세속적인 자유주의 정치철학에서는 교육 또한 중요하다. 자유주의 정치철학은 로크(Loke), 홉스(Hobbes), 루소(Rousseau)의 철학에 기원하며, 미국 정치체계의 설립자들의 문서에서 잘 알려진 정치적 표현에까지 이른다. 비록 다른 사람들이 최선이 무엇인지 안다고 믿지만, 자유주의 정치철학은 개인의 중요성을 강조하고 개인의 자유를 존중할 것을 요구한다. 또한 사회 정의에 대한 다양한 관심에 대한 기초를 제공하면서 모든 사람들의 도덕적 가치의 평등에 대한 신념을 통합한다. 이러한 주장의 제창자들은 인간이 알 권리가 있다고 믿는다. 정보에 근거한 동의 원칙(informed consent doctrine)의 발전은 이러한 확신의 확산이다. 히포크라테스의 문서에서는 환자들의 권리에 대한 언급이 전혀 없다. 여기서 우리는 유대 기독교적 태도와 기타 전통들, 세속적 자유주의의 전통은 고대 피타고라스주의적인 히포크라테스의 전통과는 다른 의료윤리의 원칙을 갖는다는 것을 알 수 있다.

(2) 행위 부분의 규약

선서의 후반부는 윤리 자체의 규약을 포함하고 있다. 식이요법, 약학, 외과 분야에 관한 내용을 다룬다.[6] 세 번째 문장은 의사들이 결코 외과

시술을 실행하지 말아야 함을 엄숙하게 맹세하도록 요구하는 조금은 특이한 금지를 포함하고 있다. 다른 번역이지만, 최상의 해석은 '심지어 담석으로 인해 고통당하는 경우에도' 칼의 사용을 금지한다는 것인데, 이것은 아마도 방광 결석 수술(bladder stone surgery)을 언급하는 것으로 추측된다. 그것은 고대에도 비교적 간단한 외과 수술이었기 때문에 이러한 진술은 복잡한 외과 수술이 너무 위험하다는 인식을 단순하게 반영한 것이 아니라, 외과 시술에 대한 금지가 매우 단호했었다는 사실을 강조한 듯 보인다.

왜 의료윤리의 선서가 의사들에게 수술을 금지했을까? 외과 수술은 오염(혈액, 분비물과 접촉하는 경우), 즉 종교적으로 불결하게 되는 것을 포함하기 때문에, 히포크라스테스의 의사들이 외과 수술을 금지했다는 것이 하나의 해석이다. 피타고라스주의자들은 이러한 제의적 오염을 염려했다. 그러나 선서는 외과 수술이 내재적으로 환자에게 위험하다고 말하지는 않고, 오히려 히포크라테스의 의사들은 그러한 특정한 분야를 행할 사람들에게 외과 수술을 맡겨야 한다고 말한다. 간략히 말해서, 어떤 전통 문화에서 보였던 노동에 대한 도덕적 분화가 있었는데, 제사장의 역할을 하는 자들은 '정결'을 유지하게 했다. 이러한 해석은 히포크라테스 덕목의 두 가지 핵심인 '정결과 거룩함'을 고수한다는 사실에 의해 지지를 받는다.

선서는 또한 다른 내용의 금지를 포함하고 있다. 히포크라테스의 의사들은 치명적인 약물을 제공해선 안 된다. 그리고 임신 중절과 마찬가지

---

6) 선서가 그 기원이 피타고라스주의자라는 것을 확신하게 된 근거 중 하나는 피타고라스주의자들이 의료 세계를 구분한 방법을 선서가 정확하게 반영하고 있기 때문인데, 대부분의 다른 그리스 학파들은 이와 다르게 구분했다.

로 안락사는 금지된다.[7] 선서는 이른바 핵심원리인 원칙을 포함하고 있는데, 즉 의사들은 그의 능력과 판단에 근거하여 환자에게 혜택을 주어야 한다는 것이다.[8] 환자에게 혜택을 주는 것에 대한 의사의 결정은 환자의 능력과 판단이 아닌 의사의 능력과 판단에 근거해서 내려야 한다. 이런 이유로 히포크라테스적 윤리는 자주 온정주의(paternalistic)로 간주되는데, 여기서 온정주의는 비록 한 개인이 혜택을 바라지 않더라도 다른 사람을 유익하게 하려는 행위를 지지한다. 한편 어떤 이들은 히포크라테스 선서를 환자의 총체적인 복지와 연관시켜 해석한다. 의료에서 종종 이러한 온정주의가 제기되는데, 환자는 더욱 중요하고도 바람직한 비의료적 유익(흡연, 유해한 음식 소비, 운동 포기와 같은 것들이 모든 가능한 실례들이다)을 얻기 위해서 의료적인 혜택을 기꺼이 희생하려고 하지만, 의료 종사자들은 오직 치료의 의료적 혜택에만 집중하기 때문이다.

대조적으로 그 밖의 윤리학은 다른 형태를 지니고 있다. 예를 들어, 유대 기독교의 해석들은 온정주의적인 요소가 적고, 중요한 면에서 히포크라테스 선서와 다르다. 세계의 다른 주요한 종교적이고 세속적인 전통들 — 힌두교, 불교, 다양한 중국 전통, 공산주의 사상, 그리고 우리의 목적을 위해서 가장 중요한 현대 서구의 자유주의 정치철학 — 모두 의료윤리라고 불릴 만한 요소를 지니고 있다. 이들 모두는 지난 2,500년에 걸친

---

7) 일부의 사람들은 낙태에 대한 히포크라테스적 금지는 기독교의 반대와 일치하며(Edelstein, 1967, 62-63; Carrick, 1985, 159; Temkin, 1991, 182), 그것이 왜 두 전통들이 함께 할 수 있는지를 보여준다고 말한다. 그러나 만약 고대의 기독교 전통을 본다면, 처음 8세기로부터 존재한 모든 기독교 문서들에서 오직 11번의 언급만 히포크라테스적 저작에 맞추어져 있다는 것을 알게 될 것이다(Veatch and Mason, 1987). 11번 중 9개는 선서와는 무관하다. 그들은 고전적 그리스 저작 스타일의 모델로서 그것을 주장하면서 저작의 질을 칭송한다. 8세기 기독교 시대의 단 두 개의 언급만 히포크라테스적 선서를 피력한다. 둘은 기독교와 히포크라테스적 전통 사이의 차이를 반영하면서 히포크라테스적 개념들에 대해서는 오히려 적대적이다.

8) 히포크라테스적 의료에서 의사들은 항상 남자였다.

시간 동안 의료윤리에서 매우 탁월했던 히포크라테스의 전통과는 대조적으로 보일 수 있다. 그러므로 유세프 캄프와 같은 경우를 위한 도덕적 안내를 구하는 의사, 부모, 혹은 일부의 사람들은 그들이 의존하고자 하는 이용 가능한 수많은 윤리체계들을 결정할 필요가 있다.

2) 히포크라테스 전통의 근대 규약들

(1) 퍼시벌 규약(1803)

근대의 여러 전문적 윤리 규약들은 적어도 환자를 유익하게 할 의사의 의무를 강조하는 의미에서 히포크라테스 전통의 입장을 취한다. 영어권 나라에서 가장 중요한 것은 1803년에 출판된 토마스 퍼시벌(Thomas Percival) 규약이다.[9] 의료를 위한 서면화된 윤리 규약의 필요성은 1790년대에 발생된 영국 맨체스터에서 장티푸스와 발진티푸스로부터 제기되었는데, 결과적으로 맨체스터 병원의 직원들이 과로하게 되었다. 18세기 영국의 의료는 히포크라테스적 전통 방식과는 상당히 분리되었다. 식이요법을 전공했던 의사들, 외과 의사들, 약학 작업을 담당했던 약제사들이 있었지만, 전염병의 위협은 그들의 능력 이상이었다. 이러한 이유로 그들 사이에 누가 무엇을 해야 하는가에 대한 논쟁이 시작되었다.

공교롭게도 토마스 퍼시벌(Thomas Percival)이라는 의사는 신체적 장애 때문에, 전염병이 유행하는 시기에 의료행위를 중지해야만 했다. 그는 홀

---

9)   Percival, 1927.

릉한 교육을 받았고, 그에 대하여 많은 사람들이 호의적이었다. 분쟁에 휘말린 의사들은 그에게 중재를 요청했고, 그 결과물은 윤리적 안내서였다. 그리하여 그 규약의 목적은 원래 의사들 간의 분쟁을 중재하는 것으로, 환자와의 관계는 다루지 않았다. 퍼시벌 규약은 1803년에 다시 출판되었다. 그것은 환자에게 혜택을 주기 위한 의사의 책임을 강조하고, 정보에 근거한 동의나 개방된 폭로(open disclosure)와 같은 문제들에서 환자의 권리를 강조하지 않는 면에서 히포크라테스적 전통의 입장을 취한다.[10]

환자의 권리에 대한 인식의 부재로 결합된 환자를 이롭게 해야 하는 의무(duty to benefit the patient)는 히포크라테스적 전통의 특징이다. 이것이 히포크라테스적인 의료윤리와 우리가 고려해야만 하는 다수의 여러 종교적이고 세속적인 윤리 사이의 주요한 차이점 가운데 하나이다. 환자의 혜택에 주목하는 것은 영국뿐만 아니라 의료윤리를 전문적으로 지지했던 미국 의료윤리의 기초가 되었다.

(2) AMA 규약(1847)

19세기 초반 미국에서는 고대 그리스와 마찬가지로 의료 사상을 가르치는 학교들이 많았다. 이들 학교의 구성원들은 서로 분쟁하기 시작했

---

10) 퍼시벌의 작업을 히포크라테스적 전통으로 분류하는 것은 이제는 윤리에 대한 표준적인 해석이다. 이는 리크(Chauncey Leake)에 의해 취해진 입장이다(Percival, 1927; Berlant, 1975, Waddington, 1975, 1984). 최근의 학문은 이제 퍼시벌에 대한 이러한 해석에 의문을 제기한다. 히포크라테스 선서가 개인이 분리된 환자-의사 관계에 초점을 두는 반면에 퍼시벌은 사회에 대한 의사의 의무를 포함하면서 사회적 관계들의 폭넓은 토론을 포함한다는 점에서 다르다. 퍼시벌은 현 시대의 철학적 저작에 더 근접하지만 히포크라테스적인 공식을 단순히 반복하지 않는다는 점이 명확해지고 있다(Baker, 1995).

고, 각자 자신의 학교를 월등한 학교로 만들고자 했다. 1847년 정통적이고 과학적(allopathic)이라고 부르는 의학을 대표하는 집단이 월등한 학교를 설립하려는 목표를 달성하고, 돌팔이 의사(quackery)들과 싸우기 위해 미국 의료협회(American Medical Association)를 설립했다.

그들은 만약 자신들이 단순한 사업이 아닌 전문직에 종사하고자 한다면, 윤리 규약이 있어야 한다는 점을 인식했다. (전문적인 사회학자들은 윤리 규약을 기록하는 것이 종종 전문직의 구별적 특징이라는 점에 주목한다.) 하나의 문서에서, 그들은 퍼시벌 규약에 의존하여, 퍼시벌 규약 전체를 원본인 1847년의 AMA 윤리 규약과 통합시켰다.[11] 그리하여 영국과 미국 모두 환자의 혜택에 초점을 둔다는 점에서 본질적으로 히포크라테스적 윤리 규약을 갖고 있었다. 그런데 양자 모두 사회에 혜택을 제공할 의사들의 의무에 대해 언급했는데, 이것은 히포크라테스적 윤리에서 언급하지 않은 내용이다.

(3) 제네바 세계의료협회 선언(1948)

2차 세계대전 직후, 국가 의료협회들의 복합체(a conglomeration of national medical societies)인 세계의료협회(World Medical Association)는 나치 강제 수용소(Nazi concentration camp)에서의 의료 실험에 응답할 규약이 필요했다. 1948년 이 모임은 제네바 선언(세계의료협회)으로 발전되었다. 그 내용은 놀랍게도 히포크라테스 선서와 유사하다. 물론 휘게이아, 파나케이아와 모든 고대의 남신과 여신들, 그리고 외과 수술의 금지와 임신 중절에 대한 고대 선서의 내용들은 삭제했지만, 여전히 히포크라테스적 원칙을 다소 수정

---

11) AMA, 1848.

한 핵심적 문구들이 포함되어 있다. 그것은 "나의 환자의 건강이 가장 우선적인 고려사항이 될 것이다"라는 문구이다. 본질적으로 현대적 언어에서 히포크라테스 선서는 세계의료협회의 이러한 조직을 지배하고 있다. 세계의료협회는 환자가 자신의 건강이 극대화되기를 원하지 않을 때, 즉 환자가 건강 이외의 자신의 어떤 중요한 사안(agenda)을 갖거나, 환자가 자신의 건강을 향상시키는 것에 대해 의사의 의견에 동의하지 않을 때 제기되는 문제에 대해 히포크라테스 선서와 같은 인식은 없다.

(4) 히포크라테스 전통의 여러 현대적 선서나 규약들

미국과 캐나다에 소재한 의과대학의 47%는 대학원생들에게 여전히 히포크라테스 선서의 내용을 가르치고 있다. 유일하게 시라쿠스(Syracuse)에 위치한 뉴욕 주립대학은 여전히 원본을 사용한다고 1997년 논문에서 보고된 바 있다.[12] 유사한 유형들이 다른 나라에서도 나타나는데, 통상적으로 수정된 히포크라테스 선서의 형식을 사용하는 학교들이 있는 반면에 완전히 다른 기원의 선서를 사용하는 곳도 있다.

구소련(post-Soviet Russia)에서, 의사들은 소련 의사들을 위한 선서를 만들었다.[13] 러시아 의사들은 중요한 마르크스주의적 함축을 지니고 있는 소비에트 선서를 대체하기 위해, 세계의료협회 선서와 다소 유사한 방법으로 정리하고, 이전의 히포크라테스 선서를 러시아어로 번역했다. 또 다른 예로는 그레나다(Grenada)의 성 조지 의과대학의 학자의 선서(Academic

---

12) Orr 외, 1997.

13) 러시아 의사의 엄숙한 선서(Solemn Oath of a Physician of Russia), 1993.

Oath)가 있는데, 그것 또한 히포크라테스 선서의 재판이었다. 하지만 이 선서는 졸업하는 의학도들로 하여금 단순히 환자의 건강보다는 환자의 혜택을 위해 일할 것을 요구하는 내용을 포함하고 있었다. 주요 문구는 다음과 같다. "내가 처방하는 식이요법은 나의 능력과 판단에 따른 것으로, 환자의 유익을 위한 것이다." 여기서 환자의 총체적 복지를 위해 일하는 것과 단순히 환자의 건강에만 집중하는 일 사이에는 차이점이 있다는 점은 3장에서 다룰 것이다.

간호사들을 위한 플로렌스 나이팅게일 선서와 같은 것도 있다. 히포크라테스 선서가 히포크라테스에 의해 작성되지 않았듯이, 나이팅게일 선서 역시 나이팅게일이 쓴 것이 아니다. 그 내용은 히포크라테스 선서를 약간 수정한 것이다.

20세기 후반까지 의사들은 종종 히포크라테스 선서를 그들의 윤리 규약으로 사용했다(일부는 현재까지 계속 사용하고 있다). 결정적인 특징은 진실에 대해 듣거나 치료받기 전에 동의할 권리와 같은 환자의 권리에 대한 인식 없이 환자의 유익을 도모할 것을 의사에게 전적으로 위임한 점이다(비록 퍼시벌과 AMA가 사회적 유익에 대한 어떤 관심을 두 번째로 언급한다는 점에서 표준적인 히포크라테스의 형식과 조금 다르다는 것을 우리가 보았다고 하더라도). 더욱 순수하게 히포크라테스 규약은 사회나 다른 개인의 복지에는 관심을 두지 않는다.

그런데 1970년 초부터 히포크라테스 전통이 붕괴되기 시작했다. 이러한 붕괴를 관찰하는 것은 매우 흥미로운 일이다. 이것은 천문학 혁명기의 갈릴레오나 원자 물리학이 생길 당시의 알버트 아인슈타인에 비견된다. 지평선 위로 떠오른 새로운 의료윤리학은 특히 서구 문화를 위한 것이다. 새로운 윤리학은 고대 유대 기독교에 뿌리를 두고 있지만 세속적인 자유주의 정치철학에서 새로운 경향은 더욱 현저하다.

2. 히포크라테스 전통의 붕괴

히포크라테스 선서는 세 가지 면에서 도전을 받고 있다. 첫 번째 도전은 혜택이 평가되는 방식을 다룬다. 히포크라테스 선서는 의사가 자신의 능력과 판단에 의거하여 환자에게 무엇이 가장 최선인가를 판단해야 한다고 말할 때 엄청난 추정을 하게 만든다. 어떤 경우에는 그 영역에서 유능한 동료 의사들이 동의하지 않을 수도 있고, 혹 동의하더라도 환자는 다른 과정을 더 선호할지도 모른다. 이러한 의미에서 선서의 혜택에 대한 평가는 주관적이다. 의사의 혜택에 대한 표준(physician's standard of benefit)이 결정적인데, 이러한 주관적 개념과 관련된 문제들은 3장에서 상세히 다룰 것이다.

두 번째 도전은 혜택이 다른 종류의 도덕적 의무들 — 특히 환자에 대한 권리나 의무와 연관된 — 과 갈등할 때 일어나는 문제를 포함한다. 수많은 윤리 이론들은 단지 좋은 결과를 산출하는 것이 더 윤리적이라고 주장한다. 그것들은 결과와 상관없이 윤리적으로 옳은 행위를 결정하는 데 적합한 도덕적 의무들과 권리들을 확고히 한다. 4장에서는 환자에게 혜택을 주는 것과 환자의 특정 권리를 존중하는 것[진실에 대한 권리(right to the truth), 자율성을 존중받을 권리, 그리고 약속이 지켜질 권리를 포함하는] 사이의 갈등에 대해 논의할 것이다. 그리고 5장과 6장에서는 죽을 권리(the rights of dying)에 대해 논의할 것이다.

히포크라테스 전통에 대한 세 번째 도전은 환자의 이익과 다른 개인 또는 사회의 이익 간에 충돌이 있을 때 발생한다. 적어도 원래 형식에서 히포크라테스 선서는 단지 개인 환자에 집중한다. 7장에서는 의료, 공공 보건(public health) 또는 비용 억제의 영역에 있어서 사회에서 의료 종사자의 타인에 대한 의무와 연관된 개인적 갈등에 집중하는 방식을 살펴보고자 한다.

1) 히포크라테스 전통을 무너뜨리는 규약과 선서들

(1) 뉘렘버그 규약(1946)

몇 가지의 의료 규약이나 선서는 히포크라테스 전통을 붕괴시킨다. 근대에 최초로 가장 드라마틱한 도전은 2차 세계대전 직후에 있었던 뉘렘버그(Nuremberg) 재판이다. 사람들은 나치 의사들이 수용된 수감자들에게 강제적으로 행했던 고통스럽고, 때로는 치명적인 연구에 대해 의문을 제기하기 시작했다. 인간에 대한 연구는 윤리적으로 분명히 논란의 여지가 있다. 이러한 연구는 나치에 의해 고안된 것이었다. 이 실험들은 강제 수용소에 수감된 죄수들의 유익을 위한 것이 아니었다. 그 목적은 실험 대상들에게 유익을 주기 위한 것이 아니라, 지식을 산출하는(혁신적인 치료 요법과 대조되는) 의료 연구 자체에 있었다. 이와 달리 히포크라테스적 윤리는 오직 환자 개인의 유익을 위한 행위만을 요구한다.

나치 의사들은 환자 개인의 유익에 대한 전통적인 의사의 윤리적 헌신을 포기했다. 뉘렘버그 재판은 심각한 문제를 폭로했다. 나치 의사들은 환자들의 유익을 위해서 일하지 않았다. 하나의 대안은 히포크라테스적 공식(formula)으로 돌아가는 것인데, 의사들이 개별 환자의 복지에만 집중하거나, 심지어 사회의 선(good)을 위하는 경우라 할지라도, 의사들이 어떤 연구도 하지 못하게 요구하는 것이다. 히포크라테스적 윤리는 나치의 실험을 금지했을 것이고, 심지어는 가장 자비롭고 우호적인 연구까지도 배제시켰을 것이다.

히포크라테스적 모델로의 회귀 대신에, 서구 사회의 대변인들은 연구가 인간의 유익을 위해서 필수적이지만, 어떤 보호는 개별 환자를 위해서 요청된다는 점을 인식하였다. 이러한 보호는 환자들이 그들 자신의 이익을 살필 수 있도록 하기 위해서 연구 주체로부터 정보에 근거한 동의를 요청하는 형식으로 생겨났다. 최종적인 뉘렘버그 규약[14]은 정보에 근거한 동의(informed consent) 개념을 언급한 히포크라테스 이후 2,500년간 출현한 최초의 의료윤리 문서였다. 이것은 환자 혹은 주체가 의사의 실행 이전에 어떤 것이 제안되고 권장되는 것과 권장되지 못하는 것에 대한 적절한 사실에 대해서 정보를 제공받아야 할 권리를 가진다는 개념이다.

뉘렘버그 규약과 히포크라테스 규약 사이에는 또 다른 중요한 차이점이 있다. 뉘렘버그 규약은 국제법의 공식 문서이지만, 의료 전문가에 의해 작성되어 대중에게 전달된 것은 아니다. 여기서 극단적으로 대립되는 두 가지 윤리 전통을 대표하는 관점들의 차이에 대해 살펴보도록 하겠

---

14) Nuremberg Code, 1946.

다. 1970년경에 시작된 충돌은 매우 드라마틱 하다. 뉘렘버그 규약으로 대표된 하나의 요소는 자유주의 정치철학에 기초를 두고, 히포크라테스 전통으로부터 파생된 다른 요소에서는 자유주의적 표현을 찾아볼 수 없다. 우리가 알아낸 바와 같이, 히포크라테스 전통이 더 오래되고 더 온정주의적이지만, 최소한 의료 연구(research medicine)와 같은 특정 영역에서는 뉘렘버그 규약이 기반을 둔 자유주의와는 양립될 수 없다.

(2) 미국병원협회의 환자 권리장전(1973)

히포크라테스적 관점을 무너뜨리는 다른 문서가 히포크라테스와 자유주의 전통이 대립하던 초기인 1973년 미국병원협회에서 생겨났다. 미국병원협회의 환자 권리장전(Patient Bill of Right)은 환자의 권리에 크게 역점을 두었다. 그 내용은 정보에 근거한 동의와 정보에 대한 권리를 포함한다. 이러한 내용은 히포크라테스 전통에서는 전혀 볼 수 없었던 내용들이다. 환자의 권리에 대한 이러한 확언은 의료협회가 아니라 병원협회에서 나왔다는 점을 주목할 필요가 있다.

(3) 미국의료협회 원칙(1980)

AMA가 드라마틱하게 중요한 방식으로 그 규약을 변화시킨 것은 1980년 이후였다. 그 해에 채택되어 1981년에 출판된 새로운 버전(부록 참고)에서 마침내 환자의 권리에 대해 언급하기 시작했다. '권리'라는 단어의 사용은 새로운 일이 진행되고 있다는 신호였다. 권리는 도덕적 요구를 무시하여 더 선한 결과를 낳게 된다는 주장만으로는 파기될 수 없는 도덕적 · 법적 자격이다. 히포크라테스 선서는 개인의 권리에 대해 언급하지 않았는데, 권리라는 용어는 로크, 홉스, 루소, 그리고 미국 헌법 구성자의 자유주의 정치철학에 근거한다.

2) 전문 의료 이외의 자원들

우리는 또한 유세프 캄프와 같이 어려운 결정에 직면해 있는 의사, 부모들이 다루는 여러 자원들로부터 의료윤리적 문서의 등장을 보게 된다.

(1) 유대교, 천주교, 그리고 개신교

뉘렘버그 규약이 국제법의 문서라는 것, 즉 조직화된 전문 의료 밖에서부터 유래되었다는 것은 이미 언급했다. 종교적 전통 또한 탈무드적 유대교[15]와 가톨릭 도덕신학[16]과 같이 의료윤리적 교리를 지니고 있다. 개신교 윤리학은 낙태, 안락사 그리고 조직화된 의료와는 근본적으로 다른 도덕적 자원들로부터 유래되는 의료적 돌봄(medical care)에 대한 접근의 권리를 포함하는 의료윤리의 많은 주제들에 위치를 점하고 있다.

---

15) Rosner and Bleich, 1979.

16) 국가 가톨릭 감독 협의회(National conference of Catholic Bishops), 1995.

(2) 힌두교

서양 이외의 수많은 고대 종교 전통들은 의료윤리적 입장들을 발전시켜왔다. 예를 들어, 힌두교의 베다 경전은 의료윤리를 포함하고 있다. 베다의 텍스트들은 고전적 종교 저술들이다. 이러한 저작 가운데 한 분과(branch)인 아유르 베다(Ayur Veda)는 '카라카 삼히타(Caraka Samhita)'[17]라고 부르는 윤리 규약을 포함하고 있다. 이 규약은 의사들이 환자에게 상해를 입히거나, 치료를 포기하거나 죽음을 앞당겨서는 안 된다고 요구했다. 서양인들은 이해할 수 없지만, 베다 전통 내에서 이해되는 그 문서의 조항 중 하나는 왕을 적대시하는 사람들(haters)을 치료하지 않는 것이 의사의 의무라는 맹세가 포함되어 있다는 점이다. 서양의 의료윤리에는 이러한 조항이 없지만, 고대 인도의 종교 전통의 배경에서 보면 훨씬 이해가 쉬울 것이다.

(3) 불교

고전적 불교의 윤리는 다섯 가지 계율 안에 팔정도(八正道)[18]를 포함하

---

17) Oath of Intiation(Caraka Samhita), 1978. 역주, 인도의 전통의학으로 질병의 치료를 목적으로 향신료를 이용하는 대표적인 치료법인데 산트크리트어 '아유르(생명)'와 '베다(지식, 철학)'가 합쳐져 '생명의 과학'을 뜻한다.

18) 역주, 팔정도는 중생이 고통의 원인인 탐(貪)·진(瞋)·치(痴)를 없애고 해탈(解脫)하여 깨달음의 경지인 열반의 세계로 나아가기 위해서 실천 수행해야 하는 여덟 가지 길 또는 그 방법이다. 고통을 소멸하는 참된 진리인 여덟 가지 덕목은 ① 정견(正見): 올바로 보는 것, ② 정사(正思: 正思惟): 올바로 생각하는 것, ③ 정어(正語): 올바로 말하는 것, ④ 정업(正業): 올바로 행동하는 것, ⑤ 정명(正命): 올바로 목숨을 유지하는 것, ⑥ 정근(正勤: 正精進): 올바로 부지런히 노력하는 것, ⑦ 정념(正念): 올바로 기억하고 생각하는 것, ⑧ 정정(正定): 올바로 마음을 안정시키는 것이다.

고 있다. 이러한 계율은 살인, 거짓말, 알코올 중독에 대한 금지를 포함한다. 그리하여 불교 전통 안에서의 윤리는 의료 실천을 위한 확고한 함축이 있다.

(4) 고대 중국 사상

고대 중국은 불교와 도교 사상의 요소뿐만 아니라 유교 사상을 포함한 복잡하고 풍부한 문화를 발전시켰다. 기원 후 7세기까지, 중국의 저술들이 의료에 집중하는 현상이 현저해졌다. 쑨 쓰미아오(Sun Simiao)는 『금 천 덩어리의 가치만큼 중요한 권리』라는 책에서 "위대한 의사들의 절대적 신실성에 관하여(On the Absolute Sincerity of Great Physicians)"라는 유명한 3부작을 썼다. 이 책은 전문직 의사들의 특정한 도덕적 의무를 확고히 했다. 이 책은 불교와 도교의 영향을 반영한 것으로 받아들여진다.

(5) 이슬람

의사들을 위한 많은 무슬림 선서가 있다. 이슬람의 의료윤리 규약은 1981년 쿠웨이트에서 열린 이슬람 학자들의 국제회의에서 마련되었다.[19] 이슬람의 의료는 자비로운 살인(mercy killing)과 낙태를 포함한 살인을 강력하게 금지한다. 이슬람 의료윤리에는 유세프 캄프의 사례에서 보았던 개념인 알라신의 뜻에 대한 확신이 담겨 있다.

---

19) 국제 이슬람 의료기구, 1981.

(6) 일본

일본의 윤리 또한 의료윤리에 적합한 풍부한 전통을 갖고 있다. 다음은 일본의 의료윤리에 대한 전통을 이해할 수 있는 사례이다.

사례 1.2 **자비로운 살인에서의 의사의 조력**

도쿄의 한 젊은 여성이 방금 출산을 했다. 그녀는 미혼으로 아이의 양육을 도와줄 가까운 친척이 없었는데, 그녀의 가슴에는 악성 종양이 있었다. 당시 종양이 다른 곳까지 전이된 상태였다. 의사는 그녀의 생명이 얼마 남지 않은 것 같다고 말했다. 그녀는 의사에게 "제가 제 아이를 위해 할 수 있는 가장 최고의 사랑을 베풀 수 있도록 도와주세요. 제가 아이를 가장 자비롭게 죽일 수 있는 방법을 알려주세요. 제가 죽고 나서, 아이가 고아라는 이름으로 평생 살도록 할 수는 없거든요."라고 말했다.

의사는 그녀에게 극단적인 선택을 하지 않더라도 다른 가능성이 있다고 말했다. 예를 들어 누군가가 아이를 입양할 수도 있었다. 그녀는 자신이 이미 그런 사실을 모두 알고 있다며 다음과 같이 말했다. "제 아이는 여자고, 엉덩이가 기형이에요. 제가 죽어서 엄마와 딸아이의 인연(close bond)이 영원히 끝나게 되면, 제 아이는 결코 행복할 수 없을 거예요."라고 그녀는 말했다.

일본 문화에는 독립이라는 의미로 번역되는 'amae'라는 단어가 있는데, 이것은 모친의 죽음으로 회복할 수 없이 파괴되는 어머니와 아이 사이의 유대감(close bond)을 가리킨다(Doi, 1981). 일본 문화에는 'joshi'라는 개념도 존재한다. 'joshi'는 사랑으로 죽임(love killing) 혹은 자비로운 살인

(mercy killing) 정도로 번역할 수 있다. 이 말은 종종 사업에 실패한 가장에 의해 사용되었다. 자비로운 행위로서 가장은 자살을 택하거나, 그의 아내와 자녀가 불명예를 당하지 않도록 하기 위해서, 그들과 함께 죽음을 택하기도 했다. 일본에서 더 전통적인 에도 시대로부터 유래된 이러한 행위는 오늘날에는 불법이지만 아직도 종종 발생한다고 한다. 유방암을 앓은 일본 여인의 요구는 그러한 오래된 전통 의식의 소산인 것 같다. 오늘날 일본 사람들은 이러한 관념을 이해하고 있으며, 어머니가 의사에게 자신뿐 아니라 영아 또한 죽이도록 요청하는 것은 놀랄 일이 아니라고 생각한다. 이 이야기에서 충격적인 것은 의사가 그녀를 이해한 것이었다. 심지어 대부분의 일본 의사들은 동의하지 않을 테지만, 이 의사는 그렇게 했다. 일본의 전통적인 신토 교리(Shinto doctrine)와 신앙에 대한 깊은 이해 없이 이 이야기를 납득하기란 쉽지 않다. 그것은 하나의 규칙이라기보다는 발생할 수 있는 예외인 것이다.

(7) 소련 의사의 선서

의료윤리에서의 이러한 전통들은 유세프 캄프의 경우와 이와 유사한 상황에서 그러한 선택에 직면하는 것은 우리에게 무엇이 윤리적인가에 대한 히포크라테스적 윤리와 전문적 합의가 자동적으로 옳다고 가정할 수 없다는 깨달음을 준다. 의료적 결정에서 무엇이 윤리적인가에 대한 수많은 다양한 이론들이 있으며, 의술의 실행에서 무엇이 윤리적인가에 대한 수많은 관점들이 있다. 이것들은 종교적 전통에 제한받지 않는다. 세속 철학에서 일련의 철학체계는 히포크라테스적 전통과 대조되는 의료윤리를 위한 함축을 포함한다. 1971년 소련 의사의 선서가 그 실례이다.[20] 이 선서는 다른 것들 가운데 공산주의 사회에 대해 충성할 것에 대한 맹세를 포함하고 있다.

(8) 자유주의 정치철학

또 다른 실례는 근대 서구 문화의 가장 중요한 지적 운동인 자유주의적 정치철학의 전통 안에서 찾아볼 수 있는데, 이는 미국과 서구 대부분 국가에서 세속 사회의 지배적인 사상이었다. 자유주의는 20세기 마지막 분기에 더 온정주의적인 히포크라테스 전통에 대한 주요한 도전으로 출현하였다.

---

20) Oath of Soviet Physicians, 1971.

〈표 1.1〉의 목록들에서 전통들이 히포크라테스적 전통을 따르는가의 여부를 논의했다.
다음 장에서 우리는 누가 완전한 도덕적 지위를 갖는지 탐색할 것이다. 3장에서 우리는 윤리와 의료에 대한 히포크라테스적 접근과 함께 시작할 것이다. 우리의 목적이 혜택, 즉 환자를 위한 혜택을 산출하는 것과 환자를 해악으로부터 보호하는 것이라고 가정한다면 어떤 복잡한 문제들이 야기되는가에 대해 논의할 것이다.

핵심개념

- **히포크라테스 선서(Hippocratic Oath)**
  의사의 윤리 규약은 그리스 의사인 히포크라테스에 의한 것으로 알려져왔지만, 기원전 4세기 그의 제자들에 의해 기록된 것이 더 설득력이 있다. 종종 피타고라스 학파의 신앙체계와 연관된 것으로 믿는다.

- **히포크라테스 원칙(Hippocratic principle)**
  의사가 자신의 능력과 판단에 따라 환자를 이롭게 하고, 환자를 해악으로부터 보호할 것을 서약하는 히포크라테스 선서의 핵심 원칙. 사회적 결과주의 윤리(핵심개념, 3장)와 의무론적 윤리학을 비교하라(핵심개념, 3장).

- **자유주의 정치철학(Liberal political philosophy)**
  로크, 홉스, 루소의 철학에 그 기원을 두며, 미국 정치체계의 창시자의 문서에서 가장 잘 알려진 정치적 표현에 도달한 미국과 서구 대부분의 국가에서 세속 사회의 지배적인 사상. 그것은 개인의 지위를 강조하고, 개인의 자유를 존중할 것을 명령한다. 또한 그것은 사회 정의에 대한 다양한 관심들을 위한 기초를 제공하면서 모든 개인의 도덕적 가치의 평등에 대한 신념과 합일된다.

- **권리(Right)**
  자기 요구에 근거하지 않은 행위로 생기게 될 선한 결과를 낳게 된다는 주장만으로는 파기될 수 없다는 관점을 포함하는, 의무론적 윤리학과 종종 연관되는 도덕적·법적 주장이다(핵심개념 3장).

히포크라테스 규약과 선서

히포크라테스 전통과 유사한 선서
- 히포크라테스 선서
- 기독교인이 서원한 한에서의 히포크라테스 선서
- 플로렌스 나이팅게일 선서
- 제네바 선언
- 성 조지 대학 학문적 선서
- 러시아 의사의 선서

제한적인 히포크라테스적 내용
- 1803년의 퍼시벌의 규약
- 1847년의 AMA 원칙

비히포크라테스 규약과 선서

히포크라테스 전통에서 출발하여 중요하게 전문적으로 생성된 규약들
- 히포크라테스 전통
- 1980년의 AMA 원칙
- 1985년 미국 간호사협회. 해석적 진술을 포함한 간호사들을 위한 규약

비전문적인 윤리 전통에 기초한 의료윤리체계
- 의사를 위한 10개의 격언과 환자를 위한 10개의 격언, 중국
- 가톨릭 의료 시설을 위한 윤리적 종교적 강령
- 힌두 Ayur Veda의 Caraka Samhita
- 17세기 일본, Enjuin의 17개의 규칙
- 의료윤리의 이슬람 규약
- Maimonides 선서(유대)
- 소련 의사 선서(1971)
- AHA 환자들의 권리장전
- 대통령 자문의 소비자의 권리장전
- 의료서비스 산업에서의 소비자 보호와 품질에 대한 위원회(1997)

참고문헌

American Hospital Association.1978. "A Patient's Bill of Rights." *Encyclopedia of Bioethics*, Vol. 4, edited by Warren T. Reich. New York: The Free Press. pp. 1782-1783.

American Medical Association. 1848. *Code of Medical Ethics: Adopted by the American Medical Association at Philadephia*, May, 1847, and by the New York Academy of Medicine in October, 1847. New York: H. Ludwig and Company.

American Medical Association. 1981. *Current Opinions of the Judicial Council of the American Medical Association*. Chicago: American Medical Association.

Baker, Robert. 1995. *Introduction to The Codification of Medical Morality: Historical and Philosophical Studies of the Formalization of Western Medical Morality in the Eighteenth and Nineteenth Century*, edited by Robert Baker. Dordrecht, The Netherlands: Kluwer Academic Publishers. pp. 1-22.

Baker, Robert, Dorothy Parker, and Roy Porter, eds. 1993. *The Codification of Medical Morality: Historical and Philosophical Studies of the Formalization of Western Medical Morality in the Eighteenth and Nineteenth Centuries. Vol. One: Medical Ethics and Etiquette in the Eighteenth century*. Dordrecht, Holland: D. Reidel Publishing Company.

Carrick, Paul. 1985. *Medical Ethics in Antiquity: Philosophical Perspectives on Abortion and Euthanasia*. Dordrecht, Holland: D. Reidel Publishing Company.

Doi, Takeo. 1981. *The Anatomy of Dependence*. Tokyo: Kodansha International.

Edelstein, Ludwig. 1967. "The Hippocratic Oath: Text, Translation and Interpretation." Pages 3-64 in *Ancient Medicine: Selected Papers of Ludwig Edelstein*, edited by Owsei Temkin and C. Lilian Temkin. Baltimore: The Johns Hopkins University Press.

International Organization of Catholic Bishops. 1995. *Ethical and Religious Directive for Catholic Health Care Services*. Washington, D.C.: United States Catholic Conference.

"Nuremberg Code, 1946." 1978. *Encyclopedia of Bioethics*, Vol. 4. Edited by Warren T. Reich. New York: The Free Press. pp. 1764-1765.

"Oath of Initiation(Caraka Samhita)." 1978. *Encyclopedia of Bioethics*, Vol. 4. Edited by Warren T. Reich. New York: The Free Press. pp. 1732-1733.

"Oath of Soviet Physicians(1971)." 1978. *Encyclopedia of Bioethics*, Vol. 4. Edited by Warren T. Reich. New York: The Free Press. pp. 1754-1755.

Orr. Robert D., Norman Pang, Edumund D. Pellegrino, and Mark Siegler. "Use of the Hippocratic Oath: A Review of Twentieth Century Practice and a Content Analysis of Oath Administered in Medical Schools in th U.S. and Canada in 1993." *Journal of Clinical Ethics* 8(1997): 377-88.

Percival, Thomas. 1927. *Percival's Medical Ethics*, 1803. Edited by Chauncey D. Leake. Reprint, Baltimore: Williams and Wilkins.

Rosner, Fred, and J. David Bleich. 1979. *Jewish Bioethics*. New York: Sanhedrin Press.

"solemn Oath of a Physician of Russia." 1993. *Kennedy Institute of Ethics Jouranl* 3, No. 4: 419.

Temkin, Owsei. 1991. *Hippocrates in a World of Pagans and Christians*. Baltimore: Johns Hopkins University Press.

Veatch, Robbert M., and Carol G. Mason. 1987. "Hippocratic vs. Judeo-Christian Medical Ethics: Principles in Conflict." *The Journal of Religious Ethics* 15(Spring): 86-105.

Waddington, Ivan. 1975. "The Development of Medical Ethics-a Sociological Analysis." *Medical History* 19(1): 36-51.

Waddington, Ivan. 1984. *The Medical Profession in th Industrial Revolution*. Atlantic Highlands, N.J.: Humanities Press.

World Medical Association. 1956. "Declaration of Geneva." *World Medical Journal* 3(Supplement): 10-12.

2장

죽음 판정, 낙태, 그리고 동물의 복지:
도덕적 지위의 근거

앞 장에서 우리는 서로 다른 문화와 사회 집단은 상이한 의료윤리 규약이나 선서들을 갖고 있음을 보았다. 그것들은 도덕적으로 올바른 행위와 성격의 규범을 상술하는 복잡한 윤리 원칙, 덕목, 또는 규칙을 제공한다. 어떤 규범체계가 사용되어야 할 것인가의 문제에 추가하여, 다른 주요한 논의가 언급되어야 한다. 이러한 규범들을 누구에게 적용할 것인가? 이러한 규범들은 인간에게 적용된다는 해답이 명백한 듯 보일 것이다. 하지만 적어도 다음 네 가지 문제를 야기하기에 문제는 훨씬 복잡하다.

첫째, 어떤 규약들은 그것들이 특정 전문가 집단의 구성원들에게만 적용되는 것처럼 기록되었다. 이들은 의사, 간호사 또는 다른 의료 종사자들을 위한 행위 규범을 기술하고 있다. 하지만 그것들이 골치 아픈 문제를 일으키기도 한다. 기록자들은 이러한 규범들이 연관된 모든 전문가들에게 적용된다고 주장할 것인가 아니면 그 규약을 채택한 조직의 구성원들에게만 적용된다고 주장할 것인가? 예를 들어, 미국의료협회(AMA)의 규약은 적극적인 자비로운 살인(active mercy killing)을 금지한다. 이러한 금지는 AMA의 구성원이 아닌 모든 의사들에게 적용되는 것인가? 분명한 것은 미국인이 아닌 의사들에게 적용하는 것은 의미가 없다는 점이다. 물론 전문가 집단에 의해 기록된 어떤 규약들은 환자들과 다른 일반인들에게 도덕적으로 요구되는 행위를 상술하기도 한다. 이러한 전문 기관들이 그 직업에 종사하지 않고, 이러한 조직들의 일원이 될 수 없는 사람들을 위해 도덕적으로 올바른 행위가 무엇인지를 상술할 권위를 주장할 수 있을까?

둘째, 전문가 집단은 전문적 행위의 규범을 주장하는 규약을 기록한 유일한 사람들이 아니라는 점에서 발생한다. 종교 집단과 정부 기관들도 마찬가지이다. 우리는 구성원들을 위한 규범이라는 점을 분명히 하는 권위를 주장하고, 심지어는 행위의 규범이 그 집단 외부의 사람들을 위한 것이라는 점도 알아야 한다고 주장하는 종교 집단을 상상할 수 있다. 세속 철학은 단순한 주장을 내세울지 모른다. 윤리 규범들은 흔히 보편적인 것으로 생각된다. 즉, 윤리학의 단순한 체계는 모두에게 적용된다. 하지만 그러한 규범들이 무엇인지를 알아야 한다고 주장하는 수많은 다른 집단들이 있다. 예를 들어 종교 집단들은 전문가 집단들처럼 의사들과 다른 의료 종사자들을 위한 행위의 규범을 분명히 피력할 수 있다고 주장한다. 이는 의사가 전문가 집단에 의해서뿐만 아니라 자신의 종교에 의해 명시된 규범들에 종속되며, 양자는 동일한 행위를 승인하거나 허용하지 않음을 의미한다.

셋째, 생명의료계에서의 윤리적 의무는 생존하는 인간을 넘어서 확장될 수 있다. 장기 이식의 시대에 죽음을 맞이하게 된 몸은 엄청난 가치를 지니게 된다. 유전자 조작과 시험관 아기의 시대에 인간 생식세포(human gametes)나 배아 또한 엄청난 가치를 지닌다. 비록 생식세포나 배아가 살아 있는 인간으로는 간주되지는 않지만, 이들이 어떻게 다루어져야 하는지에 대해서는 도덕적 제약이 있는 듯 보인다. 배아 또는 태아가 살아 있는 인간 존재와 동일한 도덕적 지위를 지니는가의 여부는 중대한 논쟁거리이다. 선행(beneficience)의 원칙이나 살인회피(avoidance of killing)의 원칙과 같은 도덕 원칙들이 인간의 유전적 자질(genetic endowment)을 지닌 이러한 존재들(entities)에 적용되는가의 문제는 훨씬 더 철학적인 접근을 요구한다. 또한 일부 인간 이외의 동물들(nonhuman animals)도 우리에게 도덕적 주장을 지니는 것으로 보인다. 그러한 주장들은 그다지 중대하지는 않지만 여전히 존재한다. 그 원칙들이 누구에게 적용되는지,(만약 모두에게가 아니라면) 어떤 사람들에게 적용되며,(만약 어떤 존재라면) 사람이 아닌 어떤 존재에게 적용되는지를 이해할 필요가 있다.

마지막으로, 도덕성(morality)과 도덕적 지위(moral standing)라는 말은 복잡하다. 우리는 일상적인 대화에서 인간(humans), 인격(persons), 개인(individuals)과 존재(beings)라는 용어를 종종 혼용하곤 하는데, 어떤 때는 교체 가능한 경우도 있지만, 어떤 때는 중요한 도덕적인 차이점이 추정되거나 함축되어 사용되기도 한다. 우리는 이러한 용어들이 더욱 신중한 윤리적 담론에서 어떻게 사용되어야 할 것인지를 이해할 필요가 있다.

이 장에서는 우선 이러한 언어적 문제에 주목하겠다. 다음으로 도덕 원칙들이 누구에게 어느 정도로 적용되는지를 결정하는 데 핵심 역할을 하는 생명의료윤리학의 세 가지 중요한 영역을 고찰하고자 한다. 우리는 정상적인 인간에게 귀속되는 완전한 도덕적 지위를 지니는 인간으로 취급하기를 멈춰야 한다고 믿을 때가 어느 시점인지를 알기 위해 죽음의 정의에 대한 논의를 고찰할 것이다. 다음으로 인간을 완전한 도덕적 지위를 갖는 존재로 간주해야 하는 시기를 알기 위해 낙태라는 훨씬 더 논쟁거리가 되고 있는 생명의 다른 종결에 주목할 것이다. 양자 사이의 연관은 조만간 명료해질 것이다. 마지막으로 만약 어떤 인간 이외의 동물이 도덕적 지위를 지닌다면 그들이 얼마만큼의 도덕적 지위를 갖게 되는지를 알아보기 위해 동물에 대한 논쟁을 살필 것이다.

1. 인격, 인간, 그리고 개인: 도덕적 지위의 언어

1) 도덕적 지위의 개념

우리는 도덕적 규범이 누구에게 적용되는지, 즉 선행, 악행금지의 의무, 그리고 다른 도덕적 원칙들이 누구에게 적용되는지를 규명할 필요가 있다. 하나의 진술 방식은 도덕적 주장을 하거나 도덕적 지위를 소유하는 자로서 우리가 어떤 종류의 의무를 지니게 되는 어떤 존재나 대상에 대해 언급하는 것이다. 우리는 흔히 인간(적어도 정상적인 인간)은 도덕적 지위를 지닌다고 믿는다. 하지만 다른 존재들도 마찬가지로 도덕적 지위를 지닌다. 극단적으로 비정상적인 상태의 사람들 — 예를 들어, 지속적으로 무의식 상태에 있거나 심각하게 발달이 늦은 사람들 — 은 어려운 문제들에 처하게 된다. 그럼에도 불구하고, 대부분의 사람들은 그들 역시 도덕적 권리를 지닌다고 믿는다. 사람들은 대부분 인간 이외의 동물은 소유되는 대상이라고 믿는다. 대부분의 사람들은 선한 이유(good reason)라 하더라도 그들에게 고통을 주어서는 안 된다고 믿는다. 우리가 그들을 죽이지 않아야 할 의무를 가졌는지의 문제는 논란의 여지가 있다. 어떤 이들은 심지어 식물과 무생물(inanimate objects)에 대해서도 의무가 있다고 믿는다.

만약 우리가 인간 이외의 동물, 식물, 무생물에 대해서 그러한 의무를 갖는다면, 우리가 그들을 소유하는 근거는 더 심각한 논쟁의 원인이 될 것이다. 그것은 그들이 다른 이의 소유이기 때문일 것이다. 이러한 경우 도덕적 지위는 간접적이 될 것이다.

종교적인 사람과 세속적인 사람 모두 마치 우리가 나무, 생태계나 자연 환경에 대해 의무를 지닌 것처럼 이야기하곤 한다. 종교인들은 이러한 자연이 하나님의 창조물 혹은 하나님의 소유라고 믿을 것이다. 세속적인 생태학자들의 경우 우리가 그러한 의무를 갖는 이유를 상술하기는 더 어렵다. 이는 아마도 다른 인간들이 자연의 나머지 부분(rest of nature)을 향유한다는 주장 때문이지만, 생태학자들은 종종 환경에 대한 의무들이 더 직접적이며, 비록 인간이 자연 환경에 관심이 없거나 자연으로부터 어떤 혜택을 얻지 못하더라도 유전자 연쇄(gene sequence)를 파괴하는 것은 본질적으로 잘못이라고 말한다. 비록 이러한 유전자들이 현재는 유용하지 않지만, 미래에는 인간에게 유용한 유전적 물질을 우리가 발견할 수도 있다고 믿기 때문이다. 또한 아마도 우리가 그것이 본질적으로 가치 있고, 단순히 보호할 가치가 있다고 믿기 때문일 것이다.

우리가 동물, 식물, 무생물에 대한 의무를 갖는다고 주장할 때, 그것들이 너무 많이 도덕적 지위를 지닌다고 말할 수도 있다. 하지만 모든 도덕 원칙들이 각각의 경우에 적용되지 않는다는 것은 분명하다. 실례로, 비록 그들을 죽이는 것을 방지할 의무를 지닌다는 것을 상상할 수는 있지만, 나무들의 자율성을 존중할 의무를 이야기하거나 그들에게 진실을 말해야 할 의무를 의미한다고 상상하기는 어렵다.

인간은 특별한 도덕적 지위를 지닌다고 흔히 말한다. 어떤 이들은 각 사람은 최대한의 도덕적 지위(maximum moral standing)를 지닌다고 말한다. 게다가 각각의 인간이 최고의 지위를 지닌다면, 모두의 지위는 동등하다. 우리가 각 사람에게 지는 의무는 모두 동등하다. 이러한 관점을 견지하는 사람들은 완전하고 동등한 도덕적 지위(full and equal moral standing)를 지닌다고 말할 것이다.

그러한 집단 외부의 사람들은 전혀 지위를 갖지 못한다는 것은 아니다. 예를 들어, 우리가 토끼와 같은 어떤 하위 동물을 소유하는 것처럼 보인다. 우리는 세상을 완전한(도덕적) 지위를 가진 존재들과 적은 의무를 진 존재들로 나눌 수 있다. 이런 이유로 가장 극단적인 동물의 권리를 지지하는 사람들을 제외한 모든 이들은 아이의 복지를 위해 기꺼이 토끼를 희생하려고 하겠지만, 우리가 세상의 토끼에게 할 수 있는 선의 총량(amount of good)이 엄청나더라도, 토끼의 복지를 위해 어린아이를 희생하려고 하지는 않을 것이다. 반면에 어린아이와 살쾡이가 굶주리고 있는데, 한 개체에게만 충분한 음식이 있다면, 틀림없이 대부분의 사람들은 어린아이에게 음식을 주고자 할 것이다. (실제로 많은 사람들은 살쾡이를 죽여서 아이에게 먹일 가능성은 있지만, 아무도 어린아이를 죽여서 살쾡이에게 먹이려고 하지는 않을 것이다.) 우리는 그것을 완전한 도덕적 지위를 지닌 아이에게 부여하는 특별한 도덕적 지위(special moral status)라고 말할 수 있다. 생명의료윤리에서 중대한 질문 중 하나는 우리가 이러한 완전한 도덕적 지위를 누구에게 귀속시키느냐 하는 것이다. 이 장에서 다룰 문제가 바로 이것이다.

2) 인격 개념의 도덕적 사용과 비도덕적 용례들

영어는 그러한 용어들이 어떻게 사용되는지에 대한 상세한 설명 부족으로 인간을 지칭하는 여러 방법을 제시함으로 인해 우리에게 불편을 주었다. 우리는 '도덕 행위자(moral agents)'와 같은 더욱 기술적인 용어를 사용할 뿐 아니라 인간 존재(human beings), 인격(persons), 개인(individuals)이라는 용어를 사용한다. 윤리학의 영역에서 때때로 이러한 용어들은 그 존재가 어떤 종류의 도덕적 지위를 지닌다거나, 지니지 않는다고 언급했던 우리의 약속(commitment)을 뜻하기에 도덕적으로 중요한 역할을 하였다. 언어란 다양한 윤리 원칙들에 의해 요구된 것으로서 우리가 그것에 대하여 의무를 갖는 신호이거나 그것은 특정한 도덕적 지위의 유형을 지니는 신호일 수 있다. 하지만 다른 경우에서는 이러한 단어들은 어떤 도덕적 함축도 전혀 전달하지 못하는 방식에서도 사용될 수 있다. 더욱 혼란스럽게도 종종 동일 어휘가 동일 화자와 동일한 단락이나 문장에서조차 도덕적으로 그리고 비도덕적으로 모두 사용될 수 있다는 점이다. 〈표 2.1〉은 인격(person)의 비도덕적 정의와 도덕적 정의 사이의 차이를 보여준다.

〈표 2.1〉 인격의 두 가지 정의

비도덕적 정의	자의식, 자아 인식 또는 합리성과 같이 일종의 비판적인 신체적 또는 정신적 능력을 소유한 인간(그리고 다른 존재들)
도덕적 정의	완전하거나 최대한의 도덕적 지위를 소유한 인간(그리고 다른 존재들)

(1) '비도덕적 특성을 소유한 사람들'로 정의된 인격

인격이라는 단어는 특히 비도덕적 의미로 사용될 때 혼란을 준다. 때로 그 단어는 도덕적 지위를 필연적으로 전달하지 않는 방식으로 사용된다. 그래서 인격은 어떤 자아 인식(self-aware) 또는 이성적인 살아 있는 존재(rational living being)로 정의될 수 있다. [도덕적 지위를 필연적으로 함축하지 않는 다른 신체적 또는 정신적 특성들도 종종 사용되는데, 엄지맞섬근(opposing thumb), 독특한 유전적 코드(genetic code) 또는 자아 인식을 소유하는 것과 같은 것이 있다.] 만약 인격이 이러한 특성들 중 하나 또는 그 이상을 소유한 것으로 정의된다면, 도덕적 지위는 필연적으로 함축되는 것은 아니라는 점은 분명해진다. '비록 아기는 자아의식을 소유하는 의미에서 인격은 아니지만, 그럼에도 아기는 완전한 도덕적 지위를 지닌다.' 그러한 진술은 화자가 도덕적 지위를 인격성(personhood)에 기반을 둔 것 이상의 어떤 것 위에 기반을 두었다는 점을 단순하게 전달한다. 언어가 이러한 방식으로 사용될 때, 완전한 도덕적 지위를 지닌 살아 있는 비인격적인 인간(human living nonperson)이 존재할 수 있다. 이와 마찬가지로 비록 비일상적 도덕적 관점이라 하더라도, 어떤 개인들이 자아의식을 소유했지만 완전한 도덕적 지위는 부족하다는 의미에서 인격이라고 말하는 것은 언어적 모순은 아닐 것이다. (한 예로, 어떤 인종주의자들은 그러한 관점을 견지할 수도 있다.) 이러한 방식으로 인격이라는 단어를 사용하는 사람들은 비도덕적 의미에서 인격이라는 단어를 사용하고 있다.

(2) '완전한 도덕적 지위를 지닌 사람들'로 정의된 인격

인격이라는 단어는 도덕적 지위를 정의(definition)에 따라 그 지시 대상에 귀속시키는 방식으로 사용된다. 이러한 견해에 따라, 우리는 우선 누가 완전한 도덕적 지위를 지니며(누가 그렇지 않은지), 다음으로 누가 첫 번째 집단에 속한 모두를 인격으로 부르는가 결정해야 한다. 그리하여 '나는 배아(embryos)가 완전한 도덕적 지위를 지니며, 그러므로 배아들은 명백하게 자의식이 부족하지만 인격이라고 믿는다.'라고 말할 수 있다. 또한 혹자는 '비록 어린아이가 자의식을 소유하더라도, 그들은 완전한 도덕적 지위를 지니지 않기 때문에 인격이 아니다.'라고 말할지 모른다. 이것은 어린이들의 도덕적 지위에 대한 독특한 관점일 수 있지만, 만약 인격이 된다는 것이 다만 도덕적 지위만을 소유하는 것이라는 의미라면, 그것은 언어적으로는 이해 가능한 진술이다. 반면에 만약 화자가 인격을 '자의식을 소유한 자'라는 의미로 정의한다면 그러한 진술은 자기모순이 된다.

어떤 사람들은 인격을 어떤 신체적 또는 정신적 특성을 지닌 자들과 동일시하는 데 사용하고, 다른 이들은 인격을 정의에 따라 어떤 특별한 정신적이거나 신체적 특성을 소유하는지의 여부와는 무관하게 도덕적 지위를 소유하는 자들과 동일시하여 사용한다.

(3) 인격의 비도덕적인 사용에서 도덕적 사용으로의 변이로 야기된 혼동

이러한 혼동은 혹자가 다음과 같이 진술할 때 발생한다.

자아의식(자의식 또는 추론 능력)이 부족하기 때문에, 후기 태아(late-term fetuses)는 인격이 아니다. 그리고 인격성이 부족하다는 것은 그가 완전한 도덕적 지위가 부족하다는 것을 의미하기 때문에, 태아는 낙태될 수 있다.

비록 태아가 다른 이들의 이익에 기여하기 위해 낙태될 수 있다는 주장은 도덕적으로 옳을지라도, 단지 제시된 추론만으로 그러한 결론에 이르는 것은 부당하다. 비도덕적 정의를 사용하는 화자는 우선 태아는 인격이 아니라고 주장한다. 화자는 태아가 자아 인식과 같은 어떤 핵심적인 비도덕적 특징을 소유하지 않는다는 것을 우리가 명백하게 수용하기를 원한다. 그리고 나서 그는 오직 인격만이 도덕적 지위를 지닌다고 주장하면서 인격 개념의 도덕적 의미로 옮겨간다. 도덕적 지위에 대한 언급 없이 인격을 정의하는 한, 오직 인격만이 도덕적 지위를 갖는다는 것을 성립시킬 수는 없음을 주목하라. 이러한 언어적 속임수(sleight of hand)는 태아가 완전한 도덕적 지위가 부족하지만 그것은 단지 인격에 대한 비도덕적 정의로부터 도덕적 정의로 옮겨가는 언어적 전환에 불과하다는 증거를 제시하는 것처럼 보인다. 결코 성립될 수 없는 사실은 자아 인식을 가진 자들만 완전한 도덕적 지위를 갖는다는 것이며, 결국 낙태 논쟁은 모두 이에 대한 논쟁이라는 것이다.

인격이 정의(definition)에 따라 도덕적 지위를 지닌다는 입장과 인격성(personhood)이 어떤 비도덕적 특성에 근거하여 정의될 수 있다는 입장 사이의 혼동은 의료윤리 논쟁에서 거대한 혼란을 유도한다. 이러한 혼란을 제거할 수 있는 가장 쉬운 방법은 단순하게 인격성이라는 말(personhood language)의 사용을 배제하고, 도덕적 지위에 대하여 하나의 입장이나 다른 입장을 위해 논쟁하는 자들에게 자신들의 주장을 솔직한 방식으로 주장하도록 요구하는 것이다. 그리하여 만약 누군가 태아는 도덕적 지위가 부족하다고 주장하려 한다면, 태아는 인격이 아니며 오직 인격만이(도덕적) 지위를 지닌다고 주장하려 하지는 않을 것이다. 또는 만약 누군가 그들이 도덕적 지위를 지닌다고 주장하려 한다면, 그들이 인격이며 그러므로 그들은 반드시 도덕적 지위를 지녀야만 한다고 주장하려 하지는 않을 것이다. 인격이 정의에 의해 도덕적 지위를 갖는다거나(확립된 적이 거의 없었던 사례), 또는 인격이 어떤 비도덕적 신체적 혹은 정신적 특성을 소유한다는(누군가가 인격이라고 주장하는 사례) 주장 가운데 어느 것도 우리에게 인격의 도덕적 지위에 대해서 아무것도 설명할 수 없다.

자아 인식이나 독특한 유전적 코드 같은 어떤 비도덕적 특성들이 완전한 도덕적 지위를 확립한다고 증명하는 것은 매우 어려운 것이다. 누군가는 지금까지도 해왔을지 모르는 이러한 연결 고리가 증명될 수 있다면, 낙태, 죽음의 정의, 그리고 동물의 권리에 대한 논쟁들이 종결될 것이라고 주장할 것이다. 분명한 사실은 어떤 특성들이 완전한 도덕적 지위를 확립하는가에 대한 결정적인 세속적 증거는 없다는 점이다. 대신 우리는 그러한 믿음을 공유할 수 없는 사람들에게는 증명될 수 없는 세속적이거나 종교적인 신념들에 확고하게 의존하고 있다. 그럼에도 불구하고 실제로 모든 사람들은 어떤 존재는 완전한 도덕적 지위를 갖는 반면에 다른 존재는 완전한 도덕적 지위를 갖지 않는다는 생각을 수용한다. 우리는 (완전한 도덕적 지위가 정지될 때인) 죽음의 정의, (완전한 도덕적 지위가 시작될 때인) 낙태, 그리고 동물의 도덕적 지위의 정의에 대해 상세하게 논의를 계속할 것이다. 왜냐하면 우리는 어떤 특성이 온전한 도덕적 지위를 확립하는가를 증명할 수 없기 때문이다.

3) 인간이라는 말의 도덕적 사용과 비도덕적 용례들

　인간(Human)이라는 단어를 사용할 때도 유사한 문제가 발생한다. 때때로 낙태에 대해 자유주의적 입장을 취하는 사람들은 인간의 생명은 임신의 태동이나, 임신 3기(third trimester of gestation) 또는 심지어 출생 때까지는 시작되지 않는다고 주장할 것이다. 이와 유사하게 무뇌증 아이나 영구적인 식물인간 상태의 도덕적 지위에 대해 회의적인 사람들은 이러한 존재는 '인간'이 아니라고 주장할 것이다. 그들이 그러한 존재의 유전적 조합에 도전하는 것이 아님은 분명하다. 그들은 다만 완전한 도덕적 지위의 부족에 대해 주장하고 있다.

　반면에, 보수주의자들은 이런 존재들도 여전히 인간 종의 유전적 코드를 지니고 있기 때문에 분명히 '인간'이라고 지적하면서 반박할 것이다. (그들은 고양이나 개가 아니다.) 이러한 주장 안에는 그들은 무뇌증 환자나 태아, 그리고 지속적으로 식물인간 상태에 있는 사람들을 인간 종의 일부로 만드는 어떤 비도덕적 특성을 이들이 소유한다는 우리의 합의에 의존하고 있다. 그들은 이러한 특성을 지닌 사람들도 완전한 도덕적 지위를 지닌 것으로 정의되는 인간이라는 사실을 확립하고자 비도덕적으로 정의된 인간의 특성에 대한 합의를 이용한다. 이들은 도리어 비도덕적 정의에서 정의에 의한 도덕적 지위의 확립으로 바뀌어 혼란만을 가중시키는 것처럼 보인다. 비도덕적 의미에서 인간이라는 것은 그 존재가 완전한 도덕적 지위 또한 갖는가에 대해 어떻든 아무것도 확립하지 못한 것임에 분명하다. 이는 비도덕적 의미에서 인간인 모든 사람은 또한 완전히 도덕적인 지위를 소유한다는 믿음을 요구한다. 또는 자유주의자(liberal)의 문제를 지적하기 위해서 어떤 사람이 자의식(self-consciousness)과 같은 인간의 어떤 비도덕적 특성이 부족함을 입증하는 것은 그 사람의 도덕적 지위가 부족함을 증명하는 것은 아니다.

이 장에서의 논의는 사람들이 개인에게 어떻게 도덕적 지위가 부여되어왔는가와 소위 완전한 도덕적 지위가 그들에게 어떻게 부여되어왔는가에 대한 것이다.

2. 죽음 판정

완전한 도덕적 지위의 상실을 의미하는 것을 고찰할 시점이다. 좋은
사례는 온전한 도덕적 지위가 상실됨으로 우리가 말하는 바 개인이 죽음
으로 양자(量子)[1]의 변화가 있을 때이다. 최소한 인간에게 죽음의 정의를
둘러싼 싸움은 실제로 우리가 일반적으로 살아 있는 인간을 다루는 방식
으로 누군가를 더 이상 대하지 않을 때에 대한 싸움이다. 소위 한 개인이
죽음에 이르렀다는 것은 그 개인에 대한 도덕적(법적) 의무가, 그가 살아
있을 당시와 동일하지 않다는 것이다. 시체를 죽일 수는 없다. 다른 권리
주장들 또한 종료된다. 그러므로 다른 것들 가운데서 누군가가 죽었다는
것은 우리가 그 개인에게 더 이상 완전한 도덕적 지위를 부여하지 않게
됨을 의미한다. 시체라도 약화된 도덕적 지위를 유지한다는 점은 확실하
다. 우리가 비도덕적이라고 간주될 행위를 심지어 시체에게도 행할 수
있기 때문이다.

5장에서 우리는 살인 방지의 원칙을 다룰 것이다. 사람을 죽이는 것은

---

1) 역주, 어떤 물리량이 연속 값을 취하지 않고 어떤 단위량의 정수배로 나타내는 비연속 값을 취할
경우, 그 단위량을 가리킨다.

잘못이라는 살인 방지 원칙과 연관된 비판적 문제는 우리가 죽음이 무엇을 의미하는가를 알아볼 필요가 있다는 것이다. 최근까지 우리 모두는 생사 여부에 대해 잘 알고 있었다. 하지만 지난 20~30년 동안 누군가 실제로 죽었는지 살아 있는지를 결정하는 것은 점점 더 어려워지고 있다. 시체를 죽이는 것은 유죄가 아니기 때문에, 만약 우리가 살인의 윤리를 논의하려면 먼저 죽는다는 것이 무엇을 의미하는가를 알아볼 필요가 있다.

1장에서 피클을 먹고 병원에서 뇌사 상태에 빠진 유세프 캄프라는 소년을 떠올려 보자. 그가 죽은 것인지 아니면 살아 있는지에 대해 우리가 동의할 수 없다면 그러한 경우를 다루는 방법을 알아야 하는 실질적 문제에 봉착하게 된다. 치료 중단을 찬성하는 임상의가 뇌의 상태를 기준으로 환자가 죽었다는 이유로 치료를 중단할 수 있는지, 심지어 그가 아직 살아 있더라도 치료를 멈추는 것이 수용된다고 믿는가에 대하여 우리는 결정을 내려야 한다.

죽음이 무엇을 의미하는가에 대한 입장은 다음 세 가지이다.[2] 이 세 가지 입장은 〈표 2.2〉로 요약된다.

<표 2.2> 죽음의 세 가지 정의[3]

심폐사(Cardiac-oriented)	심장과 호흡기능의 불가역적 상실
전뇌사(Whole-brain-oriented)	전뇌의 모든 기능의 불가역적 상실
대뇌사(Higher-brain-oriented)	(의식이나 감정을 담당하는) 대뇌기능의 불가역적 상실

---

2) Law Reform Commission of Canada, 1979; President's Commission for the Study of Ethical Problems in Medicine and Biomedical and Behavioral Research, 1981; Lamb, 1985; Gervais, 1986.

3) 역주, 뇌사의 종류에는 대뇌사(고등뇌사, 뇌피질사라고 하기도 한다)와 뇌간사 그리고 전뇌사

1) 죽음의 심폐사적 정의

첫째, 전통적인 죽음의 정의는 심폐사로 불린다. 이 관점에 의하면, 혈액순환과 호흡기능이 회복되지 않고 정지될 때 개인은 죽은 것이다. 이것은 심폐기능에 근거한 정의(cardiac-oriented definition)로 언급되는 것이 더 적절한데, 이는 심장의 기능뿐 아니라 혈액순환과 호흡계의 기능까지도 언급하고 있다는 점을 기억할 필요가 있다. 어떤 사람은 심장이 죽었더라도 살아 있을 가능성이 있다. 다음 예를 통해 알 수 있듯이, 죽음의 심폐사적 정의에 동의하는 사람들은 한 개인은 그의 심장이 제거되고 버려지더라도 생존할 수 있다는 사실을 인식할 수 있다.

사례 2.1 심장 없이 살아 있는 사람

몇 년 전, 바니 클라크(Barney Clark)라는 치과의사는 임상의들이 인공심장 실험을 하고 있었던 유타(Utah) 대학의 심장 질환자였다. 그는 죽음의 문턱에서 심장 이식을 기다리고 있었다. 의사는 그의 심장을 제거하고 그의 대동맥과 정맥을 그의 바로 옆에서 작동하는 인공심장 펌프에 연결하여 피를 주입할 수 있도록 했다. 바니 클라크는 인공심장에 의존하여 4개월 동안 생존하였다. 때때로 그는 이 기계에 잘 적응하여 지내기도 했다. 어떤 때는 그는 침대에 앉아 있거나, 침대 밖으로 나와서 기계를 카트에 실어 끌면서 산책을 가기도 했다. 그

가 있다. 의식을 관장하는 대뇌의 기능이 멈추는 것을 죽음으로 보는 것인데, 대뇌사를 인정하면 자발적으로 호흡하는 자도 죽은 것으로 보기에 논란의 여지가 있다. 또한 무뇌아의 경우 뇌간은 지니지만 대뇌의 피질이 없기에 식물인간 상태와 비슷하다. 뇌간사(brain stem death)는 호흡이나 심박기능 등 신체를 통합하는 기능을 가진 뇌간이 죽은 경우 뇌사로 간주하는 것이다. 뇌간 (brain stem)은 뇌 줄기, 즉 대뇌와 척수를 이어주는 다리 역할을 하는 뇌의 부분으로서 대뇌에서 나가는 운동신경과 대뇌로 들어오는 감각신경의 중요한 통로가 존재하는 곳이며, 동시에 대부분의 뇌신경의 중요한 요지이다. 전뇌사는 대뇌, 뇌간뿐 아니라 운동 중추인 소뇌를 포함한 전체 뇌의 기능이 정시된 상태를 죽음으로 본다.

는 대화를 하거나 미소를 짓고 옆에 있는 사람들과 토론을 하기도 했다. 심폐사를 신봉하는 사람이더라도 그를 죽었다고 간주할 수 있을까?

이것은 특별한 경우이지만, 바니 클라크가 이 기간 동안 죽지 않았다는 것은 분명하다. 심폐를 기준으로 한 죽음이 의미하는 바는 정상적으로 심장에 의해 조절되는 심장과 호흡기능이 회복될 수 없을 정도로 상실했음을 의미한다. 이러한 기능들이 어떤 인공 장치로 유지되고 있다는 사실이 그 사람을 죽게 하지 않는다.

(1) 불가역성의 문제

심폐사적 정의에 의해 한 개인이 죽은 것으로 보는, 즉 혈액순환과 호흡기능들의 정지는 불가역적(irreversibility)이라는 사실에 주목해보자. 임상의들이나 다른 이들이 심장마비로 고통받다가 성공적으로 소생한 사람을 '임상적으로 죽은(clinically dead)' 것으로 언급하는 일은 상식적이지만 잘못된 것이다. 심폐사적 정의에 의하면 죽음이란 심장기능의 불가역적인 상실을 의미한다. 만약 어떤 사람이 심장마비로 고통받다가 소생되었다면 그는 결코 죽은 것이 아니다. 그의 조직은 지속적으로 살아 있다. 우리는 잠정적으로 그러한 개인을 구할 수 있다. 그러한 개인은 심장마비로 고통받아왔고, 심폐소생장치(CPR)[4]를 연결하지 않았다면 죽을 것이다. 하지만 그들이 그 기간 동안 한때 죽었었다고 말하는 것은 옳지

---

4)   역주, CPR은 cardiopulmonary resuscitation의 약자로서, 심폐기능 소생장치를 말한다.

않다.

만약 우리가 죽은 사람(being dead)을 도덕적 지위에 있어서 결정적인 변화를 표시하는 것으로 이해한다면, 그러한 인격(persons)이 소생되는 한, 일시적으로 죽지 않는 것이 왜 중요한가를 이해하기 쉽다. 만약 그들이 죽었다면, 심지어 호흡하지 않거나 일시적으로 심장 박동이 없는 무의식적인 사람들조차 살아 있는 사람들에게는 완전히 부적절한 많은 행위들이 적절하게 된다. 우리는 적절한 허락하에 당사자의 유언(person's will)을 읽거나, 재산을 분배하고, 이식을 위해 장기를 제거하는 등의 행위를 할 수 있다. 그 개인의 배우자는 과부가 된다. 일시적인 심장마비로는 이런 일들이 발생하지 않는다. 환생을 믿지 않는 자들에게는 적어도 이 세상에서 우리는 각자 오직 한 번의 죽음을 맞이한다.

만약 죽음이 그러한 사례로 발표되었는데 환자의 심장과 호흡기능들이 되돌아온다면 우리가 실수했다고 말해야 한다. 최소한 심폐사에 근거한 죽음의 정의를 주장하는 사람들의 관점에서 죽음은 잘못 공표된 것이다.

(2) 심폐사에 근거한 죽음의 정의가 갖는 문제점들

심폐사에 근거한 죽음의 정의에는 몇 가지 심각한 문제점들이 있다. 심폐사적 정의를 계속 사용하는 것에는 나쁜 결과들이 따른다. 이 세상에서 수천 명의 사람들이 장기 이식을 기다리고 있다. 1999년 7월을 기준으로 미국에서만 6만 4,000명의 사람들이 대기자 목록에 올라 있다. 만약 우리가 심장기능이 정지될 때까지 기다린다면, 대부분의 잠정적 기증자들의 장기는 더 이상 이식에 사용될 수 없게 될 것이다.

생명을 구할 이식을 위해 사용될 이러한 장기를 얻게 되는 것은 좋지만, 그렇다고 해서 장기를 얻기 위해 죽음의 정의를 바꿀 수는 없다. 만약 우리가 더 많은 장기를 얻기 원하여 죽음의 정의를 바꿀 수 있다면, 예를 들어 모든 의대생들이 죽은 것으로 정의내리는 편이 더 나을 것이다. 그렇게 되면 우리는 교통사고나 발작, 노령으로 죽은 사람들을 기다리는 것보다 젊고, 건강한 최상의 장기를 얻을 수 있을 것이다. 생명을 구하는 데 유용하다는 이유만으로 무작위로 정의를 선택할 수는 없다. 반면에 심폐사에 근거한 정의가 잘못이라는 근거가 있다면, 우리는 사람들이 완전히 도덕적 지위를 상실하고 죽었다고 믿는 시기를 결정하는 작업을 시작해야 한다.

많은 사람들은 심폐사에 근거한 죽음의 정의가 더 이상 적절하지 않다고 믿는다. 혈액이 흐름을 멈출 때 죽었다고 주장하는 것은 혈액의 흐름을 지나치게 높이 평가하는 것이다. 대신에 죽음이 의미하는 것에 대한 더 복잡한 설명이 있다.

2) 죽음의 전뇌사적 정의

1970년경에 우리는 오늘날 종종 전뇌에 근거한 죽음의 정의라고 불리는 것에 대해 말하기 시작했다. 이 관점에 따르면 뇌간(腦幹)[5]을 포함한

---

5) 역주, 인간의 각성 수준, 활동 수위 등 기본적인 생명 리듬 운동을 관여하는 뇌조직을 가리킨다.

전체 뇌의 모든 기능이 회복 불가능하게 정지될 때 한 개인은 죽는다.[6] 이것은 뇌가 신체기능의 통합에 원인이 된다고 믿는 한 인간의 본질은 신체기능을 통합하는 그들의 능력이라는 주장에 근거한 믿음으로, 뇌가 회복될 수 없을 정도로 기능이 멈추었을 때 죽었다고 보는 것이다. 물론, 이러한 견해에 따르면 누군가는 개별 기능들을 잃을 수 있지만 여전히 살아 있을 수도 있다. 이때 고려할 점은 바로 통합하는 능력이다.

전뇌사(whole-brain death)는 세계 대부분의 사법권에서 현행법에 해당한다. 예외는 일부 아시아 국가들이 포함된다. 일본은 장기 이식을 위해 조달될 장기의 경우에 한정하여 1997년에 뇌에 근거한 죽음의 정의를 채택하였다. 아시아에서 뇌에 근거한 죽음의 정의에 대한 저항은 전통적인 불교신앙 또는 신토신앙과 일치되지 않는다는 사실과 주로 연관된다. 이들 집단의 일부 구성원들은 영혼이 육체를 통해서 흩어진다고 믿는다. 또한 1960년대 말 일본에 처음으로 이식을 위해 입수된 장기들은 죽지 않은 환자로부터 취해졌었다. 심폐사적 정의든 뇌사에 의한 정의든 그는 여전히 살아 있었다. 그래서 사망한 사람으로부터 장기를 구하는 것에 대해 매우 민감하였다. 일본인들은 부모에게서 하나의 신장을 떼어 아이에게 이식하는 것처럼, 살아 있는 환자로부터 장기를 취하는 것에 대해서는 반대하지 않는다. 난해한 것은 바로 전뇌사를 근거로 죽음을 판정하는 문제이다.[7]

미국에서는 아직도 심폐사에 근거하여 죽음 판정을 수용하는 하나의

---

6) Harvard Medical School, 1968: Task Force on Death and Dying, Institute of Society, Ethics and the Life Sciences, 1972: President's Commission for the Study of Ethical Problems in Medicine and Biomedical and Behavioral Research, 1981을 보라.

7) 덴마크는 논쟁이 진행 중이다. 유럽에서는 이러한 이슈에 대하여 근본적인 논쟁이 있었다. 덴마크에서는 뇌사 기준에 의한 죽음을 표명하는 것은 합법적이지만 몇몇 학자들과 정책 입안자들은 그러한 결론을 기꺼이 받아들이려 하지 않는다.

사법권이 있다. 바로 뉴저지이다. 뉴저지의 정책 입안자들은 죽음이 의미하는 것이 전혀 과학적인 질문이 아니라는 점을 인식하였는데, 사람마다 각자의 관점을 선택할 수 있기 때문이다. 뉴저지에서는 만약 개인이 전뇌사 기준의 사용에 대한 종교적 반대를 표현하는 문서를 작성하지 않았다면 죽음은 전뇌사적 기준에 근거한다. 이러한 예외는 수많은 사례들에서 심폐사적 죽음의 정의를 견지하는 정통 유대교들과는 대체로 일치하지만, 미국 원주민들과 일본인들을 포함한 다른 집단들은 더욱 전통적인 죽음에 대한 정의를 선호한다.

두 명의 신경전문의가 믿었던 것처럼 그의 전뇌가 파괴되었다면, 유세프 캄프는 비록 산소호흡기가 그의 심장과 호흡기능을 유지하였더라도 전뇌사 기준에 의해 죽은 것이 된다. 일단 죽음이 판정되면 정상적인 실행과정은 아직 중지되지 않았더라도 치료를 중단하게 된다. 대부분의 사람들은 가족의 뜻에 반하더라도 죽은 사람에 대한 치료는 중지될 수 있다고 주장한다. 이 견해에 의하면 가족들은 임상의에게 죽은 시체에게 산소를 계속 공급하도록 주장할 아무런 권리가 없다. 하지만 유세프 캄프의 사례에서 신경전문의들은 그의 전체 뇌가 파괴되었다는 데 동의할 수 없었기 때문에 죽음을 판정하는 방법으로 전뇌사적 기준을 사용할 수 없었다.

물론 산소호흡기에 의존하고 있는 뇌사 환자 역시 특이한 시체 상태로 되어 간다. 그는 산소호흡기에 의존하여 호흡하며, 심장이 뛰고 있는 것이다. 하지만 그의 전뇌가 죽는다면, 뉴저지를 제외한 대부분의 사법권은 그 환자가 죽었다고 말한다.

3) 죽음의 대뇌사적 정의

유세프 캄프는 전뇌사적 죽음의 정의에 따라 사망한 것으로 판정될 수 없다. 왜냐하면 일부 뇌기능이 여전히 유지되고 있었기 때문이다. 이러한 상황은 종종 대뇌사 정의(higher-brain definition)라고 불리는 세 번째의 마지막 정의로 우리를 이끈다. 유세프 캄프는 대부분의 뇌기능이 사라졌지만 제한된 반사작용들이 뇌간에서 유지되어 영구적으로 의식불명 상태에 있었다고 가정해보자. 그는 전뇌사 기준으로는 죽은 것이 아니다. 전뇌 구조에 따라 마지막 기능까지 사라져야 한다. 사람들은 아마도 생존하는 것으로 간주하는 데 절대적으로 본질적이지 않은 일부 뇌기능이 있다고 말하기 시작했다. 그러한 경우, 죽음에 대한 새로운 정의에 따르면, 뇌의 '고등 기능(higher functions)'들이 영구적으로 상실된다면, 우리는 그가 죽었다고 말할 것이다. 예를 들어, 대뇌가 상실되었지만, 뇌간은 살아서 뇌간의 반응이 유지되더라도 죽음에 대한 대뇌사적 정의하에 환자가 죽었다고 주장하게 된다. 이 견해에 의하면 대뇌의 기능들이 회복할 수 없을 정도로 상실되었을 때, 개인은 죽은 것이다.

어떤 기능들이 '더 고등'한 것인가를 정확하게 규명하는 데는 논의의 여지가 있다. 어떤 이들은 비판적 기능은 대뇌의 기능이라고 주장해왔다. 하지만 모든 감각기능이 사라졌더라도 대뇌에서 어떤 전동기능들(motor functions)을 유지하는 것은 이론상 가능하다. 대부분의 대뇌 구조론(higher-brain formulations)의 옹호자들은 사람이 생존하는 데 핵심이 되는 어떤 감각기능을 고려한다. 그들 중 일부는 죽음을 단지 의식의 회복 불가능한 상실과 동일시한다. 후자의 견해에 따르면 영구적으로 의식불명인 사람은 죽은 것으로 간주된다. 어떤 사람이 죽었다는 것은 실제로 그 인격이 도덕적 지위에서 중대한 변화가 진행되었다는 것이므로, 죽은 사람과 적절하게 연관된 많은 행위들이 이 점에서 수용될 수 있을 것이다.

죽음에 대한 대뇌사적 정의는 아직까지는 세계 어디에서도 법적으로 인정되지 않는다. 하지만 점차적으로 논의되는 개념이다. 다수의 철학자들과 신경 전문의들은 이 견해에 찬성하기 시작했다. 어떤 사람은 결국에는 그것이 죽음에 대한 법적 정의가 될 것이라고 주장한다. 죽음에 대한 법적 정의가 있었다면, 유세프 캄프는 그가 회복 불가능한 의식불명의 순간부터 사망한 것이 되었을 것이다. 낸시 크루잔(Nancy Cruzen), 카렌 퀸란(Karen Quinlan)(두 젊은 여성은 사고로 식물인간 상태에 있었고, 그녀의 가족들은 생명 연장을 포기할 권리를 위한 싸움으로 이끌렸다)과 아기 테레사(Theresa) — 부모가 아이의 장기를 기증하고자 원했던 영구적으로 무의식 상태에 있는 무뇌아(anencephalic infant) — 는 그들이 현재 전뇌사적 정의에 따라 법적으로는 생존해 있음에도 대뇌사적 정의에 의해서는 사망한 것이 된다.

4) 정의들과 도덕적 지위

대부분의 사람들은 이 세 가지의 주요한 죽음에 대한 정의 중 하나의 입장을 취한다. 그들은 일단 회복할 수 없을 정도로 결정적 기능 — 심장, 전뇌, 또는 대뇌 — 을 상실한 경우, 생물학적 변이뿐 아니라 주요한 도덕적 변이가 발생하게 된다고 믿는다. 그들은 개인은 그들이 한때 지녔던 완전한 도덕적 지위를 더 이상 지니지 않는다고 믿는다. 그래서 그들은 생존으로 간주되는 개인들에게는 적합하지 않은 많은 행위들이 수용 가능하다고 믿는다. 그들은 어느 정도의 도덕적 지위를 지니지만, 온전한 지위는 더 이상 없다.

3. 낙태

1) 죽음의 정의와 낙태 사이의 균형

사실 누군가 죽었다고 하는 것이 우리가 도덕적 지위에서 주요한 변화를 선언하는 사회적 상징이라면, 죽음의 정의를 둘러싼 논쟁은 실로 큰 도덕적 논쟁거리이다. 게다가, 그것은 낙태에 대한 더욱 심한 논쟁거리가 되는 논란(controversial debate)이라는 직접적인 적실성(relevance)을 지니게 된다. 어떤 요소가 온전한 도덕적 지위의 종말(the end of full moral standing)을 표시하든지 간에 온전한 도덕적인 지위가 시작되는 때의 표시(marker)로서 적절해 보일 것이다. 인간의 삶에서 할 수 없는 것들은 온전한 도덕적 지위가 주어져야만 가능하다. 예를 들어, 우리가 이익을 균형 맞출 수 있고(trade off interest), 실험 조작을 하거나, 심지어는 생물학적 삶을 끝낼 수도 있을 것이다.

정자나 난자(sperm and egg cells)의 조작과 연관된 도덕적 문제는 후기의 태아(late term fetus)나 출생 직후의 영아(postnatal infant)를 조작하여 발생되는 문제보다는 덜 어려운 난제로 보인다. 중요한 것은 그 이유이다. 우리가 정자나 난자에 가치나 도덕적 지위를 부여하든 그렇지 않든 우리는 그것들을 후기의 태아나 출생 직후의 영아와는 다른 도덕적 지위를 지니는 것으로 본다. 만약 우리가 도덕적 지위에서 이렇게 인식된 변이가 무엇 때문인지 규명할 수 있다면, 우리는 태아에 대한 도덕적 치료의 윤리와 언제부터 온전한 도덕적 지위가 부여되는지 더 잘 이해할 수 있다.

생명의 종말을 위한 기준을 온전한 도덕적 지위가 시작되는 기호로 사용할 수 있을까? 어떤 이들은 가능하다고 생각한다. 죽음에 대한 세 가지 정의 각각의 합의가 태아의 도덕적 지위를 위한 주제가 될 수 있는지 살펴보자.[8]

첫째, 대뇌사 공식(formulation)은 온전한 도덕적 지위가 필수적인 고등기능(higher functions)들이 나타날 때에만 시작된다는 것을 의미한다. 이러한 입장의 지지자들에게 그것은 정신적 기능 또는 의식을 의미한다. 이것들은 약 임신 24주째인 태아 발달 후기에 나타난다. 이러한 견해의 지지자들은 그 시기 이전의 태아에게는 보다 적은 도덕적 지위를 부여하지만, 출생 직후 인간(postnatal humans)에게 할당되는 것과 동일한 도덕적 지위를 부여하지는 않는다. 이 개념은 아마도 낙태에 대한 가장 진보적 관점의 바탕이 된다.

둘째, 전뇌사적 정의는 신경학적 신체 통합을 위한 능력이 발달될 때 온전한 도덕적 지위가 축적된다는 것을 의미한다. 이것은 12주 가운데 8주경으로 조금 이르다. 신경학적 통합능력이 나타나는 시점에 온전한 도덕적 지위가 축적된다고 믿는 자들은 그들이 통합이 의미하는 바를 정확하게 이해한 것에 의존하면서 8주에서 심지어 12주, 혹은 더 늦은 시

---

8) 낙태에 관해 잘 발전된 입장들의 범위를 위해서는 Callan, 1970; Noonan, 1970; Feinberg, 1973; Dworkin, 1994를 보라.

기까지의 낙태를 인정하게 된다.

죽음의 심폐사적 정의는 심장기능을 위한 능력이 나타날 때 온전한 도덕적 지위가 부여됨을 의미한다. 결국 그것은 심장기능이 대단히 중요하다는 것에 의존한다. 심장 근육 수축은 태아 발달 초기에 일어난다. 혈액의 완전한 박동은 더 나중에 일어나는데, 아마도 신경학적 통합능력의 발생과 비슷한 시기일 것이다.

죽음에 대한 각각의 정의는 온전한 도덕적 지위가 시작되는 때와 일치하는 개념을 지니며 태아의 도덕적 지위를 위한 함축은 그 시기 이전이다. 이들 중 어느 것도 태아가 결정적인 기능의 출현 이전에는 도덕적 지위가 없다고 함축하지는 않는다. 시체가 중대한 기능이 멈춘 후에도 여전히 존중받는 것처럼, 심지어 낙태에 대한 자유주의자들조차도 초기 태아가 단지 의미 없는 세포 조직은 아니라는 점을 인정한다. 시체에 가해질 수 있는 행위의 도덕적 한계는 존재한다. 하지만 그러한 한계는 온전한 도덕적 지위를 지닌 존재에게만큼 강제적이지는 않다. 시체의 경우, 우리는 장기를 이식하거나 다른 사람의 유익을 위해서 조사하거나, 정중한 부검(respectful autopsy) 등을 실행할 수 있다. 마찬가지로 태아의 발달단계의 후기 시점에서 온전한 도덕적 지위가 시작된다고 보는 자들은 보다 초기의 발달단계의 태아는 어떤 중간적 도덕 지위를 지닌다고 여전히 믿는다.

어떤 기능이 온전한 도덕적 지위의 절대적 기준인가를 결정하기 위해 이러한 기능 가운데 선택할 과학적 방법이 없다는 것에 주목하라. 그러한 선택은 종교적이거나 철학적인 판단을 필요로 한다. 서구 사회에서 대부분의 사람들은 죽음의 정의에서 전뇌의 기능을 결정적인 것으로 선택해왔다. 그들은 또한 그것을 태아의 발달단계에서 도덕적 지위를 축적하는 시기를 결정하는 중대한 시기로 사용해야 할까? 마찬가지로 대뇌 사적 죽음의 정의를 받아들이는 사람들은 온전한 도덕적 지위의 시작으로서 이러한 기능의 시작을 받아들여야만 할까?

2) 균형의 붕괴에 대한 가능한 근거

놀라운 사실은 이러한 입장들 중 어느 것도 유전적 코드의 조정(fixing of the genetic code)과는 직접적으로 관련이 없다는 점이다. 그 어느 입장도 임신의 순간에 온전한 도덕적 지위가 부여되지는 않는 것 같다. 생명의 시초부터 모든 낙태를 반대하는 보수주의자들은 그들의 입장을 어떻게 옹호할 수 있을까? 누군가 배아를 죽인다면 이를 출생 직후의 아기를 죽이는 것과 도덕적으로 동일시여기는 사람들의 입장은 무엇인가?

지금까지 우리는 도덕적으로 중요한 어떤 기능을 수행하는 것이 실제적인 능력이라고 가정했었다. 그 기능은 심장의 기능이나 신경의학적인 통합능력이나 의식이지만, 이는 도덕적으로 결정적인 기능을 수행하는 능력이다. 하지만 도덕적으로 결정적인 이러한 기능들이 잠정적이라고 주장하는 사람들도 있다. 그들은 일단 유전적 코드가 결정되면, 중대한 기능의 궁극적인 발달은 결정된다고 말한다. 어떤 손상이나 다른 뜻밖의 사건이 없다면, 그 능력은 궁극적으로 드러나게 될 것이다. 죽음에서는 사람이 회복할 수 없을 정도로 능력을 상실하게 될 때 잠재성을 잃게된다. 온전한 도덕적 지위의 시작에서 잠재력은 실제적 능력 이전에 존재한다. 잠재성은 개념적으로 현존하거나 곧 일어나는 것이다. 도덕적으로 중요한 것이 심장, 전뇌, 대뇌의 기능을 지닌 개인에게 잠재적이라면, 온전한 도덕적 지위는 잠재성이 성립되면 생겨나게 될 것이다.

자유주의적 비평가들은 "잠재성은 수정 이전에도 존재한다"는 점을 주장할 것이다. 유전자들은 정자와 난자 안에 존재하고, 결합을 위한 잠재성은 수정 이전에 존재한다. 이러한 주장은 난자와 정자 세포에 온전한 지위를 부여하는데, 이는 아무도 그럴듯하게 인정하지 않는 입장이다. 하지만 잠재적 지위에 대한 옹호자들은 중요한 것은 이러한 기능들이 특별하고 개별적인 방식으로 발생하기 위한 잠재성이라고 주장한다. 이러한 잠재성은 유전자 코드가 결정되었을 때, 적어도 이러한 기능들이 유전적으로 결정되었을 때만 발생한다. 만약 누군가 독특한 잠재성이 온전한 도덕적 지위를 성립시키는 데 도덕적으로 중요하다고 믿는다면, 유전자 코드가 고정되는 순간이 중요해진다. 잠재성 입장에 대해 더욱 온화한 옹호자는 최소한 수정 후 며칠 동안 개인의 유전적 구조에서의 변화 가능성이 있다는 것을 인지하게 되는데, 아마도 이 시점에서 쌍둥이가 생길 수 있다.[9] 그들이 유전자 코드가 고정된다고 믿는 시점과 관계없이, 그들의 윤리는 온전한 도덕적 지위는 유전적으로 독특한 개인의 성립에 우연적이라는 신념에 의해 형성된다. 어떤 기능이 중요한가에 관계없이 이러한 입장은 온전한 도덕적 지위가 수정 순간이거나 그 가까운 때에 부여되는 것으로 본다.

하나의 가능한 예외가 있다. 만약 배아나 태아가 중대한 결함으로 인해 중대한 기능이 발달되지 못할 것이라고 우리가 결정하게 된다면, 잠재성의 부족으로 우리가 논의한 온전한 도덕적 지위를 결코 얻을 수 없게 된다. 태아가 무뇌아(anencephalic)로 진단되면, 고등뇌적 관점(higher-brain

---

9)   Hellegers, 1970; McCormick, 1991.

view)의 옹호자들은 태아가 의식 발달을 위한 잠재성을 결코 지니지 못한다고 결론 내릴 것이다. 그러한 임신의 종결은 모든 '살아 있는' 태아의 낙태를 절대적으로 반대하는 사람들에게도 이론적으로 허용될 것이다. 물론 이러한 결정은 고등뇌적 관점과 독특한 잠재성 관점에 대한 신뢰를 동시에 요구한다. 다른 한편으로 전뇌적 관점의 옹호자들은 무뇌아의 태아도 여전히 온전한 도덕적 지위를 지닌 것으로 본다. 합법적으로 죽일 수 없다. 하지만 그들은 태아가 유전적으로 비정상이기 때문에 그것이 온전한 도덕적 지위가 부족하게 될 어떤 뇌기능(대뇌나 뇌하부의)의 발달에 잠재성을 갖지 않는다는 관점에 논리적으로 동조하는 듯 보인다. 마찬가지로 심폐사적 관점의 옹호자들은 심장기능의 잠재성이 없는 태아는 온전한 도덕적 지위가 부족하다는 관점에 동조하게 될 것이다.

4. 동물의 도덕적 지위

　이번 토론은 의료에서 또 다른 논쟁적 주제인 인간 이외의 동물 (nonhuman animals)의 도덕적 지위에 관한 것이다.[10] 동물을 이용해서 연구하거나 교육 계획을 실행하는 임상의와 과학자들은 이들을 이용하는 도덕적 한계에 대한 문제에 직면할 수밖에 없다. 급진주의자들은 동물의 도덕적 지위를 둘러싼 논쟁에서 실험실을 파괴하고 의료진들을 비난한다. 미국에서 연방 조례는 동물 이용을 조심스럽게 통제한다.[11] 연구 후원 기구의 동물 보호와 사용 위원회(The Animal Care and Use Committee of the research sponsor's institution)는 제도 검열 위원회(institutional review board)에서 인간에 대한 연구를 승인해야만 하는 것처럼 동물 연구를 허가해야만 한다.

　어떤 동물이 우리가 인간에게 부여하는 '온전한 도덕적 지위'를 지니겠는가? 그리고 만약 그 동물이 그러하다면, 이는 무엇을 의미하는 것인가? 서구 문화는 인간 이외의 동물을 인간에 종속된 것으로 간주해왔다. 동물은 음식, 의약품, 종교 의식, 심지어 스포츠에 이용되었다. 이러한 입

---

10)　Singer, 1975; Regan and Singer, 1989; Orlans, 1993; DeGrazia, 1996.

11)　U.S. National Institute of Health, 1985, 1986.

장은 유대 기독교의 창조 이야기에 반영되었는데, 인간은 땅을 지배하고 정복하였다. 그리하여 인간 이외의 동물은 도덕적으로 인간에게 종속된다. 그들은 불필요한 고통으로부터 보호받을 가치가 있지만, 인간의 이익은 이보다 우선한다. 이종 이식(한 종에서 다른 종에로의 장기 이식)은 허용된다. 유대교의 일부 형태에서 이는 심지어 강제적이기도 하다(imperative). 인간과 동물의 지위 사이의 극단적인 분리는 창조와 진화를 둘러싼 열띤 논쟁에서 보인다. 창조론자들은 하나님이 인간과 특별한 관계를 가지며, 인간은 단순히 다른 동물에서 진화하지 않았다고 주장한다.

이와 대조적으로 동양 사상은 대부분의 서양인들보다 동물에게 더 높은 도덕적 지위를 부여하곤 하며, 동물의 고통은 더 큰 관심을 일으킨다. 예를 들어, 힌두교의 Ashima(고통의 회피)는 모든 종에 적용된다. 자이나교도들은 어떤 동물도 살생되어선 안 된다고 믿는다. 승려들은 그들이 걷기 전에 그들 앞의 땅을 실제로 쓸어서, 벌레들을 길 밖으로 보낸다.

서구의 세속적 사고는 전통적으로 동물의 도덕적 지위를 종속시키는 데 있어서 종교적인 사고를 따랐지만, 최근에 어떤 이들은 다른 입장을 취한다. 서양의 세속적 사고는 종종 공리주의적이다. 초점은 행위에 의해 행해진 선과 악의 총량에 배타적으로 의존한다. 공리주의자들은 종에 상관없이 고통은 악으로, 쾌락은 선으로 취급한다. 고통의 동일한 종류와 양은 그것이 사람에 의해서든 인간 이외의 것에 의한 고통이든 상관없이 도덕적으로 동일하게 고려된다. 공리주의자들은 오직 종에 근거하여 차별하는 사람은 '종차별(speciesism)'의 죄에 해당된다고 주장한다(Singer, 1975). 그들은 이것을 인종차별이나 성차별 혹은 연령차별과 대등한 것으로 본다.

인간 이외의 존재(nonhumans)의 도덕적 지위에 대한 두 가지 다른 현대적 견해는 동물에 대한 관심을 지지한다. 톰 레간(Tom Regan, 1989)과 같은 철학자들의 동물 권익의 관점은 감각 있는 동물들(sentient animals)은 인간과 동일하게 신성함과 생명에 대한 권리를 지닌다고 주장한다. 그 주장은 결과에 대한 관심으로 이끌린 것은 아니다. 동물은 단순히 생존권을 포함한 권리들을 가진다. 레이 프레이(Ray Frey, 1989)와 같은 철학자에 의해 주장된 두 번째 견해는 '쾌락과 고통의 정도'의 관점(degrees-of-pleasure-and-pain view)으로 불릴 수 있다. 그것은 공리주의적인 관점을 반영한다. 프레이에 따르면, 동일한 종류와 양의 고통을 경험한 다른 종의 두 동물은 그러한 고통에서 벗어날 동등한 도덕적 자격을 가진다. 하지만 그는 인간과 쥐는 고통을 다르게 경험한다는 것을 강조한다. 동일한 종류와 양의 고통을 경험한 인간과 동물은 동등하게 취급될 자격이 있더라도, 만약 그들이 고통을 다르게 경험한다면 그들의 도덕적 주장도 달라질 것이다.

프레이의 견해는 수수께끼를 제안한다. 만약 침팬지가 그의 경험이 심각하게 퇴화된 인간의 경험보다 더 풍부하게 정신적으로 발전했다면, 연구나 이종 이식 또는 식량을 위해 인간보다 침팬지를 이용하는 것을 무엇으로 정당화할 것인가? 사례와 같이 어떻게 인간을 위한 우선권을 옹호할 수 있을까? 종 자체가 도덕적으로 옹호될 만한 구분선인가? 즉, 종 차별은 결국 수용될 만한 것인가? 그것이 아니라면 우리는 심각하게 손상된 인간의 기능적 능력을 지닌 인간 이외의 동물에게 인간에게 제공하는 모든 도덕적 지위를 제공할 준비가 되어 있는가?

- **심폐사 정의(Cardiac-oriented definition of death)**
  모든 심장과 호흡기능들이 회복 불가능한 정지 상태일 때 개인이 사망한 것으로 보는 견해이다.

- **대뇌사 정의(Higher-brain-oriented definition of death)**
  종종 의식과 감각과 연관된 기능들이라고 믿어지는 뇌의 '고등한' 모든 기능들이 회복 불가능한 정지 상태일 때 개인이 사망한 것으로 보는 견해이다.

- **도덕적 지위(Moral standing)**
  의무를 지니는 자들에게 도덕적 주장을 하는 사람들(그리고 다른 존재들)의 지위이다.

- **인격(도덕적 정의, Person〔moral definition〕)**
  온전한 또는 최대의 도덕적 지위를 소유하는 인간(그리고 다른 존재들)이다.

- **인격(비도덕적 정의, Person〔nonmoral definition〕)**
  자의식, 자아 인식 또는 합리성과 같은 어떤 결정적인 신체적, 정신적 능력을 소유한 인간(그리고 다른 존재)이다.

- **권리에 근거한 동물의 도덕적 지위 옹호(Rights-based defense of the moral status of animals)**
  감각이 있는 동물이 사람과 같이 신성함이나 생명에 대한 권리를 지닌다는 견해. 그 논증은 결과에 대한 관심에 의해 결정되지 않는다.

- **종차별(Speciesism)**
  종 자체는 도덕적인 지위를 결정하는 데 있어서 도덕적으로 적절한 요소라는 견해. 오직 인간 존재만으로, 인간은 심지어 유사한 종류와 양의 경험을 할 수 있지만 인간 이외의 동물보다 더 큰 도덕적 지위를 지닌다.

- **동물의 도덕적 지위에 대한 공리주의적 옹호(쾌락과 고통의 정도에 대한 견해, Utilitarian defense of the moral status of animals〔'the degrees-of-pleasure-and-pain' view〕)**
  동일한 종류와 양의 쾌락이나 고통을 경험한 다른 종의 동물들은 쾌락을 향상시키거나 고통에서 해방될 동일한 도덕적 주장을 지닌다는 견해이다.

- **전뇌사 정의(Whole-brain-oriented definition of death)**
  뇌간을 포함한 전체 뇌의 모든 기능이 회복 불가능한 정지 상태일 때 한 개인이 사망한 것이라는 견해이다.

참고문헌

• 죽음의 정의

Gervais, Karen Grandstand. 1986. *Redefining Death*. New Haven, Conn: Yale University Press.

Harvard Medical School. 1968. 'A Definition of Irreversible Coma. Report of the Ad Hoc Committee of the Harvard Medical School to Examine the Definition of Brain Death.' *Journal of the American Medical Association* 205: 337-340.

Lamb, David. 1985. *Death, Brain Death and Ethics*. Albany, N.Y.: State University of New York Press.

Law Reform Commission of Canada. 1979. *Criteria for the Determination of Death*. Ottawa: Ministry of Supply and Services.

President's Commission for the Study of Ethical Problems in Medicine and Biomedical and Behavioral Research. 1981. *Defining Death: Medical, Legal and Ethical Issues in the Definition of Death*. Washington, D.C.: U.S. Government Printing Office.

Task Force on Death and Dying, Institute of Society, Ethics and the Life Sciences. 1972. 'Refinements in Criteria for the Determination of Death: An Appraisal.' *Journal of the American Medical Association* 221: 48-53.

Veatch, Robert M. 1975. 'The Whole-Brain-Oriented Concept of Death: An Outmoded Philosophical Formulation.' *Journal of Thanatology* 3: 13-30.

• 임신 중절

Callahan Daniel. 1970. *Abortion: Law, Choice and Morality*. New York: Macmillan.

Dworkin, Ronald. 1994. *Life's Dominion: An Argument about Abortion, Euthanasia, and Individual Freedom*. New York: Vintage Books.

Feinberg, Joel, ed. 1973. *The Problem of Abortion*. Belmont, Calif.: Wadsworth Publishing.

Hellegers, A. 1970. 'Fetal Development.' *Theological Studies* 31(March): 3-9.

McCormick, Richard A. 1991. 'Who or What is the Preembryo?' *Kennedy Institute of Ethics Journal* 1: 1-15, esp. 4, 9, 11-12.

Noonan, John T. 1970. *The Morality of Abortion: Legal and Historical Perspectives*. Cambridge, Mass.: Harvard University Press.

• 인간 이외의 동물의 도덕적 지위

DeGrazia, David. 1996. *Taking Animals Seriously: Mental Life and Moral Status*. Cambridge, England: Cambridge University Press.

Frey, R. G. 1989. 'The Case against Animal Rights.' Pages 115-118 in Tom Regan and Peter Singer, *Animal Rights and Human Obligations*. 2nd ed. Englewood Cliffs, NJ: Prentice Hall, 1989.

Orlans, F. Barbara. 1993. *In the Name of Science: Issues in Responsible Animal Experimentation.* New York: Oxford University Press.

Regan, Tom, and Peter Singer, eds. 1989. *Animal Rights and Human Obligations,* 2nd ed. Englewood Cliffs, N.J.: Prentice Hall.

Regan, Tom. 1989. 'The Case for Animal Rights.' Pages 105-114 in Regan and Singer, *Animal Rights and Human Obligations.*

Singer, Peter. 1975. *Animal Liberation: A New Ethics For Our Treatment of Animals.* New York: Avon Books.

U. S. National Institute of Health, Office for Protection from Research Risks.1986. *Public Health Service Policy on Humane Care and Use of Laboratory Animals,* Bethesda, Md.: Office for Protection from Research Risks.

U. S. National Institute of Health. 1985. 'Laboratory Animal Welfare: Public Health Service Policy on Humane Care and Use of Laboratory Animals by Awardee Institutions; Notice.' *Federal Register* 50, No. 90(May9): 19584-19585.

3장

환자에 대한 혜택과
해악 방지의 문제들

1. 무엇이 혜택으로 고려되는가?

비록 의료 종사자들이 환자에게 혜택을 주고 해악으로부터 보호하는 히포크라테스적 원칙에 헌신하기로 결심했더라도, 그들은 여전히 심각한 문제들에 직면한다. 이러한 문제들 중 일부는 점진적으로 더욱 해결하기 어렵다. 그것들은 히포크라테스 서약의 주관적인 본성에 관심을 둔다. (의사는 일종의 객관적인 기준보다는 그의 능력과 판단에 따라 환자에게 혜택을 주고 해악을 피해야만 한다.) 이러한 주관적 본성들로는 의료와 다른 개인의 복지 요인들 사이에서 만들어져야 하는 균형, 의사가 추구하는 의료적 혜택의 다양한 종류들, 그리고 가장 비판적으로 의료적 온정주의에 대한 논쟁 등이 있다.

1) 혜택과 해악의 주관적 평가 vs. 객관적 평가

우선, 의료 종사자가 히포크라테스적이어서 오직 환자의 복지를 위해서만 일한다면 그는 혜택의 주관적이거나 객관적 평가 중 어느 것에 의존할 것인지의 문제에 직면해야 한다. 만약 평가자의 관점에 근거한다면, 혜택의 판단은 주관적이다. 반면에 평가자와는 상관없이 사실에 근거한다면, 판단은 객관적으로 고려될 것이다. (주어진 결과가 선한가, 악한가와 같은 판단처럼) 평가적인 판단이 객관적이라고 생각될 수 있을지에 대한 심각한 논쟁이 있다. 어떤 사람들은 그들의 바로 그 본성에 의한 가치판단은 항상 주관적이라고 믿는다. 그들은 '선'을 '화자에 의해 열망된' 혹은 '화자에 의해 선호된' 것으로 규정할 것이다. 다른 이들은 최소한 어떤 가치들은 객관적이라고 믿는다. 어떤 언급은 누가 평가하는가와는 상관없이 선이거나 악이다. 만약 우리가 의료 가치판단을 포함하는 어떤 가치판단이 객관적일 수 있다고 믿는다면, 우리는 무엇이 진정으로 선한 결과인지를 분별하게 될 것이다. 우리가 무엇이 선한 결과일지를 결정할 때 선입견이나 특별한 관점들을 제거하거나 적어도 중립적인 태도를 취하려고 노력할 것이다. 예를 들어, 선한 결과로 간주되는 것에 대해 의사 개인의 판단에만 의존하기보다는 평가에 다양한 사람들을 포함시키고 광범위한 집단의 합의를 이용할 수 있다. 우리의 목적을 위해 중요한 점은 결과가 얼마나 선한지 아니면 나쁜지를 평가하는 방법이 다양하다는 것이다. 만약 우리가 선한 것을 객관적으로 결정하려고 애쓴다면, 우리는 아마도 선을 주관적으로 결정하려고 하기보다 다양한 평가방법을 사용할 것이다. 주관적인 평가의 경우, 의료계에서 우리는 전통적으로 의사의 판단에 의존해왔다. 하지만 다음의 예와 같이, 우리는 환자나 다른 그룹(party)의 판단 또한 고려하게 된다.

사례 3.1 **자궁 절제를 지지한 의사**

베스트만(Morton Westerman) 박사는 30년 동안 시술해온 산부인과 의사이다. 그는 비정상적인 세포 발달을 지닌 애매한 자궁경부암(Pap smear)을 30년간 보아왔다. 그러한 경우에 그의 원칙은 의심스러울 땐 자궁 절제를 하는 것이었다. 하지만 최근 그의 동료들은 자궁 절제가 선하다는 기록은 없다는 것을 밝히는 연구를 수행하고 있었다. 하지만 베스트만 박사는 오랫동안 시술을 해왔고, 그의 직감은 이 여인이 자궁 절제를 받아야 안전하다는 것이었다. 히포크라테스 선서는 의사는 그의 능력과 판단에 따라 환자에게 유익이 되어야 한다고 말한다. 그래서 선서는 베스트만이 그의 동료들이 그의 임상적 판단에 동의하지 않고, 자신들의 입장을 지지하는 많은 경험적인 연구들과 자료들을 갖고 있다 하더라도 그가 유익하다고 생각하는 것을 행하는 것이 그의 도덕적 의무라고 그에게 말하고 있다. 그는 자신의 판단에 따라야 할까 아니면 그의 동료들의 판단에 따라야 할까?

의사는 자신의 판단에 근거한 주관적 기준에 근거해서 결정을 내려야 한다는 견해는 오늘날 방어하기 점점 더 어려워지고 있다. 사실 베스트만 박사는 그의 동료들이 할 가치가 없다고 생각하는 자궁 절제를 행함으로써 고소될 수 있었다. 그가 주관적으로 어떤 것을 믿는다는 사실만으로는 문제를 해결하기에 충분치 않다.

의사가 자신의 판단에 기반을 두고 환자에게 혜택이 되도록 결정하는 접근을 '주관적인 히포크라테스적 유용성'이라고 할 수 있다. 유용성이

란 혜택과 해악에 대한 평가를 가리킨다. 유용성의 원칙은 하나의 행위가 관계유용성(net utility) — 즉 해악이 마찬가지로 고려될 때 초래되는 선의 관계 총량(net amount of good) — 을 증대시키는 한에서 도덕적으로 옳은 것이라고 주장한다. 때때로 혜택과 해악은 별개로 간주된다. 그러므로 우리는 (각자 선을 증대시키고 해악을 피하는 한 그 행위들은 도덕적으로 옳다는) 선행의 원칙과 악행금지의 원칙을 언급한다. 선행(beneficence)은 단순히 선을 행함을 의미하는 철학 용어이다. 악행금지(nonmalefiecence)는 악행을 금지하는 것을 의미한다. 양자를 합쳐서 우리는 유용성이라고 말할 수 있다. 그리하여 주관적인 히포크라테스적 유용성은 임상의의 개인적 판단에 기초한다. 〈표 3.1〉은 의료윤리의 원칙들은 이 두 가지 양분된 변이로 공식화됨을 보여준다. 표의 왼쪽은 결과주의적 원칙(consequentialist, 그들은 혜택을 산출하고 해악은 피하는 데, 즉 선을 행하고 악을 피하는 것에 중점을 둔다는 의미)인 반면, 오른쪽은 의무에 기초한 원칙들이다(즉, 그들은 결과에 상관없이 어떤 행위가 도덕적으로 한 개인의 의무로서 요구된다고 주장한다). 후자는 종종 의무론적 윤리학으로 불리는데, 이는 의무에 상응하는 그리스어 단어에서 파생된 개념이다. 히포크라테스적 윤리는 환자에게 혜택을 주는 데 초점을 둔다는 점에서 결과주의적이다. 결과주의적 윤리와 의무론적 윤리 양자는 개인이나 사회, 또는 공

〈표 3.1〉 윤리 원칙 유형의 틀 내에서의 히포크라테스적 유용성의 위치

	결과주의적 원칙들	의무 기반의 원칙들
개인적	주관적 1. 선행 2. 악행금지 --히포크라테스적 유용성-- 객관적 1. 선행 2. 악행금지	
사회적		

동체에 적용 가능하다. 히포크라테스적 유용성은 개인주의적이며 결과주의적이다.

개인주의적이고, 결과주의적인 것은 히포크라테스적 유용성으로 분류된다. 히포크라테스적 유용성의 원형은 주관적이다. 임상의의 판단은 중요하다. 이러한 개인적 의사의 판단에 대한 강조가 히포크라테스적 유용성의 객관적인 형태로 점차 대체되고 있는 추세인데, 혜택에 대한 판단은 동료 검토(peer review), 활용 검토(utilization review), 질적 확신(quality assurance), 결과 조사(outcomes research), 치료 협약(treatment protocols)에 기반을 두는데, 이 모든 것들은 특별한 치료 결정의 객관적인 결과가 어떻게 될 것인지에 대한 더 많은 동료 합의의 실례들이다.

만약 동료들의 합의가 자궁 절제는 환자에게 효과 있다는 증거가 없는 것이라면, 히포크라테스적 유용성의 더욱 현대적 형태는 임상의에게 자궁 절제를 하지 않도록 요구한다. 임상의는 결과에 대한 더 객관적인 자료에 의해 안내되고 영향받아야만 한다. 이것은 주요한 도덕적 변화는 아니다. 여전히 결과주의적이며, 여전히 환자 개인에 초점을 둔다. 하지만 지금 임상의는 더 이상 혜택의 유일한 기준은 아니다. 이러한 새로운 견해에 따르면 개인 의사의 혜택에 대한 판단은 동료들이 동의하지 않을 때도 옳다고 가정할 근거가 없다.

'전체 의료진(entire medical profession)이 사회의 다른 집단이나 개인의 확신들과 충돌하는 혜택에 대한 합의에 이를 때 어떻게 될 것인가?'라는 질문이 남는다. 아마도 의사는 자궁 절제가 도움이 될 것이라고 믿지만, 사회의 다른 이들은 그렇지 않다고 믿을 것이다. 1970년 폐렴이 발전해서 전이성의 암(metastatic cancer)을 가진 환자를 상상해보자. 의사의 동료들은 모두 페니실린이 폐렴과 싸우는 데 유익하다고 말할 것이다. 1970년의 모든 의료 종사자들은 페니실린이 이롭다고 믿었다. 왜냐하면 비록 그가 전이성 암으로 고통받더라도 생명은 가치 있고 본질적으로 선하다고 믿었기 때문이다. 하지만 카렌 퀸란(Karen Quinlan) 가족의 경우처럼 점점 더 많은 일반인들이 환자의 생명을 유지하는 것이 아무 소용이 없는 시점이 온다는 것을 깨닫기 시작했다.

여기에 중요한 구별이 있어야만 한다. 페니실린이 폐렴과 싸우는 데 유익하다는 주장은 실제로 두 가지 다른 가정을 포함한다. 첫째, 의료과학에 대한 경험적 주장을 포함한다. 페니실린은 질병의 효과를 경감시키고, 폐렴의 과정을 바꾸는 것 같다. 그것은 우리가 일반적으로 전문지식(expertise)으로 인식하는 약학적 주장이다. 의사와 약사들은 흔히 그러한 사실적 주장을 판단하는 데 일반인보다 훨씬 전문적일 것이라고 가정된다. 왜냐하면 이러한 과학적인 주장, 객관적인 증거, 동료들의 검토, 그리고 결과 조사(outcomes research)는 합법적인 것으로 간주되기 때문이다.

하지만 페니실린이 폐렴과 싸우는 데 유익하다는 주장은 두 번째 가정도 포함한다. 페니실린이 유발하는 변화는 유익하다는 것이다. 일반적으로 그러한 판단은 분명하지만 항상 그렇지는 않다. 예를 들어 만약 폐렴을 앓고 있는 환자가 전이성 암으로 죽음을 각오한다면, 폐렴은 '늙은이의 친구(the old man's friend)'로 간주될 수 있다. 그러한 경우에 페니실린의 효과가 좋은지 나쁜지의 여부는 의학이 결정할 수 있는 것이 아니다. 그것은 순수하고 단순한 가치판단인 것이다. 그것은 의사나 다른 전문가와 의학이 영향력이 있는 것으로 기대될 수 있는가에 대한 논의는 아니다. 현재로는 중심 이슈가 환자에 대한 의료 개입의 효과를 결정하는 객관적 기준으로 전환된다. 최근 몇 년간 의사 개인의 판단에 근거한 주관적 기준에서 과학적 문건과 동료 평가 과정에서 의사의 동료에 의해 명시된 더 객관적인 기준으로의 전환이 일어나고 있다.

2) 의료적 혜택 vs. 다른 인격적 혜택

두 번째 문제가 있다. 그 목표가 진실로 환자의 총체적인 복지(well-being)를 개선시키는가? 아니면 그 목표가 환자의 의료적 복지만을 향상시키는가? 어쨌든 의사들에게 주요한 문제가 있다. 만약 그 목표가 총체적인 복지라면, 어떤 의사도 모든 면에서 잘사는 데 숙련되도록 기대될 수 없을 것이다. 하지만 의사의 목표가 의료적 복지라면, 어떤 합리적 환자도 삶에서 다른 재화들을 희생시키면서 자신의 의료적 건강을 극대화시키기를 원치는 않으리라는 점을 깨닫게 된다. 사람들은 자신의 건강과 상관이 없는 복지를 위한 목표를 갖고 있다. 건강은 대부분의 사람들에게 중요한 목표이지만, 유일한 목표는 아니다. 환자가 흡연, 고지방 음식, 등산과 같은 특정행위가 자신의 의료적 복지를 위해서 유익하지 않다는 것을 알고 있지만, 그럼에도 불구하고 의료적 위험이 정당화되는 그러한 것들로부터 즐거움을 얻는다고 말할 때, 의사는 어떻게 해야 할까? 만약 히포크라테스 선서를 따르는 의사의 의무가 환자의 총체적인 복지를 향상시키는 것이라면, 그는 환자의 복지를 극대화시키는 것을 결정하는 데는 일반적인 의료진 이상의 기술을 요구한다는 것을 명심해야 한다. 환자는 어쩌면 자신의 복지를 증진시킬 의사의 의료기술을 필요로 하지 않을 수도 있다. 그는 요리사, 미술 비평가, 도서 판매원, 또한 TV 수리공이 필요할 수도 있다. 어떤 경우에 그는 총체적인 복지를 증진시키기 위해

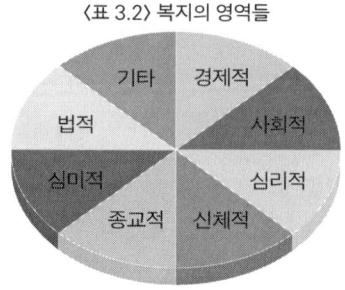
〈표 3.2〉 복지의 영역들

그의 의료적 복지를 위협하는 것도 실행하려고 할지 모른다.

〈표 3.2〉가 총체적인 개인의 복지를 대표한다고 가정해보자. 이 파이는 복지의 여러 조각이나 영역으로 나누어질 수 있다. 하나는 신체적 (organic)이고, 다른 하나는 심리적이라고 부르자. 다른 것들 가운데는 복지의 법적, 경제적, 종교적, 가족적, 심미적 영역도 있다. 히포크라테스적 공식 대부분의 해석에 의하면, 의사의 의무는 환자의 총체적인 복지를 증진시키는 것이다. 반면, 만약 의사가 신체에만 초점을 두면, 그는 분명히 환자의 관심사들 중 오직 한 영역만 돌보는 것이다.[1] 환자가 다른 영역들의 손실로 전체의 한 영역만을 극대화하려는 것은 비합리적이라는 점이 분명해진다.

누구나 처음에는 이러한 결론에 반대하는 반응을 보일 수도 있다. 우

---

1) 의료 영역이 복지의 장기적이고 심리적 차원 양자를 포함하는가에 대해서는 논란이 많다. 사례는 심리와 신체는 다르며 그 전통적 형태에서 의료는 신체에 제한된다고 할 수 있다. 그러한 관점하에서 정신의학(psychiatry)은 심리학과 신체 사이의 경계선에서 문제를 다루는 간학문적 특수성이 될 것이다. 물론 이러한 관점하에서 신체의 영역에서 전문가로서 의사는 성직자가 처음 종교적 문제로 나타나는 신체적 원인의 가능성을 인식하게 되는 것처럼(하지만 신체의 문제로 다루려고 시도하지는 않는), 의사는 신체와 심리 사이의 연관성을 인식하지만 심리적으로 다루는 데 전문지식을 주장하지 않는 것처럼, 생의 다른 영역들에서 환자의 문제를 인식하는 데 책임이 있다. 정신의학이나 심리학이 이러한 문제들을 다루어야 한다. 하지만 의료 영역이 심리학을 포함해야만 하는지와는 상관없이 그 문제는 동일하게 남는다. 복지의 어떤 요소들은 분명히 의사의 전문지식을 넘어서고, 의료 영역 안에서조차 서로 간에 갈등할 수 있는 잠재적인 목표들이 항상 있을 수 있다.

리는 때때로 복지의 다른 영역들을 즐기기 위해 우리의 건강을 극대화할 것인지에 대한 의사의 추천을 따를 필요가 있다고 생각한다. 하지만 사실은 그렇지 않다. 당뇨병으로 진단받은 한 사람을 생각해보자. 만약 환자에게 의료적으로 최선인 것을 문자 그대로 수행할 것이라고 서약했다면 의사가 추천할 것을 상상해보자. 절대적으로 최선의 과정은 불가능하게 엄격한 식이요법, 몹시 혼란스러운 운동 프로그램, 정기적 혈당 측정, 그리고 아마도 단호한 통제를 유지하는 데 매일의 복합적인 인슐린 주사를 포함할 것이다. 합리적인 사람은 이러한 권면들을 심각하게 받아들이고 대부분의 시간을 이를 수행하는 데 할애할 것이다. 하지만 어떤 합리적인 사람도 정말로 완벽한 식이요법을 항상 따르지는 못할 것이다. 아무도 최상의 가능한 식이요법만큼 혈당을 자주 모니터할 수는 없다. 만약 의사가 절대적으로 최상의 가능한 과정을 추천한다면, 합리적인 환자는 아마도 그러한 추천을 따르겠지만, 인생에서 다른 가치 있는 경험들을 성취하기 위해서 때로는 조금 양보할 수도 있을 것이다.

합리적인 사람은 또한 인생의 다른 영역에서 변호사, 치과의사, 회계사, 성직자, 보험설계사, 자동차 기술자, 그리고 다른 사람들과 같은 충고자들로부터 충고를 받아들일 것이다. 만약 각자가 자신의 영역에서 최상인 것을 정말로 추천한다면, 가난한 사람은 지나치게 복잡한 요구에 직면하게 될 것이다. 게다가 각 영역에서 자신의 인생을 최고로 만들기 위해서 추천된 과정에서 어느 정도 조정 가능한가에 대한 정확한 공식은 없다. 하지만 한 가지만은 분명하다. 만약 그 목적이 한 영역에서의 복지보다 총체적인 복지를 극대화하는 것이라면, 아무도 어떤 영역에서 완벽한 삶을 이상적으로 이끌지는 못할 것이다.

이러한 영역이 서로 균형을 이루어 파이의 전체 사이즈, 즉 총체적인 복지를 가능한 한 크게 만드는 것은 환자의 몫이다.

히포크라테스 선서와 대조적으로, 세계의료협회의 회원들은 오직 환자들의 건강을 위해서만 일하기로 서약했다. 여기서 문제는 만약 그들이 복지의 한 부분에만 집중한다면, 합리적인 환자들은 모든 다른 것들에 대립하여 그 부분을 조정한다는(trade off) 점을 그들은 인식해야만 한다. 사람이 모든 영역에서 복지의 극대화를 위해 필요한 전체 자원은 이용 가능한 전체 자원을 능가할 것이다. 합리적인 환자는 건강을 극대화할 목표로 하는 의사가 제시한 충고는 완전하게 따르지 않아도 되는 충고라고 결론지어야 할 것이다. 그 목표가 의학적 복지이든 전체적인 복지이든 모든 전문적 충고자들은 합리적인 환자들은 전문적인 충고를 완벽히 따르지는 않을 것이라는 점을 깨달아야 한다.

3) 의료 영역 안에서 갈등하는 목적들

히포크라테스적 의사들이 직면하게 될 세 번째 문제는 의료 또는 신체의 영역 안에서 무엇을 혜택으로 보는가를 결정하는 것이다. 의사들의 의무는 환자의 의료적 혜택에 초점을 맞춘다는 입장을 우리가 수용한다고 가정해보자. 의료적 혜택으로 고려되는 것에 대하여 의료에서 합의가 있는가? 의료적 혜택의 개념은 믿을 수 없을 정도로 모호한 것으로 밝혀졌다. 〈표 3.3〉을 통해 알 수 있듯이, 의사나 환자가 추구하기 원하는 것은 최소한 네 가지의 목표들이 있다. 1950년, 1960년 이전, 최고의 기준인 의술의 목적은 생명을 유지하는 것이었다. 늘 그런 것은 아니었지만 20

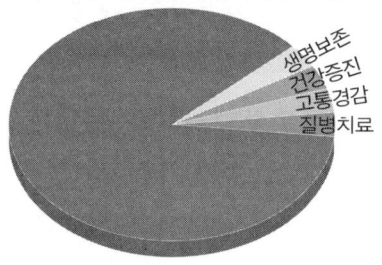

〈표 3.3〉 의료적(신체적) 복지의 요소들

생명보존
건강증진
고통경감
질병치료

세기의 목표도 그러하다. 이러한 기초 위에, 영구적인 무의식 상태에 있는 유세프 캄프의 폐에 산소를 공급하는 것은 혜택으로 간주되었는데, 왜냐하면 그 목적이 그 아이를 생존하게 하는 것이었기 때문이다. 이 개념은 1960년대 후반까지 논쟁이 되어왔다.

의술은 죽음을 예방하고 나아가 질병을 치료하고, 고통을 경감시키고, 환자의 복지를 향상시키려고 노력한다. 문제는 환자에게 주어진 이러한 네 가지 목적 모두를 우리가 동시에 성취할 수 없다는 것이다. 폐렴을 가진 전이성 암 환자의 고통을 경감시키는 유일한 방법은 페니실린 투약을 중단하고 환자를 죽게 하는 것이다. 생명을 유지하는 목적은 성취되지 않지만, 고통을 경감시키는 목적은 성취된다.

의료의 이러한 네 가지 목적을 의료 종사자들이 개별 환자를 위해 해야 할 것을 명확하게 지시할 단일한 만능 목적(a single all-purpose goal)으로 결합시킬 결정적인 방법은 없다. 저마다 각자의 방법이 있을 뿐이다.

환자들이 그러한 것처럼 각각의 의사마다 이러한 목적들을 다르게 균형 맞출 것이다. 의사가 가능한 치료의 결과에 대한 판단들에 기초해야만 하는 객관적인 사실들이 있을지라도, 추구할 혜택의 어떤 유형을 결정할 객관적이고, 실제적인 방법과 같은 것은 없으며, 또한 이러한 네 가지의 갈등하는 의료 목적을 정확하게 균형 맞출 명확한 방법도 없다.

2. 혜택과 해악을 균형 잡는 방법들

결정자가 어떤 유형의 혜택과 해악이 고려되고, 얼마나 이롭고 해로운 가를 결정하더라도, 여전히 심각한 문제가 있다. 혜택과 해악에 대한 합리적인 평가는 해악의 여러 다른 유형들과 마찬가지로, 혜택의 여러 다른 유형들 — 일부는 의료이며, 일부는 의료가 아닌 — 로 마무리될 것이다. 각각의 가능한 개입의 대안을 위해, 혜택과 해악은 어떤 면에서(최소한 거친 직관에 의해) 임상의들이 최상의 결과를 산출하는 것을 시도할 수 있도록 단일한 평가로 결합되어야 한다. 하지만 이러한 혜택과 해악의 평가가 결합되는 결정적인 방법은 없다. 산술적 총계, 해악과 혜택의 비율, 해악을 방지하는 데 우선성을 부여하는 최소 세 가지 주요한 가능성은 존재한다.

1) 벤담과 산술적 총계

제레미 벤담(Jeremy Bentham)은 올바른 행위나 규칙은 최상의 결과를 산출하는 것이라는 관점을 견지하는 도덕 철학인 고전적 공리주의의 아버지로 자주 언급되는 18세기 후반의 철학자였다. 고전적 공리주의는 하나의 예외를 제외하면 히포크라테스적 윤리와 유사하다. 히포크라테스적 유용성은 다만 환자 개인에 중점을 두는 반면, 고전적 공리주의는 모든 당사자의 결과를 고려한다. 그래서 고전적 공리주의는 사회적 결과주의에 해당된다. 공리주의의 주창자들은 종종 특별한 계산법을 제안한다(종종 공리주의자 또는 벤담주의자들을 '미적분학(calculus)'이라고 불렀다).

벤담은 결정자들이 각 개인에게 혜택을 주는 총계와 해악의 총계를 고려할 것을 제안했다. 그러한 개인을 위한 순수치(net figure)에 도달하기 위해 해악에서 혜택을 감해야 한다. 영향받는 각 개인을 위한 이러한 계산을 반복한 후, 개별 숫자들은 그러한 선택의 영향에 대한 전체 평가(overall estimate)에 이르도록 합산되어야 한다. 그러면 전체 과정은 고려되었던 모든 대안적인 과정 — 예를 들어 의료에서의 모든 치료 선택 — 을 위해 완성될 수 있게 된다. 결정자는 최대 다수의 최대 선의 결과(the greatest net aggregate good consequences)를 가진 선택지를 도덕적으로 선택해야 한다.

히포크라테스적 의료에서 평가된 혜택과 해악을 결합하는 동일 과정은 개별 환자의 순 혜택으로만(only of the net benefit) 이루어진 평가를 제외하고 착수된다. 정확하게 말하면, 이 과정은 평가되는 것이 의료적인 선인지, 총체적인 선인지를 결정한 후에 그리고 무엇이 의료적 선으로 고려되는가를 결정한 후에 착수되어야 한다. 각 경우에 사용된 방법은 추가되거나 삭제된다.

2) 해악에 대한 혜택의 비율 비교

환자의 암을 치료하기 위해 새로운 화학요법의 결합이라는 무작위적인 임상시험을 환자에게 시도하려는 의사가 직면한 다음 문제를 살펴보자.

사례 3.2 무작위적인 임상시험에서의 위험과 혜택

샐리 세더웨이트(Sally Satherwaite) 박사는 제롬 젠킨스(Jerome Jenkins) 씨를 수년 간 치료해왔다. 그는 2년 전에 전립선암으로 진단받았다. 세더웨이트 박사는 의대 병원 근처의 종양학 센터와 접촉하였는데, 젠킨스 씨가 무작위적인 임상시험을 받도록 제안했다.

만약 그가 임상시험에 들어간다면 그는 표준치료(통제) 그룹이나 유력한 새로운 대행자(agent)의 시험적 조합이 제공되는 집단에 배치될 것이다. 표준치료는 다만 최소한의 위험은 있겠지만, 불행스럽게 약간의 혜택만 얻게 된다. 2년 간의 생존 확률은 3% 정도였다. 이러한 정보를 기초로 세더웨이트 박사는 그럼에도 불구하고 표준치료의 혜택이 위험보다 더 크며, 아마 두 배 정도는 더 클 것이라고 예상했다. 만약 그녀가 이용 가능한 표준치료만을 갖고 있었다면 그것을 젠킨스 씨에게 추천했을 것이다.

시험대행자는 더욱 유망했다. 예비 자료는 2년간의 생존 비율보다 나아 보였고, 아마 10배 정도는 될 것이다. 불행히도, 부작용 또한 약 10배 정도 되었다. 젠킨스 씨는 그녀에게 임상시험에 들어가야 할 것인지에 대하여 그녀의 추천을 요구했다.

세더웨이트 박사의 평가에 기초하여, 표준치료는 가능한 해악 못지않게 혜택은 두 배이다(엄격함과 가능성을 고려하면). 하지만 시험적 치료 또한 마

찬가지이다. 임상의는 이것을 두 선택지 가운데 하나의 선택으로 볼 수 있다. 만약 우리가 이익과 해악의 어떤 가상적 단위(unit)를 사용한다면 〈표 3.4〉에서 제시된 선택을 제공한다고 말할 수 있다.

〈표 3.4〉 고위험/고이득 vs. 저위험/저이득 치료 선택들

	표준	시험적
혜택	2 단위	20 단위
해악	1 단위	10 단위

첫 번째 선택은 +2의 혜택과 −1의 해악을 지니고, 두 번째 선택은 +20의 혜택과 −10의 해악을 지닌다. 물론 이들은 단지 거친 직관적인 평가이지만 모든 간호하는 임상의(all the bedside clinician)가 계속해야만 하는 것이다.

만약 세더웨이트 박사가 벤담의 계산법을 따라, 각 경우의 혜택에서 해로움을 제한다면, 그녀는 시험적 치료가 10이라는 순이익을 얻는 반면, 표준치료는 1의 순이익을 얻게 된다는 놀라운 결론에 도달하게 된다. 일반적으로 고위험과 고이득의 선택지와 저위험과 저이득의 선택지를 비교할 때 그럴듯한 대안들 사이의 차이는 고위험과 고이득 선택지에서 더 클 것이다. 벤담의 산술적 조합은 더 적극적인 개입을 선호하는 경향을 지니는 놀라운 효과를 가진다. 세더웨이트 박사는 아마도 젠킨스 씨에게 시험적 치료에 대한 희망을 갖고 시험에 참여하도록 재촉했을 것이다. 그녀는 심지어 그를 위한 의정서(protocol)를 보내어, 젠킨스 씨가 표준치료를 받는 그룹에 배치되는 위험에 처하지 않도록 했을 것이다.

그러나 세더웨이트 박사는 그녀의 평가를 다른 방식으로 통합하려고 할 것이다. 그녀는 각 경우에서 해악에 대한 혜택의 비율을 계산할 수 있

었다. 엄격히 말해서, 그녀는 두 선택지를 위한 비율이 동일하다는 것을 발견할 수 있다. 그녀는 '무관심 지점(indifference point)'(그녀가 두 치료 가운데 선호하는 근거가 없는 지점)을 추측하게 될 것이고, 무작위로 된 기반 위에 있는 시험에 참여하도록 할 것이다. 많은 사람들이 무작위적인 시험을 도덕적으로 수용 가능하게 여기는 것은 치료 선택지의 혜택과 해로움의 비율이 동일하게 보이는 때이다. 마찬가지로 많은 건강 설계자들(health planners)은 해악에 대한 혜택의 비율을 극대화하기 위해 한정된 건강 자원을 배열하고자 한다. (부족한 자원을 할당하는 방법은 7장에서 논의할 것이다.)

3) 무엇보다, 해를 끼치지 말라

비율을 이용하는 것보다 더 보수적인 혜택과 해악의 결합을 위한 세 번째 가능성이 여전히 있다. 의사들의 고전 윤리(folk ethics)는 종종 대안적 치료에서의 혜택과 해악을 비교하는 문제를 알리는 슬로건을 포함하기도 한다. *Primum non nocere*, 또는 '무엇보다, 해를 끼치지 말라(first of all, do no harm)'는 의사들 가운데 유명한 슬로건이다. 그것은 자주 히포크라테스 선서에서 나온 것으로 추정되지만, 앞서 본 바와 같이, 모든 선서가 주장하는 것은 혜택을 베풀고 해악을 끼치지 말라는 것이다. 혜택과 해악의 동등한 결합은 해악을 방지하는 데 우선성이 없다는 점을 지시한다. 이러한 슬로건의 기원을 고찰했던 자들은 19세기 이전에 사용된 흔적을 발견할 수 없었는데, 그 시기에 의학은 종종 의사들의 개입이 선보다는

해악을 야기한다고 자각하기 시작했다.[2]

어떤 사람들은 *Primum non nocere*는 해악을 피하는 것이 우선권을 지님을 의미한다고 보았다. 만약 의사가 선을 행하지만 또한 해악도 행하게 된다고 자각한다면, 해악을 끼치지 않기 위한 우선성은 의사들이 개입하지 않도록 이끈다. 이것은 명백하게 혜택과 해악을 결합시키는 모든 방법들 중 가장 보수적인 것이다. 만약 이러한 특별한 방법에 충실하다면, 세더웨이트 박사는 표준치료를 더욱 선호할 것이다. 그녀는 해악을 최소화하기 위해, 〈표 3.4〉의 둘째 라인에 주의를 돌렸다. 사실, 극단적으로 그녀는 표준치료를 추천조차 하지 않았는데, 왜냐하면 표준치료도 약간의 해악의 위험성을 지니고 있기 때문이다. 자신을 사무실에 가두고 아무 것도 하지 않는 것은 어떤 해악도 끼치지 않음을 보장할 것이다. 물론 많은 혜택 역시 포기된다.

아마도 *Primum non nocere* 슬로건을 환기시키는 어떤 이들이 의미하는 바는 의사는 해악을 의도해서는 안 된다는 것이다. 그것은 적어도 해악을 행하지 말라는 가르침보다 더 그럴싸하게 보일 수 있다. 이것은 우리가 5장에서 다루게 될 소위 이중효과의 원칙 배후에 있는 생각이다. 만약 그것이 의미하는 바라면, 해악을 끼치지 말라는 권고와는 사뭇 다르다. 비록 의도하지 않았더라도 많은 해악이 발생할 수 있기 때문이다. 이중효과의 원리는 해악이 예견되더라도 그들이 의도하지 않았던 것이 발생하였다면 도덕적으로 용인될 수 있다고 주장한다.

의사가 환자를 위해 선을 행하는 과정에서 해악을 끼칠 수 있는가, 만약 그렇다면 어떻게 혜택과 해악을 결합시켜야 하는지, 즉 우리는 산술적 결과를 보아야 하는지 아니면 해악을 방지하는 데 절대적인 우선성을

---

2)   Sandulescu, 1965; Jonsen, 1978; Veatch, 1991

둘 것인지의 문제가 남는다. 혜택과 해악을 결합하는 이러한 방법 중 어느 것도 분명하게 옳은 것은 없다. 다양한 위험을 기피하려는 의사와 환자들은 다양한 방법을 사용할 것이다. 비록 의사들이 결과들을 예견할 수 있는 자료는 동료 평가를 통해 다소간 객관화될 수 있더라도, 혜택과 해악을 수량화하고 그것들을 대안적 가치의 통합된 평가로 결합시켜 객관화될 수 있는 방법은 원칙적으로 없는 듯 보인다. 그런 경우에 중요한 질문은 의사들의 판단이 전문가 그룹, 더 큰 사회 공동체, 또는 환자 개인의 판단보다 더 고려되어야만 하는가이다.

3. 의료적 온정주의의 문제

혜택과 해악의 어떤 유형들이 고려되며, 그것들이 어떻게 비교되어야 하는가를 확인하는 실제 문제에 추가하여, 히포크라테스 윤리에 의해 제기된 심각한 도덕적 주제는 의료윤리의 현 세대에 들어 밝혀지게 되었다. 전형적인 의사, 특히 환자를 잘 알지 못하는 의사는 왜 환자에게 혜택이 될 것을 알아낼 수 없었는가에 대한 타당한 이유들이 있다는 것을 보았다. 만약 다양한 사람들이 서로 다양한 가치와 우선순위를 지닌다면, 가장 재능 있고 헌신된 의사들일지라도 무엇이 실제로 환자의 복지를 가장 증진시킬지를 알아내는 데 지나치게 많은 요구가 기대될 것이다. 하지만 비록 의사들이 어려운 과업에는 성공할 수 있더라도, 여전히 문제는 남는다. 비록 그것이 최선이더라도(even at its best) 히포크라테스적 윤리는 온정주의적이다.

1장에서 본 것처럼, 온정주의는 그의 의지에 반하여 다른 사람에게 혜택을 제공하고 그 사람의 복지를 위해 행해지는 행위이다. 모든 온정주의적 행위가 필연적으로 비도덕적이라고 가정해서는 안 된다. 예를 들어, 대부분의 사람들은 종종 '연약한' 온정주의라고 부르는 어떤 실례들을 선호한다. 즉, 온정주의는 실질적으로 자율적인 선택을 하기에는 정신적으로 온전하지 않은(또는 온전하지 못한) 사람들, 예를 들어 어린아이, 정신적으로 심하게 퇴화되었거나(retarded), 무능력하게 된(incapacitated) 사람들을 고려한다. 게다가 '강한' 온정주의(즉, 본질적으로 자율적인 자들을 향한 온정주의)를 보통 발견하는 사람들 가운데는 도덕적으로 어려움에 처하더라도, 온정주의를 정당화할 수 있는 중요한 고려사항들이 있다.

히포크라테스 선서는 임상의에게 그 자신의 개인적인 판단을 사용하거나 동료들의 판단을 사용하든지 간에 비록 환자가 동의하지 않거나 제공된 혜택을 원하지 않더라도, 환자에게 유익하게 보이는 것을 하라고 말한다. 다른 윤리적 체계들은 환자에 대한 결과의 고려를 넘어서는 다른 원칙들을 지닌다.

의료적 온정주의는 고대 히포크라테스적 전통에서는 만연하다. 의료종사자(health care professional)는 그의 능력과 판단에 따라 유익한 것을 하도록 교육받았다. 이는 선(good)에 대한 환자의 판단에 기초한 혜택을 감안하지 않는다. 비록 그 선택이 환자를 위해 최상의 선(the most good)을 산출하지 않더라도 환자가 선택할 권리를 갖게 될 가능성은 고려하지 않는다.

히포크라테스 선서는 의사는 환자에게 혜택을 주어야 하며, 그를 해악으로부터 보호해야 한다고 말한다. 그러나 학자들은 '히포크라테스적 입장이 고려하는 이러한 해악은 무엇인가?'라고 의문을 제기해왔다. 어떤 이들은 그것은 적들에 의해서 선동된 해악이라고 주장했다. 그리스 의료에서 종종 환자의 대적은 실제로 독약을 환자에게 처방하도록 의사를 매수했었다. 하지만 환자의 대적으로부터 환자를 독살하기 위해 매수당하지 않아야 한다고 인식하는 것은 큰 도덕적인 통찰은 아니다. 사실 이것이 히포크라테스 선서의 저자가 의도한 것이라는 역사적 증거는 없다. 다른 가능성은 어느 정도 더 유망하다. 때때로 히포크라테스 선서는 환자가 아플 때 선의로 다가오지만, 실제로는 선보다는 해악이 더 많은 가족이나 친구들을 가지고 있다는 것으로 해석된다. 피타고라스적 체계에서 지식에 대한 견해를 기억해보라. 선의의 지식이 없는 선행자(well-meaning uneducated do-gooders)는 선보다는 해악을 입힐지 모른다. 그래서 일반인이 환자 주위에 모여 추천하기 시작할 때, 이러한 해석에 따라, 그들이 환자에게 해를 끼치지 않도록 하는 것은 의사의 의무이다.

최소한 그것을 조금 더 의미 있게 만드는 것은, 그것이 히포크라테스의 저자가 의도한 것이라는 증거가 없다는 점이다. 앞에서 언급했던 학자 에델스타인(Edelstein, 1967)은 히포크라테스 저자가 의도한 것은 환자가 자신에게 저지를지 모르는 해악으로부터 환자를 보호하는 것이 의사의 의무라고 믿었다. 환자는 무지하다는 것을 기억하라. 환자는 의식으로 들어가는 데(initiation into cult) 동반되는 지식이 없다.

히포크라테스 선서에 대한 최상의 해석은 의사들의 의무가 환자를 그 자신으로부터 보호하는 것이었다. 비록 그가 동료 평가를 사용하여 혜택으로 고려한 것을 더욱 객관적인 기준으로 바꾸더라도, 그는 여전히 온정주의로 남게 된다. 동료들은 환자가 도달하게 된 폐렴에 페니실린을 쓰는 데 대해서 같은 결론에 도달하지는 않을 것이다. 현대 철학 사상은 온정주의에 대해 회의적이라는 결과로, 문제는 히포크라테스 선서를 그 자체로(at face value) 수용할 때 일어날 것이다. 우리가 히포크라테스적 유용성에 대한 대안에 이르기 위해서는, 1970년에 출산 통제가 폭넓게 사용되었고, 의료적 온정주의가 문제 있는 것으로 간주되기 시작한 다음 경우를 고찰해보자. 그것은 적어도 앵글로 아메리카 서부(the Anglo-American West)에서는 의료윤리의 역사를 바꾼 사례이다.

출산 통제는 그 사람의 건강에 나쁜가?

1970년에 브라운(Browne) 박사는 63세의 친절한 영국의 가정의(일반의, general practitioner)였다. 여아가 태어난 후 16년 동안 그는 이 가족의 주치의였다. 이 어린 소녀는 피임에 관한 조언을 받아야겠다고 생각했다. 그녀는 브라운 박사가 이 계획에 대해 그다지 호의적이지 않으리라고 생각해서 버밍햄 브룩 상담센터(Birmingham Brook Advisory Centre)로 갔다. 이곳은 지방 출산 조절 상담 병원이었다. 그녀는 피임 상담, 신체검사, 그리고 구강 피임의 처방을 받았다. 의사가 다른 주치의가 있는 사람에게 처방전을 써줄 때는, 주치의에게 통보하는 것이 표준적인 의료 관례였다. 클리닉의 의사는 그녀의 주치의인 브라운 박사에게 알려야 하는가의 여부를 그녀에게 물었다. 아무 생각 없이, 그녀는 동의했다.

브라운 박사는 그의 환자가 피임약을 먹기 시작했다고 알리는 뜻밖의 메일을 받았다. 브라운 박사는 두 가지 염려를 피력했다. 첫째, 그는 그녀의 약학적 복지를 염려했다. 1970년 피임약은 시장에 나온 지 그리 오래되지 않았다. 아무도 약의 효과에 대해, 특히 16살 소녀에게 어떤 효과를 나타낼지 몰랐다. 하지만 그는 또한 그녀의 총체적인 건강, 특히 소위 그녀의 '도덕적 건강'에 대해서도 염려했다.

브라운 박사는 몇 명의 동료들에게 의견을 구하여 조언을 들었고, 마침내 한 가지 계획을 제안하였다. 어느 날 그녀의 아버지가 의사의 사무실에 왔을 때, 브라운 박사가 그에게 전체 이야기를 들려주었다.

소녀는 이러한 상황(turn of event)을 달가워하지 않았다. 임상의 또한 마찬가지였다. 브라운 박사는 영국의 일반의료위원회(General Medical Council)에서 환자의 기밀유지(confidentiality) 위반으로 고소당했다(1971 General Medical Council). 자신을 변호하기 위해 브라운 박사는 두 문서, 히포크라테스 선서와 영국의료협회(BMA)의 규약을 소개했다. 선서에는 의사는 '외부에 알려서는 안 되는 것을' 폭로하지 않아야 한다고 말한다. 그것은 전통적으로 핵심적 히포크라테스 원칙을 공고히 하는 것으로 해석되어왔다. 그의 도덕적 의무는 그가 생각하는 바 환자에게 혜택이 될 것을 행하는 것이다. 마찬가지로 BMA 규약은 그렇게 하는 것이 환자의 혜택을 위한 것으로 믿어질 때는 명백히 폭로를 허용한다. 브라운 박사는 그의 양심과 싸우면서 그의 동료의 조언을 받았으며, 그는 환자를 위해 최선이라고 생각하는 일을 했다고 주장했다. 그는 환자를 이롭게 하는 데 대하여 어느 정도 고전적인 관점을 지니고 있었지만, 그는 이것이 최상의 혜택적인 과정이라고 실제로 믿었다. 일반의료위원회(General Medical Council)는 그의 무혐의를 인정해야 할 것인가?

브라운 박사는 비밀유지에 관한 영국 표준 위반에 대해 무죄를 선고 받았다. 그는 히포크라테스 선서와 영국의료협회의 규약을 따랐다. 그가 미국 의사였다면, 그는 당시에 유효한 AMA 규약을 참고했을 것이다. 이 규약은 히포크라테스 선서와 영국 규약과 일치했다. 의사의 의무는 의사가 폭로하는 것이 환자에게 유익하다고 믿을 때를 포함하는 특정한 예외를 제외하고는 비밀을 유지해야 한다.

현 세대의 의료윤리학은 히포크라테스적 온정주의에서 환자의 좋은 결과를 극대화하기 보다는 의무에 기초한 새로운 일련의 원칙들로 향하는 드라마틱한 움직임을 보여 왔다. 이러한 원칙들은 환자 개인의 자율성에 대한 존중, 약속에 대한 충실, 진실을 포함한다. 때때로 그들은 '인격존중(respect for persons)'이라는 표제로 함께 연결된다. 이러한 의무에 기초한 원칙들(duty-based principles)은 의사들에게 히포크라테스 선서보다 온정주의적으로 행동하는 데 훨씬 적은 자유재량(leeway)을 주는 것으로 알려져 있다. 이와 함께 그들은 개인적 차원에서 다룰 때, 히포크라테스적 유용성에 대한 대안을 제공한다. 다음 장에서 우리는 이러한 원칙들이 환자와 의사의 관계(patient-physician relation)에 미치는 영향에 대해 다룰 것이다.

- **혜택(Beneficence)**
  행위나 실행들이 좋은 결과를 산출하는 한 옳다는 도덕 원칙. 악행금지의 원칙과 비교하라.

- **결과주의적 윤리학(Consequentialist ethics)**
  좋은 결과를 산출하는 데 초점을 두는 규범적 윤리 이론들. 히포크라테스 윤리학, 사회결과주의적 윤리학과 공리주의를 보라.

- **의무론적 윤리학(Deontological ethics)**
  의무에 대한 행위의 옳음이나 잘못의 평가를 기초로 하는 규범적인 윤리적 이론들의 한 그룹, 결과보다는 행위나 규칙의 '내재적인 권리를 형성하는 특성들'을 강조함. 의무에 기반을 둔 원칙들을 보라. 형식주의(formalism)도 보라(4장의 핵심개념). 결과주의적 윤리학과 비교하라.

- **의무에 기반을 둔 원칙(Duty-based principle)**
  결과와 무관하게 타인들에게 어떤 방식으로 행동할 형식적 의무들에 기초한 윤리적 원칙들. 이들은 때때로 의무에 대한 그리스어에서 유래한 개념인 '의무론적(deontological)'이라는 말로 언급된다. 의무론 또는 의무에 근거한 원칙들은 사회윤리적 정의의 원칙 외에 충실, 자율성, 진실, 그리고 살인의 방지(종종 '인격존중'의 원칙으로서 집단적으로 언급된)이다(7장의 핵심개념). 정의를 보라.

- **히포크라테스적 윤리(Hippocratic ethics)**
  환자 개인에게 영향을 주는 사람들에게 적절한 결과를 한정짓는 결과주의적 윤리이다.

- **악행금지(Nonmaleficence)**
  나쁜 결과를 피하는 한 행위나 실행은 옳다는 도덕 원칙. 선행의 원칙(beneficience)과 비교하라.

- **객관적인 히포크라테스적 혜택(Objective Hippocratic Beneficence)**
  혜택의 어떤 객관적인 기준에 의해 결과를 결정하는 혜택의 한 형식이다.

- **온정주의(Paternalism)**
  그의 의지에 반하여 다른 이의 복지를 위하여 다른 이를 이롭게 하는 행위를 하는 것이 윤리적이라는 견해. '강한 온정주의'는 혜택을 입는 개인이 정신적으로 온전할지라도 그러한 행위를 하는 것을 포함한다. '약한 온정주의'는 정신적으로 온전하지 못한(incompetent) 것으로 알려진, 혹은 그렇게 의심되는 사람의 혜택을 위해 취해지는 행위를 포함한다.

- **사회적(또는 고전적) 결과주의 윤리학(Social [or classical] consequentialist ethics)**
  행위에 의해 영향을 받는 모든 당사자들(all parties)을 위한 모든 결과를 포함하는 결과주의적 윤리학이다.

- **주관적인 히포크라테스적 혜택(Subjective Hippocratic Beneficence)**
  의사(또는 다른 그룹)에 의해 환자에게 혜택이 되는 것으로 판단되는 것들에 대한 결과를 한정짓는 혜택의 한 형식이다.

- **공리주의(Utilitarianism)**

올바른 행위나 규칙은 영향받는 모든 당사자들을 고려하는 것이 최상의 결과를 산출하는 것이라는 관점에 관련된 규범적 윤리 이론으로, 영향받는 각 당사자를 위한 혜택의 기대 총량과 가능성에서 해악의 기대된 총량과 가능성을 공제하고 영향받은 모든 자들을 위한 순 혜택(net benefits)을 합산하여 예상되는 혜택과 해악의 계산을 예측하는 결과주의적 윤리의 형식들로 한정되곤 한다.

참고문헌

Bentham, Jeremy. 1967. 'An Introduction to the Principles of Morals and Legislation.' Pages 367-390 in *Ethical Theories: A Book of Readings*, edited by A. I. Melden. Engle-wood Cliffs, New Jersey: Prentice-Hall.

Edelstein, Ludwig. 1967. 'The Hippocratic Oath: Text, Translation, and Interpretation.' Pages 3-64 in *Ancient Medicine: Selected Papers of Ludwig Edelstein*, edited by Owsei Temkin and C. Lilian Temkin. Baltimore: The Johns Hopkins Press.

General Medical Council Disciplinary Committee. 1971. *British Medical Journal Supplement*, No. 3442(March 20): 79-80.

Jonsen, Albert R. 1978. 'Do No Harm.' *Annals of Internal Medicine* 88: 827-832.

Sandulescu, C. 1965. 'Primum non nocere: Philological Commentaries on a Medical Aphorism.' *Acta Antiqua Hungarica* 13: 359-368.

Veatch, Robert M. 1991. *The Patient-Physician Relation: The Patient as Partner, Part 2*. Bloomington, Ind.: Indiana University Press.

인격존중의 윤리:
약속을 어김, 속임, 거짓말,
그리고 환자 처우에 대한
윤리적 당위성

앞 장의 마지막 사례에서 브라운 박사는 신뢰를 어기는 것이 정당화된다고 느꼈는데, [그리고 실제로 영국 일반 의료협회(British General Medical Council)에 의해 증명되었다] 왜냐하면 그는 임상의가 항상 환자에게 혜택을 베풀고 해악으로부터 환자를 보호하리라고 믿는 방식대로 행동해야 한다는 히포크라테스적 언명을 따랐기 때문이다. 이와 같은 사례들에 대한 숙고는 환자의 혜택에 대한 의사의 주관적 판단이 임상의의 행위를 위한 절대적인 기준이라는 것을 의심하는 히포크라테스적 윤리에 대한 비판으로 점차 이끈다. 히포크라테스적 윤리는 환자의 복지에만 초점을 두고 다른 당사자들의 복지에 대한 어떤 고려도 배제한다. 다른 환자의 권리와 이익의 문제는 7장에서 다룰 것이다. 히포크라테스적 원칙은 우리가 개별 환자만의 권리들을 고려하더라도 문제가 있다. 점진적으로 의료윤리는 혜택과 해악뿐 아니라 환자와 의사 관계에서 의무와 권리에 대해 다루고 있다. 일반적인 문제는 비록 그것이 선한 결과를 극대화하더라도 때때로 그 행위가 도덕적으로 잘못될 수 있는가 하는 것이다.

의무에 근거한 윤리에 대해 말해보기로 하자. 그러한 윤리가 개인의 의무들에 집중할 때, 종종 인격존중의 윤리(an ethic of respect for person)라고 부른다. 인격존중은 철학자 임마누엘 칸트(Immanuel Kant, 1964)에서 유래된 윤리이다. 칸트는 인간 존재를 목적 그 자체로 대하는 것이 중요하다고 강조했다. 그는 인간 생명은 본질적 가치를 지니며, 그러므로 인간은 행위 결과와는 무관하게 존중받아야 함을 확증했다. 우리는 그들에 대한 특정 의무들을 준수함으로써 그들을 위한 존중을 드러낸다.

의무에 기초한 윤리 유형으로서, 인격존중의 윤리는 선한 결과의 산출에 초점을 두고 악을 피하는 것에 주목하는 윤리와는 다르다. 결과주의적 윤리는 행위의 결과를 검토함으로써 무엇이 도덕적으로 옳은가를 결정하는 반면, 인격존중의 윤리는 결과와 상관없이 단지 한 사람의 의무가 되는 특정 행위들을 고려한다. 만약 어떤 행위가 거짓말, 속임수, 약속을 어기거나 타인의 자율성을 파괴하는 것을 포함한다면, 비록 결과가 선하더라도, 도덕적으로 잘못이다. 그러한 윤리는 행위의 내재적 본성, 즉 도덕적 구조나 형식에 주목하기 때문에 형식주의(formalism)라고 불리기도 한다. 이러한 관점에 따르면 일련의 행위들은 그들이 산출하는 결과 때문이 아니라, 그 행위들의 본래적 내용이나 형식 때문에 옳거나 그른 것이다. 어떤 이들은 이러한 종류의 윤리를 의무론(deontological)이라고 부르는데, 이는 그리스어의 의무라는 단어에서 유래하였다. 인격존중의 윤리와 같은 의무주의 혹은 형식주의적 접근은 결과에 근거하여 도덕적으로 옳고 그름을 결정하는 윤리학에 대한 주요한 대안으로서 자리 잡고 있다.

현대 서구 사회에서 더 의무론적이거나 형식주의적 접근을 강조하는 사람들은 종종 의무보다는 권리라는 말을 사용하지만, 둘 사이에 밀접한 연계가 있다. 어떤 사람이 권리, 예를 들어 의료적 치료를 거부할 권리를 갖는다면, 이러한 경우에 다른 사람들은 그가 치료를 거부할 때, 환자 개인을 홀로 내버려둘 호혜적인 의무(reciprocal duty)가 있다.

〈표 4.1〉 윤리 원칙의 유형들

	결과주의적 원칙들	의무에 근거한 원칙들
개인적	주관적 1. 혜택 2. 악행금지 --히포크라테스적 유용성-- 객관적 1. 혜택 2. 악행금지	인격존중의 윤리 1. 신의 2. 자율성 3. 진실 4. 살인회피
사회적		

〈표 4.1〉은 히포크라테스 윤리에 대한 대안으로, 인격존중의 윤리를 추가하여 〈표 3.1〉을 수정한 것이다. 표는 인격존중의 항목하에 포함되는 네 가지 원칙들을 나타내고 있다. 첫째는 신의의 원칙이다. 신의의 원칙은 다른 사람과의 관계에서 만들어진 공약, 약속, 지켜져야 할 계약에 대한 충실이다. 결과가 최선이 아니더라도, 약속을 지키려는 어떤 도덕적 의무를 느끼는 사람은 이러한 원칙을 반영하고 있는 것이다. 그러나 이것은 인격존중의 한 면일 뿐이다. 둘째, 매우 강력한 방식으로 정보에 근거한 동의의 개념을 낳는 자율성의 원칙이다. 셋째, 사실만을 말할 의무인 진실의 원칙이다. 넷째, 5장에서 상세하게 다룰 살인회피(avoiding of killing)의 원칙이다. 일부 종교체계에서 이는 생명의 신성함 또는 생명은 고귀하며 존중받아야 한다는 이상으로 언급된다. 다른 사람을 죽이지 않아야 한다는 것뿐 아니라 그 자신의 생명을 해쳐서는 안 된다는 생각은 칸트에게서 나왔다. 그래서 칸트는 자살이 그 자신의 인격, 그 자신의 생명에 대한 적절한 존중을 보이지 않으며, 또한 생명을 목적 그 자체로 여기지 않기 때문에 금지했다.

1. 신의의 원칙

히포크라테스적 혜택의 윤리와 인격존중의 윤리를 비교하는 데서 시작하려고 한다. 문제는 브라운 박사의 사례에서 찾아볼 수 있다. 문제의 일반적인 형태는 의사가 하나의 행위과정이 환자에게 최상의 혜택을 주는 것으로 믿는 반면, 권리나 의무로 표현된 다른 과정은 인격존중과 연관된 어떤 원칙이나 규칙에 의해 도덕적으로 요구되어 나타난다는 것이다. 그 경우들은 임상의가 최상의 혜택적인 과정이라고 믿는 것보다는 어떤 도덕적 방식으로 행해지도록 느끼는 것들이다.

소녀의 아버지에게 피임약의 사용을 폭로한 브라운 박사의 선택을 미루어볼 때, 많은 사람들은 그가 단순히 충실의 의무를 가진 것이라고 믿을 수도 있다. 하지만 동일하게 그 소녀도 충실에 대한 권리를 지니고 있다. 의무이든 권리이든 간에 그가 단순히 그의 환자에게 혜택이 되도록 행동해야 한다는 브라운 박사의 생각 이상의 것이 포함된 도덕적인 관심을 기술해야 함을 의미한다.

환자와 의사 관계에서 신의의 윤리에 대한 일반적인 생각은 충실 가운데 하나이다(one of loyalty). 관계성의 특별한 유형은 환자와 의사 사이에서 생겨난다. 의사와 환자는 서로 충실의 의무를 지게 된다. 대부분의 관심은 환자에 대한 의사의 충실에 집중되지만 일부에서는 의사에 대한 환자의 충실의 임무나 의무에 대해 점진적으로 이야기하는 추세이다. (Benjamin, 1985) 문제되는 경우는 환자에 대한 헌신을 유지하는 것이 환자를 위해 최선의 결과를 산출하는 방법이 아닌 경우이다. 결과는 하나의 행위로 향하는 경향이 있지만, 의무는 다른 행위로 향하는 경향이 있다.

사례 4.1 **약속된 인턴십**

국가 취업알선 프로그램(national matching program)을 사용하던 상급 의대생은 완벽한 전문의 지위를 약속받았다. 그녀는 그 지위에 대한 계약서를 받아 서명했다. 하지만 전문의 프로그램이 시작되는 7월 1일 바로 전날, 그 병원의 행정의사가 전화했다. "미안하게 됐지만, 우리 병원과 환자에게 더 적합한 다른 사람을 찾았습니다. 당신은 뛰어난 기술을 지니고 있지만, 이 지원자가 우리에게 필요한 바로 그 사람입니다. 그는 우리가 특별히 필요로 하는 지역에서 사무관을 지녔습니다. 죄송하지만 저희는 당신을 채용할 수 없을 것 같네요."

그 의대생은 병원에 대해 법적 소송을 제기할 수도 있다. 그것은 법적 계약의 정확한 문구에 좌우될 것이다. 하지만 그녀는 도덕적으로는 잘못이라고 느낄 수도 있다. 의사가 환자를 위해 최선을 행할 의무를 지닌다는 전통적인 히포크라테스적 윤리의 개념에서 주어진 것이지만, 프로그램을 진행하는 의사는 법적 함축과 상관없이, 단지 그의 전문적 윤리가 요구하는 바를 이행하고 있는 것이다. 행정 의사가 다른 사람이 그의 병원 환자들을 위해 더 나을 것이라고 실제로 믿고 있다고 가정한다면, 이 의대생이 항의할 어떤 도덕적 근거를 지녔다고 할 수 있을까?

많은 사람들은 의대생이 부당하게 대우받았다고 느낄 것이다. 무언가 약속되었고, 병원의 행정관은 취소했다. 그러한 감정을 가지고 있는 사람은 충실의 윤리를 지니고 있는 사람이다. 무언가 약속되었고, 계약이 체결되었다. 일반적인 생각은 약속했던 사람에게 무언가를 빚졌다는 것이다. 충실의 원칙을 고수하는 사람들은 만약 약속의 취소가 더 좋은 결과가 되리라는 단순한 사실이 약속을 어기는 것을 필연적으로 정당화하지는 못한다고 주장한다. 이러한 경우에 대해 분명한 것은 만약 계약이 취소되어 병원의 환자들이 어느 정도 더 나아지더라도 병원의 행정관은 이 의대생에게 무언가 빚졌다고 많은 사람들이 느낄 것이다.

충실성은 약속이나 계약을 지켜야 한다는 독립적 의무를 일으킨다. 이것은 고전적인 유대 기독교에서 두드러진 윤리이다. 계약 또는 서약 준수의 윤리는 고대 유대 윤리의 핵심 모티브이다. 야훼 하나님은 결과와는 상관없이 의무를 지니는 백성들과 계약을 맺었다. 충실의 윤리는 임마누엘 칸트의 세속윤리로 확대되었고, 다른 것들은 단순히 그것이 약속이기 때문에 약속을 지켜야 할 이유가 있다는 개념에서 기타 형식주의나 의무론적 전통으로 확대되었다.

1) 의무의 다양한 개념들

이제 의무의 개념에 대해서 언급하고자 한다. 일반적으로 칸트와 의무론자들에 따르면, 의무는 결과와는 무관하다. 예를 들어, 약속을 지킬 의무는 약속이 지켜지면 그 결과가 최상이 되는 상황에만 유효한 것은 아니다. 의료윤리에서의 여러 가지 다양한 종류의 의무에 대해 논의하도록 해보자.

(1) 절대적이며 예외 없는 의무들

우리는 가끔 절대적이고 예외 없는 의무들에 대해 이야기한다. 성숙한 성인 세계에서, 예외 없이 절대적으로 지켜야 하는 많은 규칙이 있다고 믿는 사람들은 거의 없다. 부모들은 "어쨌든 약속을 지키는 것이 너의 의무야"라고 말할 것이다. 그들은 자녀들에게 약속을 지키는 것이 중요하다는 점을 이해시킨다. 그들은 우선 어떤 상황에서도 절대로 약속을 어겨서는 안 된다고 말할 것이다. 임마누엘 칸트가 자주 이와 같은 견해를 주장하였다. 그는 약속을 어기는 매 순간 도덕적으로 잘못된 것을 하게 된다고 믿었다. 하지만 대부분의 사람들은 그러한 견해를 지지하지는 않는다.

사례 4.2 **갈등하는 약속들: 곤경에 처한 의사**

루이스 하몬즈(Lewis Hammonds) 박사에게는 악성 종양으로 괴로워하는 플로렌스 야심(Florence Yasim)이라는 환자가 있었다. 야심은 몇 달간의 고통 후에 점점 더 무력해졌고 하몬즈에게 "선생님, 고통이 너무 심해서 더 이상 참을 수가 없게 되면, 이 비참한 상황에서 벗어나도록 저를 죽여주신다고 약속해주세요."라고 말했다.

이때 하몬즈 박사는 마음이 약해져서, "알겠어요. 당신이 그렇게까지 비참하다면 당신의 생명을 끝내도록 약속하죠. 제가 적극적으로 자비롭게 당신이 죽게 하겠어요."라고 대답했다.

보통, 그는 그런 약속을 하지 않았다. 하지만 이번 경우에는 몇 가지 이유로 그는 약속했다. 두 달 후, 야심 양이 질병으로 인해 지속적으로 비참한 상황에까지 진전되자, 그녀는 "때가 왔어요. 선생님, 저는 지금 정말 당신의 도움이 필요해요. 저를 자비롭게 이 비참함에서 벗어나게 해주시겠어요?"라고 말했다.

그 당시의 많은 사람들과 마찬가지로 하몬즈 박사도 의사가 살인하는 것은, 비록 자비롭다고 할지라도, 도덕적으로 잘못이라고 믿었다. 게다가 그는 원칙적으로는 잘못이 아니더라도, 의사가 자비로운 살인을 금지하는 법을 위반하는 것은 잘못이라고 믿었다. 그래서 하몬즈 박사는 곤경에 처하게 되었다. 그는 약속을 했고, 약속을 지키는 것이 그의 의무라고 믿지만, 그는 또한 환자가 정신적으로 의사결정능력을 갖고서 자발적으로 그러한(자비로운 살인) 조력을 요청할 때라도, 자비로운 죽음을 시행하지 않는 것이 그의 의무라는 것을 알고 있다. 그는 살인금지와 약속 이행이라는 두 가지 서약을 했다. 그가 이러한 의무들이 예외가 없다고 믿는 한, 그는 곤경에서 벗어날 방법이 없다.

(2) 즉견적 의무

이러한 경우에, 윤리 이론가들은 절대적이거나 예외가 없는 의무를 소위 즉견적 의무(prima facie Duties)와 대비시킨다. 즉견적 의무는 다른 것들과 동일하게 도덕적으로 구속되는 의무이다. 그래서 일반적으로 누군가 약속을 하면, 약속을 지키는 것이 그 사람의 즉견적 의무이다. 하지만 일반적으로 사람을 죽이지 않는 것 또한 즉견적 의무이다. 최소한 성패가 달려 있고, 어떤 예외 상황도 없다면, 살인하지 않는 것, 최소한 인간을 살인하지 않는 것이 그의 의무인 것이다.

이 환자를 죽이도록 한 약속은 두 가지 도덕적 요소로 분석할 수 있다. 체결된 약속의 요소와 살인 행위의 요소가 있다. 물리학에서 물리학자가 하나의 힘을 둘 혹은 그 이상의 벡터(Vector)[1]로 분석하는 것과 같이 윤리학에서 우리는 도덕 행위를 둘 또는 그 이상의 분석적으로 구별되는 요소로 나눌 수 있다. 이러한 차원 가운데 하나, 즉 약속하는 행위를 말하자면, 우리는 약속을 지키는 것이 그 사람의 즉견적 의무라고 말하게 된다. 즉, 만약 우리가 약속을 지키는 차원에서만 본다면, 의사는 그가 하겠다고 말한 것을 실행할 의무가 있다. 만약 포함된 다른 도덕적 차원이 없다면, 그는 자신의 약속을 지켜야 한다. 반면, 살인의 차원에서만 상황을 본다면, 우리는 살인하지 않는 것이 그의 의무라고 결론지을 것이다. 만약 포함된 다른 도덕적 차원이 없다면, 그는 살인하지 않아야 한다. 그리하여 우리는 이러한 경우 서로 충돌하는 두 가지 즉견적 의무가 있다고 말할 수 있다. 마치 물리학에서 두 힘의 벡터가 반대 방향에서 서로 끌어당기는 것과 마찬가지로 윤리학에서 두 개의 즉견적 의무가 반대 방향에서 서로 '끌어당기게' 된다.

누군가 하몬드 박사와 같은 도덕적 곤경을 느끼는 것은, 아마도 두 개의 즉견적 도덕적 원칙이 그를 다른 방향으로 끌어당기고 있다고 느끼기 때문일 것이다. 그들 각각은 즉견적 의무를 지닌다. 그러한 경우, 우리는 반대되는 원칙이나 의무 사이의 충돌을 해결할 방법이 필요하다.

---

1)   역주, 벡터(Vector)는 물리학에서, 크기와 방향으로 정하여지는 양. 힘, 속도, 가속도 따위를 이것으로 나타내며 화살표로 표시한다. 또한 심리학에서는 방향적 행동을 일으키는 추진력. 개체 내부의 긴장에 의하여 생긴다.

(3) 적합한 의무

어쨌든 하몬드 박사는 모종의 응답과 행위 과정에 이를 필요가 있다. 그것은 원칙들 사이의 갈등해결 이론이라고 부르며, 현대 의료윤리에서 매우 중요한 논쟁거리가 되는 영역이다. 갈등해결 각각의 이론은 어떤 해답, 즉 갈등하는 원칙이 우선성을 부여받는 어떤 설명으로 유도된다. 우선성을 갖는 것으로 결정된 모든 행위 과정은 적합한 의무(Duty Proper)로 분류된다.

2) 갈등해결의 이론들

갈등해결의 다양한 윤리 이론들은 여러 원칙이 이행해나갈 결론으로 이끈다. 다음 네 가지의 일반적 접근이 유용하다.

(1) 단일 원칙 이론

하나의 해결책은 갈등 구도에 있는 두 가지 즉견적 원칙들이 있다는 사실을 부인하는 것이다. 의사의 유일한 의무는 그가 생각하기에 환자에게 혜택이 될 것을 하는 것이라는 히포크라테스적 원칙이 좋은 실례이다. 하몬즈 박사가 그러한 견해를 지지했다면, 그는 모든 경우에 약속을 지키지도 살인을 회피하지도 않아야 한다고 느꼈을 것이다. 그는 환자에게 혜택만을 주려고 했을 것이다. 만약 약속을 지켜 환자를 안락사시키는 것이 그녀에게 가장 큰 혜택이 된다면, 그것이 그의 적합한 의무가 될 것이다. 만약 약속을 어기는 것이 환자에게 더 유익하다면, 그것이 적합한 의무일 것이다. 만약 그것이 무엇이든지 간에 하나의 원칙만 있다면, 적어도 이 수준에서는 어떤 갈등도 없을 것이다.

(2) 원칙들의 순서 정하기(사전적으로 배열하기)

단일 원칙 접근과 관련된 문제는 그것이 많은 사람들에게 지나치게 단순해 보인다는 것이다. 이 경우에 약속을 어기는 것이거나 살인 중 어느 것도 본래 잘못이 아니라는 것을 의미한다. 많은 사람들은 행위를 옳게 만드는 특성(right-making characteristic of actions)은 하나 이상 존재한다고 믿는다. 예를 들어, 우리는 살인을 회피하면서 약속을 지켜야 할 의무를 지닌다. 그런 경우에 우리는 우선순위에 따라 원칙들을 등급 매길 수 있을 것이다. 그 선택이 한편으로는 약속을 지킬 파생적 의무를 지닌 충실의 원칙과 다른 한편으로는 살인을 회피할 원칙 사이에 있다면, 아마도 우리는 단호하게 하나의 원칙을 다른 것 위에 등급 매길 수 있다. 예를 들어, 살인 금지의 개념(notion of never killing)이 약속에 대한 충실의 의무보다 우선시 된다. 그렇다면, 두 즉견적 의무 사이의 갈등은 해결된다. 살인을 피하는 것이 적합한 의무이다.

원칙들에 등급을 매기는 이러한 시도는 종종 사전이나 어휘목록(lexicon)에서처럼 정렬 짓는 어휘적 배열(lexical ordering)이라고 한다. 즉, 사전에서 a로 시작하는 단어가 b로 시작하는 단어 앞에 배열되듯이 하나의 원칙의 모든 사례들은 그 다음 원칙 앞에 위치한다. 이는 철학자 존 롤즈(John Rawls, 1971)에 의해서 소개되었는데, 그는 정의에 대한 두 원칙 사이에서 첫 번째 원칙은 두 번째 원칙 이전에 반드시 충족되어야 한다고 주장하였다. (이는 우리가 7장에서 다룰 것이다.)[2] 그러한 접근은 모든 윤리를 단일 원칙으로 환원시키지 않고 적합한 의무를 찾는 문제를 해결하게 된다. 하지만 문제는 모든 가능한 사례들에서 어떤 하나의 원칙을 첫째로 우선시하는 것은 하나의 원칙을 다목적 원칙(all-purpose principle)과 동일시하는 것과 마찬가지로 타당해 보이지 않음을 발견하게 된다. 어떤 사람들은 모든 경우에서 충실함이나 살인회피의 원칙 중 하나의 원칙이 우선성을 가져야만 한다고 믿지만, 다른 사람들은 이를 부당하다고 본다.

(3) 균형 잡기

현재 특별히 폭넓고 호소력 있는 접근은 하나의 단일 원칙이 모든 갈등을 해결할 수 있다는 점을 부인하고, 또한 예외적인 순위 정하기의 가능성을 부인한다. 대신에, 그것은 즉견적 원칙과 경쟁적인 균형 잡기(balancing)의 은유에 의존한다.[3] 때때로 하나의 즉견적 원칙이 가장 '무게

---

2) 롤즈의 정의의 첫 번째 원칙은 '각 사람은 모두에게 유사한 자유의 체계와 양립할 수 있는 동등한 기본적 자유에 대한 가장 광범위한 전체 체계에 대한 동등한 권리를 가진다'는 것이다. 그러한 요구는 두 번째 원칙이 작동하기 전에 반드시 충족되어야 한다. 그것은 '사회적·경제적 불평등은 다음의 두 조건이 만족되도록 조정되어야 한다. (a) 정의로운 저축의 원칙과 양립하면서 최소 수혜자에게 최대의 이익이 되고, (b) 공정한 기회의 평등한 조건 아래 모든 사람에게 개방된 직책과 지위에 결부되도록 하여야 한다(롤즈, 1971: 302).' 두 번째 원칙의 둘째 부분은 첫째 부분 이전에 충족되어야만 한다. 그래서 어떤 이는 세 조건들 가운데 등급 또는 어휘적 배열이 있다고 말했다.

3) 한 예로 Beauchamp and Childress, 1994를 보라. 바루흐 브로디(Baruch Brody, 1989)와 같은 일부 윤리학자들은 윤리는 그러한 수량화(quantification)로 환원될 수 없다고 주장하면서 균형 잡

감 있는' 것으로 인식되며, 때로는 다른 것들이 무게감 있게 수용된다.[4)]
균형 잡기는 약속에 대한 충실(의 원칙)이나 살인회피(의 원칙)가 상황에 의
존하여 수행하도록 허용한다.

　균형 잡는 접근의 문제는 그것이 결정자(decision maker)의 직관에 의존하
는 것 같고, 이전에 존재하는 직관(preexisting intuition)은 '비중 있게' 주장될
수 있다는 것이다. 도덕 분쟁에서 각각의 상대들은 자신의 원칙이 더 중
요하다고 여길 것이다. 균형 잡기는 도덕적 논쟁을 해결하는 데 있어서
아주 적은 도움만을 제공하게 된다.

(4) 등급 매기기와 균형 잡기의 결합

　다른 하나의 가능한 해결책은 의료윤리의 원칙들 가운데 갈등을 어떻
게 해결하는가의 문제를 제안해왔다. 이것은 등급 매기기와 균형 잡기
전략을 결합시키려는 시도이다. 아마도 일부 원칙들은 무리 지을 수 있
다. 무리 내에서 개별 원칙들은 서로 균형 잡기 위해 중요성에서 공동으
로 동일하게(co-equal) 여겨진다. 그런 경우에도, 함께 취해질 때, 하나의 무
리가 다른 무리들보다 더 무게 있고, 더 중요하게 될 가능성은 있다(Veatch,

　기 이미지의 수치화된 수량화에 반대한다. 대신에 브로디는 '갈등하는 간청(conflicting appeals)'
　의 이미지를 선호하지만 그 결과는 유사하다. 호소의 힘이나 강도에 따라 때로는 하나의 호소가
　이기고, 때로는 다른 호소가 이긴다.
4)　최근 추상적인 원칙들의 특별화의 과정이 적용될 수 있다고 주장함으로써, 균형 잡기의 더 많
　은 근거를 추가한 노력이 수행되었다. 즉 행위의 특별한 '범위'나 영역을 위해 하나의 원칙이
　모든 다른 범위에 우선되는 것으로서 필연적으로 등급 지움이 없이 우선성을 취하는 것이다
　(Richardson, 1990, DeGrazia, 1992). 하지만 특성화의 문제는 만약 하나의 근거가 한 범위 내에
　서 하나의 원칙을 다른 원칙 위에 우선성을 부여할 수 있다면, 왜 동일한 근거가 다른 범위에서
　다른 것 위에 어휘적 우선성을 부여하지 않는지를 알기 어렵다는 것이다. 결국 특성화로 균형 잡
　기는 등급 짓기 접근과 본질적으로 비슷해 보인다.

1981, 1995).

  예를 들어, 그러한 접근은 하나의 원칙을 다른 원칙보다 우월하게 변함없이 등급 매길 수는 없는 무리로서 결과주의적 원칙들(혜택과 악행금지)을 다루게 된다. 이 입장에 따르면, 혜택과 악행금지의 원칙은 '무엇보다, 해를 끼치지 말라(primum non nocere)'는 슬로건의 제안처럼 악행금지에 우선성을 부여하는 것보다는 서로 간에 균형을 이루어야 한다. 〈표 4.1〉 왼편 절반 부분의 원칙들은 서로 간에 균형을 이룬다.

  마찬가지로, 〈표 4.1〉의 오른편 절반의 결과를 최대화하는 데 근거하지 않은 의무를 낳는 원칙들은 서로 간에 균형이 잡혀야 한다. 하지만 결합시키는 접근, 즉 접근들을 더 직접적으로 균형 잡는 것과는 대조적으로, 다음 장에서 추가될 살인회피와 정의의 원칙뿐 아니라 신의, 자율, 진실을 포함하는 원칙들의 무리, 즉 비결과주의 또는 의무에 기초한 원칙들의 무리들은 결과주의적(원칙들의) 무리보다 우위에 등급 지어진다. 그리하여(원칙들의) 무리 안에서의 균형 잡기는 두 무리 사이에서 사전적인 배열로 결합된다.

3) 신의의 윤리

  신의(비밀유지, confidentiality)에의 접근은 진실의 의무를 약속 준수 윤리의 실례로 보는 것이다. 그러나 모두가 그러한 방식으로 보지는 않는다.

(1) 진실에 대한 히포크라테스적 접근

히포크라테스 선서는 의사들이 '누설하지 말아야 할 것'을 누설하지 않을 것을 서약한다. 이 권고는 비밀유지에 대한 선서처럼 들리지만, 어떤 것은 누설될지도 모르며, 아마도 어떤 것은 누설되어야 한다는 것을 암시한다. 만약 누군가 누설되어야 할 것을 어떻게 결정하는가를 묻는다면, 그 대답은 환자를 이롭게 하고, 환자를 해악으로부터 보호하는 히포크라테스 원칙에서 찾을 수 있다. 히포크라테스적 비밀유지는 혜택이 기준이 된다. 정보를 비밀로 하는 것이 환자의 유익에 기여할 때는 언제든지 누설되어서는 안 된다. 하지만 반대로 표준적인 히포크라테스적 입장에서 임상의의 판단에 따라 누설이 환자에게 더 좋다면, 의사는 정보를 공개해야 한다. 이때 비밀유지 서약은 무효가 된다. 그것은 또한 브라운 박사의 사례 이전 영국의료협회의 윤리이기도 하다. 그것은 1980년까지 미국의료협회의 입장이기도 하였다. 그것은 성 조지 의과대학의 규약과 같은 몇몇 규약의 윤리로 유지되고 있다. 그 선서는 본질적으로 '나의 업무를 수행하는 데서 보고 들은 모든 것들은 누설되지 않아야 하며, 나는 비밀을 지킬 것이며 절대로 드러내지 않을 것이다'라는 히포크라테스 선서를 반영한다. 그렇게 하는 한, 그것은 비밀유지에 대한 선서나 약속처럼 들린다. 그러나 마지막 절에는 '가장 중대한 이유를 제외하고'라는 문구가 나온다. 만약 '가장 중대한 이유'를 환자의 혜택으로 해석한다면, 그것은 히포크라테스적 윤리가 된다. 그리고 성 조지 선서의 많은 부분들이 히포크라테스적이라면, 그것은 온정주의적 해석에 가깝다.

히포크라테스적 해석에 따르면, 신뢰는 다른 사람에게 혜택을 주기 위해 철회될 수 없다. 예를 들어, 환자가 자신의 의사에게 자신의 아이를 학대하고 있다고 말했다면, 그러한 정보는(누설이 어느 정도 환자에게 혜택을 주지 않는다면) 누설될 수 없다. 하지만 히포크라테스적 의사가 만약 환자에게 어떤 혜택이 있다고 인식하게 되면 환자의 바람과는 상반되더라도 누설하는 데 자유롭게 된다.

(2) 누설에 대한 비히포크라테스적 금지

많은 규약들은 더 엄격한 비밀유지를 요구한다. 그들은 신뢰의 파기가 환자에게 이롭다고 믿더라도 누설을 금지한다. 누군가는 의사가 정보를 누설하는 것이 환자에게 혜택을 준다면, 의사는 왜 신뢰를 깨뜨리지 말아야 하는지 질문할 것이다. 충실에서부터 서약으로 파생된 인격존중에 따르면, 신뢰는 환자의 혜택을 넘어선다. 의료 정보를 신뢰성 있게 지켜야 할 의무는 환자에 대한 충실성에 근거하는 것처럼 보일 수 있다. 비밀유지의 약속은 최소한 함축적으로는 관계가 생겨날 때 이뤄진다. 환자의 혜택을 넘어서는 비밀유지의 의무를 주장하는 관점은 비밀유지가 약속된 경우는 언제라도 최소한 즉견적인 신뢰가 지켜져야 한다고 주장한다.

제네바 세계의료협회 선언은 통상적으로 히포크라테스적으로 보인다. 그것은 히포크라테스 선서를 현대화하여 새롭게 작성한 것이다. 그러나 이 주제에서는 히포크라테스 선서와 단절된다. 그것은 비밀유지에 대한 일관된 서약(flat pledge)을 제공한다. 어떤 예외적인 문구도 암시되거나 명시되지 않는다.

1971년 브라운 박사의 사례 직후, 영국의료협회(British Medical Association:

BMA)는 은밀한 정보를 제3자에게 누설하는 것이 환자의 이익이라고 믿는 브라운 박사와 같은 사례를 다루기 위해 규약을 재작성했다. 그러한 경우에 '제3자에게 정보가 제공되도록 환자를 설득하기 위해, 모든 노력을 다하는 것은 의사의 의무이지만, 환자가 거절하는 경우 그 거절은 존중되어야 한다.'고 언급했다.[5]

일부 더욱 최근의 규약은 환자의 혜택을 위해서가 아니라, 심각한 해악으로부터 다른 사람들을 보호하기 위해 은밀한 정보의 누설을 요구한다는 점에서는 히포크라테스적 선서를 능가한다. 예를 들어, 그러한 견해에 따라 영국의료협회(BMA)는 법률이 그렇게 하기를 요구하거나 의사가 사회에 대하여 중요한 의무를 지닐 때 신뢰는 무너질 수 있다고 말한다. 사법권에 의존하여, 이것은 총상, 성적인 범죄, 다른 전염적인 질병 또는 간질의 진단을 보고할 법적 의무를 포함하게 된다. 환자에게 그러한 예외를 분명히 이해시키는 것은 의사의 의무이다. 특정 의료 상황의 보고에는 공공의 유익이 있다.

오늘날 논쟁의 주제는 법이 HIV-양성 진단의 보고를 요구해야만 하는가에 대한 것이다. 일부의 사법권은 보고를 요구하고, 일부는 요구하지 않는다. 의사가 보고를 요구하는 사법권 내에서 HIV 테스트를 고려하고

---

5) 'Central Ethical Committee,' *British Medical Journal Supplement*(1971년 5월 1일), p. 30. 영국의료협회(BMA)는 온정주의적 예외로 되돌아가는데, 아마도 영국에서 훈육의(discipline physician)에 대한 법적 권위를 갖는 일반의료위원회(General Medical Council)를 따르려는 시도로 보인다. 1980년대까지 BMA(*Handbook of medical Ethics*, London: British Medical Association, 1981, p. 12)는 신뢰성의 의무에 대한 다섯 가지의 예외 목록을 발간하였다. 하나는 환자가 누설에 동의할 때이다. 세 가지의 추가 예외들은 모두 사회의 다양한 이익에 기여하는 누설을 포함한다(누설해야 할 연구, 법적 요구, 그리고 의사의 사회에 대한 의무). 다섯 번째의 예외는 온정적으로만 보일 수 있다. '환자의 동의를 구하는 것은 의료적 근거에서는 달갑지는 않지만, 환자에게 유익이라면 신뢰성이 무너져야 할 때이다.' 이것은 영국 일반의료위원회의 입장과 양립 가능한데 '오직 예외적 사례들은 의사가 그의(환자의) 거절을 무시해야 한다고 느끼는 경우이다.'라고 기록되어 있다(General Medical Council, *Professional Conduct and Discipline: Fitness to Practice*, London: The Council, 1990을 보라).

있는 환자를 대하게 될 때, 환자에 대한 충실성은 보고 요구에 대해 언급할 것을 요구한다. 법률의 제약 안에서 일하는 데 헌신적이며, 보고 요구를 하는 사법권 내에서 일하는 의사는 양성 진단을 알려야만 할 것이다. 바로 그 점에서 환자가 그러한 근거하에 관계를 지속할 수 없다면, 의사는 관계를 정리할 권리를 지닌다.

만약 비밀유지가 약속 이행 윤리의 일부라면, 결정적인 것은 임상의가 환자에게 약속한 것이다. 당연한 결과로 임상의는 전달할 수 있는 것 이상을 약속해서는 안 된다. 의사가 자신의 환자에게 너무 많은 것을 암시한(Veatch, 1977에 근거하여) 다음의 사례를 살펴보자.

사례 4.3 동성애 남편

법이 혼전 의료검사의 일부로 신체검사를 요구했을 때, 한 가정 주치의가 일반검사를 담당했다. 그에게는 오랫동안 알고 지내던 21살의 남성 환자가 있었다. 그는 이전부터 그의 성병을 치료해왔기 때문에, 의사는 환자의 성병을 잘 알고 있었고, 그가 동성애자라는 것도 알았다. 오랜 시간 동안, 환자는 의사에게 자신의 생활방식에 대해서 상의해오고 있었다.

이 환자가 의사에게 혼전 신체검사를 요구하러 왔을 때, 의사는 매우 놀랐지만 실제로 자신과는 상관없는 일이라고 믿었다. 적어도 가끔씩은 동성애적 생활방식으로 사는 사람들이 양성애자인 경우가 있어서, 아마도 결혼은 문제되지 않을 것으로 알았다.

대화 가운데, 그는 약혼자가 누구인지를 물었고, 약혼자가 자신의 환자 가운데 한 명이라는 사실을 발견하곤 충격을 받았다. 그 환자는 자신이 오랫동안 알아온 사람이었던 것이다. 그는 자신이 딜레마에 빠졌다는 것을 깨닫기 시작했다. 만약 그가 히포크라테스적 원칙을 따른다면, 환자에게 유익하다고 생각하는 것을 실행하는 것이 그의 의무었다. 이 경우에 이 남성과 결혼하려는 여성은 그의 환자였다. 반면에, 그가 비밀유지를 약속했다면, 그 남자의 허락 없이는 비밀을 누설하지 않는 것이 남성 환자에 대한 의무였다.

이 순간 의사는 곤경에 빠지게 되었다. 그는 젊은 여성이 위험에 빠졌다고 믿었다. 첫째, 그는 그녀의 미래 남편이 성병의 전력이 있다는 것을 알았다. 만약 그가 적극적으로 양성애를 유지한다면, 그는 그러한 질병을 결혼에 끌어들일 것이다. 둘째, 그가 그 남자를 아는 바에 의하면, 의사는 그녀가 불행한 결혼을 하게 될 것이라는 것을 더욱 확신하게 되었다. 의사가 알고 있는 그녀의 결혼 상대는 결혼을 조만간 이혼으로 결말지을 것 같은 동생애자였기 때문이다.

이 의사는 만약 그녀가 그 사실을 알지 못할 경우, 그의 약혼자(여성 환자)가 그의 생활방식에 대해 알고 있는지를 남성으로부터 알아내어 그녀에게 알리는 것이 자신의 의무라고 결론지었다. 그녀가 이미 상황을 알고 있거나 남성 환자가 의사로 하여금 결혼 당사자인 두 사람이 의논하도록 기꺼이 돕게 한다면 다행스러운 일이 될 것이다. 예상하는 바와 같이 그 남자 환자가 그의 약혼자와 그 자신의 문제를 의논하려 하지 않는다면, 비밀을 지키는 것이 자신의 남성 환자를 위한 자신의 의무라고 결론지었기 때문에, 의사의 문제는 여전히 남게 될 것이다.

그는 자신이 남성 환자에 대한 비밀유지와 여성을 위한 히포크라테스적 혜택을 명백하게 약속했다고 믿었지만, 그는 두 가지 약속 모두를 지킬 수는 없었다. 그는 자신에게 두 가지 의무가 있고, 어느 쪽이 그에게 적합한 의무인가를 결정해야 할 시점에 있는 자신을 발견했다. 일단 그는 두 가지 상충되는 서약을 했고, 그 문제에 대한 해결책은 없었다. 만약 그가 남성이나 여성에게 했던 약속에 좀 더 주의했다면, 예를 들어 다른 환자와의 비밀 파기가 아니라면, 그녀의 이익을 위해 가능한 것을 그가 여성과 약속했더라면, 문제는 해결될 수 있었을 것이다. 또한 대안으

로 만약 그가 그것이 다른 환자의 복지에 중대한 것이 아니라면, 그가 비밀스러운 정보를 지키겠다고 남성 환자와 약속했더라면, 역시 문제는 해결될 것이다. 하지만 이 의사는 그가 동시에 수행할 수 없는 서약을 함으로써 곤경에 빠지게 되었다.

이러한 경우에서 현저한 사실은 히포크라테스적 해결책이 대부분의 사람들을 만족시키지는 못한다는 점이다. 첫째, 임상의가 중대하게 상반된 이익을 갖는 두 환자를 갖고 있기 때문에 심각한 문제가 있다. 그러한 경우 두 환자에게 동시에 히포크라테스적이 되는 것은 불가능하다. 둘째, 그러한 문제를 피했더라도, 임상의가 그녀의 약혼자의 성적 성향에 대해 아는 것이 여성에게 이익이 된다고 믿는 한, 그는 그녀에게 이야기할 의무가 있고, 그것은 무엇이 옳은 것인지에 대한 많은 사람들의 도덕적 판단과 일치하지는 않는다.

비밀유지의 약속은 반드시 지켜져야 한다고 주장하는 사람들은 의사의 주요한 의무가 환자에게 혜택을 주는 것이라는 히포크라테스적 개념에 대한 그들의 헌신에 힘써야 한다. 만약 신의를 지킬 이유가 있다면, 그것은 반드시 체결된 약속에서 파생된 것으로 이해되는 남성 환자에게 진 의무로부터 나와야 한다. 그러한 개념하에 인격존중과 충실의 원칙은 의무들을 발생시키는데, 이 경우에는 다른 환자에 대한 결과의 단순한 고려에 의해서는 보다 중요하게 여겨질 수 없는 비밀유지의 의무를 낳는 것으로 나타난다.

(3) 누설에 대한 비히포크라테스적 요구들

비밀유지 논쟁에 대한 또 다른 차원이 있다. 비록 신뢰는 임상의가 믿기에 환자에게 혜택을 주기 위해 단순하게 깨어질 수는 없더라도, 다른 사람에게 혜택을 주는 일부 사례들에서는 깨질 수도 있다. 미국의료협회의 의료윤리 원칙들은 사법위원회[6]에 의해 '환자가 다른 사람에게 육체적으로 심각한 해악을 일으킬 위협이 있고, 환자가 위협을 이행할 합리적인 가능성이 있을' 때 누설을 허용하도록 해석해왔다. 이것은 분명히 히포크라테스적인 온정주의적 규정은 아니다.[7] 그렇게 하는 것이 환자의 이익이 아닐 때도 신뢰를 깨뜨리는 것을 쉽게 정당화시킬 수 있다. 히포크라테스적 관점과 대조적으로 다른 사람들을 고려한 사회적 차원을 소개한다. 누설을 정당화하는 것이 다른 이들의 권리이거나 이익인지에 대해서는 우리가 7장에서 다룰 문제이다. 여기서는 개별 환자의 수준에서 환자에게 혜택이 될 것이라고 생각하는 것을 행할 의료 전문인의 의무에 한정된 인격존중의 개념으로부터 유래된 다른 원칙들을 알아보기로 하겠다.

---

6) Judicial Council, 1984, p. 19.

7) 1994년 조금 주의를 끌었던 수정안에, 윤리와 사법에 대한 미국의료협의 위원회(사법위원회를 위한 새로운 이름인)는 '환자가 다른 사람이나 그 자신에게 심각하게 육체적인 해악을 위협할 경우…'로 바꾸어 읽었으며, 그리하여 히포크라테스적 온정주의의 더 오래된 개념에로 복귀하는 반면, 제3자를 보호하기 위해 신뢰를 깨뜨릴 비-히포크라테스적 권한부여를 아직까지 포함하고 있다.

2. 자율성의 원칙과 정보에 근거한 동의의 원칙

충실의 원칙에서 지시된 관계에서 신의를 지키는 것은 인격존중의 특징만은 아니다. 하지만 충실로부터 유래된 의무들과 혜택과 악행금지로부터 유래된 의무들의 관계를 일단 이해하면, 인격존중의 규정(rubric)하의 다른 원칙들의 함축들은 쉽게 이해될 것이다. 이전 세대에서 의료윤리의 가장 현저한 원칙은 사람들에 대한 존중을 표하는 또 다른 국면인 자율성의 원칙이었다. 사실, 자율성을 존중하는 것은 인격존중의 중심이기에, 일부 윤리학자들[8]은 자율성을 인격존중과 연관된 유일한 원칙으로 취급하는 경향이 있다. 그러나 본질적으로 자율적이지 않은 사람조차도 여전히 존중을 명령할 수 있다는 것은 명확해 보인다. 예를 들어, 아직까지 비자율적으로(nonautonomous) 이뤄진 약속들은 충실의 원칙에 따라서 지켜져야 한다. 마찬가지로 다음 부분에서 우리는 많은 사람들이 인격존중을 진실성과 살인회피라는 두 가지 원칙을 더 요구한다고 주장한다

---

8) Beauchamp and Childress, 1994를 보라.

는 것을 보게 될 것이다. 이러한 원칙들 하에, 비록 그것들이 본질적으로 자율적이지 않더라도, 정직하게 다룰 의무와 살인회피의 의무는 논의될 것이다.

1) 자율성의 개념

자율성의 원칙은 히포크라테스적 전통에서가 아니라 칸트적 전통과 자유주의 정치철학에서 유래된 것이다. 자유주의 정치철학(자유주의라는 용어 안에는 자유를 존중한다는 의미를 갖고 있다)은 1970년경에 시작된 의료윤리에 대한 극단적인 재고(rethinking) 이래로 미국과 서방 국가 대부분의 의료윤리를 지배해왔다. 개인의 자유는 매우 빈번하게 자율성 원칙의 핵심 부분이다. 우리는 그것이(비록 전문적으로 명시된 의료윤리는 아니더라도) 18세기 이래로 서구의 자유주의 사상으로부터 자유주의 정치철학을 지배했다고 본다. 우리는 빈번하게 이 철학을 '권리'라는 용어에 의해 표현된 것으로 본다. 권리가 의무와 호혜적 관계를 지닌다고 상기해보라. 만약 한 사람이 권리를 지닌다면, 다른 사람들은 일반적으로 의무를 지닌다. 논쟁은 권리나 의무 중 어느 쪽이 개념적으로 우선하느냐로 남지만(Macklin, 1976), 그들은 분명히 긴밀하게 연결되어 있다. 일반적으로 하나의 호소가 권리가 될 때, 이 주장은 결과에 대한 단순한 호소가 권리를 능가하도록 사용될 수 없는 것과 같은 특별한 우선성이나 지위를 갖는 것으로 보인다.

우리는 종종 의료적 개입(being touched) 이전, 예를 들어 외과 수술 이전에, 정보에 근거한 동의(informed consent)를 받을 환자의 권리에 대해 말한다. 그것은 환자의 자율성에 대한 이러한 존중을 유발시키는 하나의 실례일 뿐이다. 우리는 이 원칙을 의무의 언어나 아니면 권리의 언어로 표현할 수 있지만 각각의 경우에는 그 언어가 체결된(being made) 주장을 위한 우선성을 표시한다. 철학자들은 권리 주장이 기반을 두는 원칙들은 결과에 대한 호소보다 우선성을 취한다고 암시하면서, 권리라는 '카드(trump)'는 결과에 호소한다고 말할 것이다. 그리하여 철학자들이 권리와 의무가 상관관계가 있다고 말할 때, 그것들은 이러한 우선성이 두 가지 다른 방식으로 표현될 수 있다는 것을 의미한다. 의사는 환자를 치료하기 전에, 충분한 정보에 근거한 동의를 얻어야 하는 의무를 지닌다고 말할 수 있거나 또는 환자는 치료받기 전에 충분한 정보에 근거한 동의를 할 권리를 가지고 있다고 말할 수 있다. 이는 정확하게 동일한 의미를 지닌다.

때때로 서구적 사고에서, 우리는 낙태를 할 여성의 권리에 대해 이야기한다. 갈등관계에 있는 의무(예를 들어, 태아의 생명을 보존해야 하는 의무)가 없는 한, 이러한 주장은 이해가 된다. 한 여성이 이러한 권리를 표현할 때, 그녀는 자율성의 원칙하에 낙태할 자유가 있어야 한다고 주장한다. 물론, 태아가 도덕적 지위를 지닌다고 믿는 이가 살인회피의 의무와 같은 의무들을 적용한다면, 그 여성은 누군가의 권리를 박탈하는 방식으로 행동하게 되는 것이다. 이 경우는 자율성의 원칙과 살인회피의 원칙 사이에 있는 충돌을 드러낸다.

2) 적극적인 권리와 소극적인 권리

권리는 적극적인 권리와 소극적인 권리의 두 가지 다른 형태로 나타난다. 소극적인 권리는 자율적으로 행동하도록 다른 사람들의 간섭으로부터 자유롭게 홀로 두는 권리이다. 자율성은 기본적으로 소극적인 권리와 연관된다. 적극적인 권리는 더 많은 것을 함축하는데, 자율적으로 행동할 뿐 아니라, 자신의 행위를 수행하는 데 필수적인 수단에 접근할 권리이기도 하다. 어떤 사람들은 동일한 차이를 함축하면서 자유권(liberty rights)과 자격 부여권(entitlement rights)에 대해 말한다. 우리의 목적을 위해서 우리는 그것들이 동일한 것을 의미한다고 가정할 수 있다.

낙태의 경우에 차이를 설명할 수 있다. 미국에서 1973년 로 vs. 웨이드(Roe vs. Wade) 판결 이후, 여성은 낙태에 대한 법적 권리를 지니게 되었는데, 여성은 자유권 또는 소극적인 권리를 갖게 되었다. 즉, 그녀는 법의 규제 내에서 이용할 수 있는 어떤 수단이든지 그것을 이용하여 낙태를 추구하는 것이 법적으로 자유롭다는 것을 의미한다. 만약 그녀에게 의사가 있고, 시술을 위해 지불할 충분한 돈을 가지고 있다면, 그녀는 낙태를 위해 그 의사와 협의할 자율성 또는 자유를 지니고 있다. 그녀는 주의 간섭(state interference)으로부터 자유롭다. 그것은 적극적인 자격 부여권을 의미하지는 않는다. 만약 그녀에게 자격 부여권이 있다면, 그녀는 협상뿐 아니라 필연적인 자원들(의사에 대한 접근과 낙태 실행에 대한 자원)에 대한 권리를 지니게 될 것이다. 여성이 자유권과 자격 부여권을 모두 가져야 한다고 믿지만, 비록 특정 주와 특정 보험 계획은 그들의 기본적인 건강보험 담보(insurance coverage)에 낙태를 포함하고 있음에도 현재 미국 법에서는 그렇지 않다. '로 vs. 웨이드' 이래 법적 사례들은 로(Roe)가 세웠던 것은 자유권,

즉 낙태를 실행하려고 의사와 타협하려고 노력할 법적 자유라는 것을 분명히 했다. 물론 자유권이든 자격 부여권이든지 간에 법적 권리의 존재가 도덕적 수준에서 권리의 형태가 존재하는가에 대한 여부의 문제를 해결하지는 않는다. 자유권은 그녀가 할 수 있는 사적인 협의가 무엇이든지 간에 주의 간섭으로부터 개인을 자유롭게 홀로 두는 권리다. 자격 부여권을 주장하는 것은 좀 더 광범위하다. 그것은 주 또는 어떤 사람이 간섭을 삼갈 뿐 아니라 자원을 제공할 의무를 지닌다는 것을 의미한다. 자유권은 일반적으로 자율성의 원칙, 즉 다른 사람이 그들의 삶을 자신들의 인생 설계에 따라 살도록 허용할 의무에 기반을 두고 있다. 이와 대조적으로 자격 부여권에 대한 주장은 자율성에 근거하지 않는다. 그것은 행동할 적극적 의무를 부여하는 어떤 원칙, 아마도 혜택이나 정의의 원칙에 기반을 두는 것이다.

자율성 원칙의 주요한 자원이 자유주의 정치철학이더라도, 유대 기독교는 선사시대에 복잡한 방식으로 드러내었다. 초기 유대교와 기독교는 다른 고대 문화와 마찬가지로 그 어떤 자율성의 원칙도 갖고 있지 않았다. 당시 어떤 문화도 개인에 의한 인생 설계의 선택을 존중할 것을 요구하는 도덕적 원칙을 주장하지 않았다. 그것은 훨씬 후대까지 나타나지 않은 개인적 선택 개념의 진화를 필요로 했다. 오늘날까지, 최소한 랍비적 해석의 가장 전통적인 형태에서 유대적 탈무드의 윤리는 자율성의 원칙이 없다. 그래서 더 전통적인 탈무드 해석에서는 환자는 추천된 치료를 거절할 권리조차 없었다(Bleich, 1979). 초기 기독교는 완전히 성숙한 의미에서는 자율성의 원칙이 없었지만, 개인의 종교적 선택이 자신의 가족과의 분열을 초래할 때조차도, 그것은 개인의 중요성과 인격적 결정의 중요성에 대한 놀라운 인식이었다. 그것은 자율성 원칙의 발전에 대한 역사적 선구자로 보인다. 16~17세기 개신교 시대에, 우리는 개인을 결정권자로 확증하는 기독교에서의 발전적인 지점을 보게 된다. 14세기 가톨릭의 신비주의자 존 타울러(Johann Tauler)뿐 아니라 존 위클리프(John Wycliffe)와 존 후스(John Huss)는 개인의 중요성에 대한 이러한 생각을 인식했다. 개신교 개혁은 개인의 권위를 확증함으로 더 나아갔다. 비록 그것이 18세기까지 완전히 성숙한 방식으로 가시화되지는 않았더라도, 자율성 개념으로 방향지어 나아갔다.

이는 18세기의 칸트에게서 현저하게 드러난다. 칸트는 독일 경건주의자로, 많은 사람들은 개인과 개인의 권위에 대한 개신교적 확증은 자율성에 대한 칸트의 세속적 확신이 역사적 기반이라고 믿는다.

이와 대조적으로 다른 철학적·종교적 체계들은 자율성을 강조하지 않는다. 마르크스주의도 그렇지 않고, 힌두교, 불교, 유교 그리고 이슬람교도 자율성을 강조하지 않는다. 물론 어떤 전통에서는 다양한 수준의 궤변과 현대화가 있다. 게다가 전통적인 종교적 서약을 지닌 문화에서 그들만의 기원을 갖지만 또 다른 세계관에 노출되어 문화적 서약의 일부 혼합물을 채택한 특정 개인들도 있다. 그래서 현대 일본에서 서구식 교육을 받은 의사나 변호사는 '자기 결정권'이나 '개인의 자율성'과 같은 표현을 곁들인 언어를 사용하게 된다. 그것들은 불교나 신도(Shintoism)에서 온 것이 아니라, 서구적 노출에서 기인한 것이다.

3) 정보에 근거한 동의와 자율성의 원칙과의 관계, 그리고 치료적 특권

정보에 근거한 동의는 자율성에 무게를 두는 이론의 핵심적 요소이다. 히포크라테스적 혜택은 일부 최소한의 정보에 근거한 동의와 통합되겠지만, 임상의가 정보에 근거한 동의를 믿을 때만 환자에게 혜택을 줄 것이다. 예를 들어, 의사는 발작 치료인 다이페닐하이댄토인(diphenylhydantoin)[9]에 대한 처방을 쓰려고 한다면, 그녀는 환자에게 "당신의 발작이 통제될 것이라고 확신할 때까지는 운전에 주의하세요"라고 환자에게 당부해야 할 의무를 느낄 것이다. 또한 다이페닐하이댄토인의 부작용 가운데 하나인 졸음을 유발할 수 있음을 말해야 한다. 그녀는 환자에게 그가 이 약에 대해 어떻게 반응할지 확실히 알 때까지는 위험한 장치를 작동하지 말라고 경고할 수도 있다. 그것은 환자에게 알려야 하는 것이다. 임상의는 환자에게 "이것이 진짜로 당신이 원하는 것인가요?"라고 묻기까지 할 수 있다. 하지만 동의를 요구하는 이러한 외형은 그녀가 이러한 정보를 환자에게 말하지 않는다면, 그가 그 자신이나 누군가에게 심각한 상처를 입히거나 죽일 수도 있다고 우려되기 때문이다. 임상의가 환자의 복지를 보호하기 위해서만 환자에게 말해야 할 특정 정보가 있다.

자유주의 정치철학에서 핵심 사상은 중요한 정보는 비록 그것이 혜택이 되리라고 임상의가 믿지 않을지라도 알려야 한다는 것이다. 히포크라테스적 윤리는 치료적 특권을 포함한다. 그것은 의사가 믿기에 환자에게

---

9) 역주, 신경세포뿐 아니라 심근조직 등 여러 흥분성 세포의 세포막을 안정시키는 효과가 있어 부분 발작, 전신성 강직, 간대성 발작에 사용되는 약물(phenytoin)이라고도 한다.

해를 입히거나 분노하게 만들 정보를 보류할 때 히포크라테스적인 의사가 주장하게 되는 특권이다. 그 특권은 온정주의적 환자의 혜택에 기초한 윤리에서는 의미가 있지만, 자율성의 원칙에 중요한 위치를 제공하는 윤리와는 반대된다.

자유주의 정치철학과 히포크라테스적 윤리 사이의 갈등에서 주요한 충돌은 정보에 근거한 동의의 사례들에서 나타난다. 나탄손 vs. 클라인(Natanson vs. Kline)의 사례는 히포크라테스적 윤리와 치료적 특권과 관련된 원칙에 대한 대안으로 자율성 원칙의 계속되는 발전을 드러낸다.

사례 4.4 나탄손 vs. 클라인: 정보는 언제 보류되는가?

1960년 캔자스 주에 사는 이르마 나탄손(Irma Natanson)이라는 여성은 유방암이라는 진단을 받았다. 그녀는 방사선으로 철저한 왼쪽 유방절제술을 받아야 했다. 이것이 당시의 표준절차였으며, 오늘날까지도 빈번한 표준이기도 하다. 그녀는 끔찍한 방사선 화상(radiation burns)으로 고통을 겪었고, 치료 후에 그녀는 그녀의 의사인 클라인(Kline) 박사를 상해로 고소했다. 기소 조항 가운데 하나는 그녀가 방사선 화상의 위험에 동의하지 않았다는 것이었다.

이 점에서 치료적 특권에 대한 의문이 제기된다. 클라인 박사는 그가 나탄손 부인에게 방사선 화상의 위험에 대해 말하지 않았다는 것을 부정하지 않았다. 이러한 입장에서 가끔 의사들은 그러한 정보는 환자를 불안하게 하여, 어쩌면 필요한 치료에 대한 동의를 거부하도록 하고 심지어 그녀를 비이성적으로 이끌 수도 있다고 주장한다. 클라인 박사는 만약 그가 그녀를 화나게 하거나 비이성적으로 만들 것이라고 믿는다면 방사선으로 화상의 위험을 알리는 것을 보류할 권리를 가질까? 아니면 그 대안으로 모든 위험들을 설명할 의무를 가질까?

이 사건의 재판관 쉬로더(Schroeder) 판사는 앵글로 아메리카의 자유주의 정치철학의 결정적인 응답을 제시했다.

앵글로 아메리카의 법률은 자기 결정의 전제(premise of a through-going self-determination)로 시작한다. 법률은 각 개인은 그 자신의 몸의 주인으로 인식되며, 만약 그가 건전한 정신을 지닌 사람이라면, 생명을 구하는 수술의 실행이나 다른 의료적 치료를 분명하게 금지할 것이라는 것이다.

만약 이 정보가 그녀는 방사선을 원했는지를 결정하는 데 중요하다면, 그녀는 정보에 대한 권리를 가지고 있다고 귀결된다. 그녀가 클라인 박사가 정보에 근거한 동의를 받지 않은 것으로 고소했을 때, 논쟁은 그녀가 서류에 서명했는가의 여부에 있지 않다. 문제는 그 동의가 공지되고 자발적이었는가 하는 것과 그 정보가 이해되었냐 하는 것이다. 윤리적 관점에서 우리는 종이 한 장에 서명했느냐 하는 것은 실제 관심 밖이다. 서명한 그 종이는 환자가 적어도 그 종이를 보았다는 것을 증명하는 데 도움이 될 수 있다. 환자가 그 종이를 읽었다고 증명할 수는 없으며, 더구나 서명자가 그것을 이해했다는 것은 더욱 아니다. 몇몇 사례들에서 환자가 종이에 적힌 것을 전혀 이해하지 못했다고 믿는다면, 법정은 동의 형식을 기각할 것이다.

그리하여 1960년 이전까지는 쉬로더 판사는 치료적 특권을 거절하는 것처럼 보였다. 1960년 자유주의 정치철학이 의료윤리에 영향을 미치고 치료적 특권에 도전하기 시작하였다. 판사들과 다른 사람들은 때로는 히포크라테스적 언어로 복귀하고, 때로는 마치 자율성이 모든 고려사항인 것처럼 이야기하는 변화의 시기였다. 쉬로더 판사의 부가적인 문구는 혼란을 드러낸다. 자율성에 대한 대담한 호소에도 불구하고, 쉬로더 판사는 다음과 같이 말했다.

만약 모든 환경들이 고려되어 의사가 환자의 최상의 치료적 이익에 의해서만 동기화되며, 그가 능력 있는 의료인(competent medical man)으로서 비슷한 상황으로 실행된다면, 그러한 과정에 대한 의사의 선택은 문제시될 수 없다.

그것은 초기의 치료적 특권과 흡사하고, '자기 결정을 통한'이라는 언급과 모순된다. 그것은 의사가 나탄손 부인의 복지를 걱정하는 한, 의사가 수용 가능하게 행동했다고 마치 판사가 말하는 것처럼 들린다. 쉬로더 판사는 환자가 자기 결정에 대한 절대적인 권리를 가지며, 의사가 환자에 대한 최상의 치료적 이익을 염두에 두고 그 상황에서 능력 있는 의료인으로서 행동했다면, 문제가 되지 않는다고 말했다. 후자는 치료적 특권처럼 들리며, 전자는 자율성의 원칙에 더 가깝게 들린다.

하지만 앞서 언급한 문장에서 1960년 이전 자율성이 실제로 쉬로더 판사의 마음에 있었다고 전하는 시작 구절이 있다. 그는 '누설은 정보에 근거한 동의를 확신하기에 충분한 한에서'라는 구절로 치료적 특권을 소개했다. 그는 정보의 제공 없이 얻는 동의가 아니라 타당하게 정보에 근거한 동의를 주장하는 것처럼 보인다. 하지만 1960년 치료적 특권은 매우 일반적이어서 판사는 치료적 특권을 여전히 삽입하고 있었다. 그는 자율성에의 전환으로 향하고 있었고, 자기 결정을 말하기를 좋아했지만, 그는 여전히 치료적 특권에 대한 언급을 포함시켰다. 결국 판사는 그 동의가 정보가 제공된 채 이루어졌다고 주장했다. 그 사례는 두 관점의 애매한 조합을 드러내는 것을 감안할 때, 비록 그것이 환자를 분노하게 하고, 당시 의사들 가운데 일상적 실행은 아니더라도, 정보를 요구하는 방향에 힌트가 되는 것처럼 보인다.

그것은 1969년에서부터 1972년까지 동의를 위한 더 온정주의적인 히포크라테스적 기반으로부터 환자의 자율성을 존중하는 기반으로의 전환 패턴을 실제로 보였던 일련의 사례들이었다.[10] 캔터베리 vs. 스펜스 (Canterbury vs. Spence, 1972)는 이에 대한 실례이다.

사례 4.5 캔터베리 vs. 스펜스

캔터베리(Canterbury)라는 19세의 청소년은 등의 통증으로 고통을 겪었다. 그는 파열된 디스크를 치료하기 위해 스펜스(Spence) 박사로부터 절제술을 받았다. 수술 후에 그는 침대에서 떨어졌고 하반신 마비라는 고통을 겪었다. 소기의 목적을 위한 중대한 질문은 스펜스 박사가 캔터베리 군에게 침대에서 떨어질 위험에 대해 설명을 했어야 했는가 하는 것이다. 스펜스 박사는 치료적 특권을 주장했고, 누설이 타당하지 않다고 말했다. 누설은 환자를 비이성적으로 유도해서 그가 정말로 필요로 하는 치료 절차에 대한 동의를 거부하고 '수술의 성공을 차단할 수 있는 심리학적 거부반응'을 낳을 수도 있다는 것이다.

법원은 자기 결정의 권리를 확증했고, 환자가 결정을 내리는 데 필요한 정보를 알 필요가 있다고 주장했다. 이러한 차원에서 법정은 스펜스 박사가 침대에서 떨어질 위험에 대해 알릴 필요가 있었다고 언급하지 않았다. 알릴 필요가 있느냐의 질문은 하급 법정으로 환송되었다. 상급 법

---

10) Berkey vs. Anderson, 1969; Canterbury vs. Spence, 1972; Cobb vs. Grant, 1972.

원이 말했던 것은 스펜스 박사가 환자의 결정에 중요하게 간주되는 모든 것을 환자에게 말했어야 했다는 것이었다. 스펜스 박사는 침대에서 떨어지는 것이 매우 드문 사건이기에 환자가 합리적인 결정을 내리는 데 그 위험에 대해 들을 필요가 없다거나 그 위험이 너무 명백해서 알리는 것으로는 환자의 마음을 바꿀 수는 없을 것이라고 그가 하급 법정을 설득할 가능성을 아직 갖고 있었다. 법정이 말했던 바는 의사가 적절한 정보를 보류하는 것을 정당화하기 위해 치료적 특권을 사용할 수는 없다는 것이었다.

4) 적절하게 제공된 동의가 되기 위한 누설의 기준들

그 누구도 동의가 '완전히' 공지되어 이루어진다고 주장하고 있지 않다는 점에 주목하라. 이것이 무엇을 의미할 수 있는가는 전혀 명확하지 않다. 틀림없이 치료 과정에 대한 모든 것을 환자에게 알려주는 것은 불가능한 일이다. 요청되는 것은 적절한 정보이다. 이러한 일련의 법정 사례에서 언급된 핵심 문제는 얼마나 많은 정보가 적절하게 공지되어 동의를 위해 전달되어야 하는지를 결정하는 데 어떤 기준이 사용되어야 하는 것이다. 전문적 기준, 합리적인 인격 기준과 주관적 기준의 세 가지 다른 기준들이 고려된다.

(1) 전문적 기준

첫째는 전문적 기준으로 언급되는 전통적 기준이다. 전문적 기준은 의사가 비슷한 상황에 동료들이 처하였다면 누설하게 될 것을 알리기를 요구한다. 이 기준은 어느 정도의 정보를 누설할지를 결정하는 것은 오직 의료진만이 알 수 있다는 가정 위에 세워진다. 그것은 히포크라테스적 이데올로기와 연관된다. 누군가 그것을 생각한다면, 그 입장은 환자의 자율성에 필연적으로 기여하지는 않는다. 동료들은 환자가 중요한 것을 발견하게 될(치료) 과정의 모든 부분을 누설하지는 않을 것이다. 정보에 근거한 동의를 얻지 않아 고소당한 의사는 그들 또한 논쟁거리가 된 정보를 누설하지 않을 것이라고 증언하게 될 수많은 동료들을 끌어들일 것이다. 전문적인 기준을 근거로 하면, 그들의 증언은 법정에서 문제 해결의 실마리가 될 것이다.

(2) 합리적인 인격 기준

그 당시에 수립된 캔터베리 vs. 스펜스와 기타 사례들은 합리적인 인격 기준이라는 새로운 기준의 채택이 되었다. (그것은 합리적인 인간의 기준으로 불리기도 했다.) 합리적인 인격 기준은 의사는 비록 동료 의사 가운데 아무도 동의하지 않더라도, 합리적인 환자가 중요한 점을 듣기 원하거나 발견하기 원하는 것을 알려야 한다고 제안한다.

루스 파덴(Ruth Faden)과 그의 의료진(1981)은 발티모어에 있는 존스 홉킨스 병원의 발작 클리닉에서 연구를 진행했다. 그녀는 병원의 의사들에게 그들이 폭로한 다일랜틴(Dilantin, 간질약)의 부작용이 어느 정도인지 물었다. 대답은 소아과 의사마다 약간씩 달랐음에도, 성인 환자를 돌보는 의사들 대다수는 운동 실조(ataxia, 근육조직 결함), 진정(sedation), 피부 발진(skin rash)의 세 가지 부작용에 일치하였다. 이러한 부작용들을 통제하기 위해서는 환자의 어떤 즉각적 행동(장치 조작에서의 주의나 의사의 점검)이 요구되었다.

파텐 박사는 병원 대기실에 있는 환자에게 가서 그들이 듣기 원하여 질문하게 될 가능한 부작용의 긴 목록을 제공하였다. 환자들은 그러한 세 가지 부작용 이상으로 더 많이 알고 싶다고 말했다. 예를 들어, 위험 가운데 하나는 다모증(多毛症, hirsutism)이다. 다일랜틴은 특히 여성 환자에게 고민거리가 될 수 있는 털이 많이 나게 할 것이다. 그들은 이것은 중요한 문제가 아니며, 간질을 예방하기 위해 필요하다면 위험을 감수할 가치가 있지만, 환자의 대부분은 어쨌든 부작용에 대해 알기 원한다고 말했다는 데 동의할 것이다. 이와는 대조적으로 대부분의 의사들은 환자가 부작용에 대해 알 필요가 없다고 믿었다. 환자들은 또한 드문 경우더라도 약물연관성 사망(drug-related mortality), 루푸스, 그리고 기형과 같은 매우 심각한 부작용에 대해서도 알기 원한다고 말했다.

그리하여 같은 병원의 의사들이 드러내기에 부적합하다고 언급했던 특정 위험을 환자들은 알기 원했다는 연구조사로 현재 문서화되었다. 이러한 연구는 합리적인 일반인은 전문적 기준이 요구하지 않는 특정 정보를 알기를 원한다고 제안한다. 만약 환자가 특정 부작용을 알리지 않았다는 이유로 의사를 고소한다면, 합리적인 인격 기준은 환자를 지원할 것이다. 그리하여 만약 합리적인 환자가 합리적인 인격 기준에 따라 정보를 원한다면 임상의는 이를 공개할 의무가 있다.

자율성 원칙의 관점으로부터, 환자의 자기 결정은 전문적 기준에 의해 촉진되지는 않는다. 물론, 의사와 그의 동료 의료진이 밝히지 않았다는 사실은 환자가 정보를 원하지 않았다거나 그 정보가 환자의 선택 행위에 적절하지 않다는 점을 성립시키지는 않는다. 합리적인 인격이 알기 원하는 것을 밝히는 것이 더 근접한 듯 보인다. 물론 일부 환자들은 '합리적이지' 못하다. 그들은 전형적이고, 합리적인 사람들보다 다소 정보를 필요로 할 것이다. 그 사실은 누설의 세 번째 기준을 제안한다.

(3) 주관적인 기준

만약 그 목적이 치료 선택을 결정하는 데 환자가 개인적으로 의미 있는 것을 발견하게 되는 정보를 환자에게 제공하고, 그리하여 그 정보가 알려지거나 알려질 수 있는 정도로 환자에게 제공한다면, 그 기준은 개별 환자의 인생 설계와 이익에 기반을 둔 존재의미에 더 주관적이어야 하는 듯 보인다. 이것이 이른바 주관적인 기준이다. 그것은 환자의 실제적 · 주관적 이익에 기초하고 있다는 점에서 주관적인 것이지, 더 가상적인(hypothetical) 합리적 환자 또는 합리적 의사들에 대한 것은 아니다. 그리하여 일반적이고 합리적인 사람은 손가락 마비에 대한 십만 분의 일의 위험을 알고 싶어 하지 않더라도 콘서트 피아니스트인 환자는 알고 싶어 한다. 물론 이 기준은 불가능하지 않더라도 임상의에게 어려운 업무 부담을 준다. 제공할 위험과 혜택을 알기 위해서, 임상의는 환자의 특이한 이익과 취향을 알아야 한다. 의사는 어떤 치료에 대해 말할 수 있는 거대하고, 거의 무한한 양의 정보가 있기 때문에 환자에게 '모든 것'을 말할 수는 없다. 어떤 특정 치료의 부작용에 대한 정보에 추가하여, 모든 이용 가능한 치료 선택에 대한 정보가 주어져야 할 것이다. 실제로 그것들은 대부분의 사람들이 보기에는 비도덕적이기조차 할 것이다. 그럼에도 불구하고 그것들은 특이한 생활양식이나 기호를 지닌 일부 사람들에게는 매우 중요할지 모른다. 비록 일반적으로 임상의들은 그러한 가능성을 제안하지는 않으려 할지라도, 모든 조건을 위해 자살은 이론적으로 하나의 선택이다.

임상의가 환자 각각을 위한 관심에 대한 모든 가능한 영역을 상상할 수 있는 방법은 없다. 그러나 임상의는 환자에 대해 알려진 것을 고려할 수는 있다. 만약 임상의가 콘서트 피아니스트의 경력과 같은 특별한 이익에 대해 알고 있다면, 그 정보를 고려해야만 한다. 게다가 임상의는 특별한 유익을 환자에게 알려 용기를 불어 넣어야 한다.

아마도 최선의 접근은 적절하게 알려진 동의를 위해 어떤 정보가 전달되어야 하는가를 결정하는 타당한 기반으로서 합리적인 인격 기준과 주관적인 기준을 결합하는 것이다. 임상의는 그가 개별 환자의 독특한 이익에 대해 알거나 알아야만 하는 것에 의해 조정된 잠재적 치료 선택들 가운데서 선택함에 있어서 합리적인 인격이 자료를 알기 원하거나 찾기 원하는 것을 밝혀야 한다.

3. 진실의 원칙: 거짓말과 진실을 말할 의무

세 번째 방법은 환자에게 진실함으로 인격존중을 보여줄 수 있다. 충실과 자율성의 원칙에 부가하여, 진실의 원칙은 사실을 말함으로써 존중을 보여주는 인간 행위의 본질적인 특성이다. (그것은 〈표 4.1〉에서 인격존중의 세 번째 요소이다.) 진실의 원칙을 포함하고 있는 도덕적 갈등들은 다른 원칙들이 인격존중의 표제하에 형성된 것처럼 동일 패턴을 따른다. 다시 한 번, 우리는 이러한 사실을 말할 의무의 사례에서, 혜택과 해로움의 용어로 환자에게 최선이 되는 것을 행하는 것과 어떤 일반적 의무를 성취하는 것 사이에서 갈등을 겪는다.

1) 의사의 태도에서의 변화

미국에서, 환자들에게 진실을 말하는 데 대한 의사들의 태도에 대한 두 가지 연구는 흥미로운 패턴을 드러낸다. 1961년 도날드 오켄(Donald Oken)은 미국 의사에게 그들의 평상시의 정책, 즉 말기 암 환자에게 진실을 말하는가를 설문하여 조사한 연구를 출판했다. 조사된 의사들 중 88%는 만약 환자가 악성 종양으로 진단되었다면, 환자에게 알리지 않는 것이 그들의 일반적 정책이라고 말했다. 그 이유는 만약 히포크라테스 원칙과 1960년대 의사들의 그 원칙에 대한 서약을 깊이 이해한다면 이해하기 쉽다. 그들은 만약 자신들이 환자에게 말한다면, 환자가 심리적으로 분노하게 될 것이고, 히포크라테스 선서는 환자를 분노하게 할 일을 해서는 안 된다는 점을 우려했다. 1960년대까지만 해도 거의 동일하게 의사들은 환자에게 암에 대해서 말하지 않으려 했다.

1960년 후반과 1970년대 초에 드라마틱한 일이 발생했다. 그것은 인격존중이 의료윤리에서 지배적인 원칙으로 나타나는 시기였다. 낙태를 포함한 '로 vs. 웨이드' 사례, 정보에 근거한 동의를 포함한 나탄손(Natanson)의 사례와 생명연장을 거절할 권리를 포함하는 카렌 퀸란(Karen Quinlan)의 사례가 발생했던 시기였다. 1979년 데니스 노박(Dennis Novack)과 동료 그룹은 본질적으로 유사한 의사 집단에게 질문하면서 그들이 오켄(Oken)의 질문들을 모사하는 연구서를 출판했다(Novack 외, 1979). 20여 년 후 98%가 사실을 알리는 통상적 방법을 따른다는 것을 발견하게 되었다.

2) 태도에서의 변화를 위한 고려

(1) 혜택과 해악에 대한 판단에서의 변화들

의문점은 무엇이 이러한 도덕적 변화를 설명하는가이다. 왜 지금 의사들은 사실을 말하는 경향이 있을까? 원래의 히포크라테스적 접근은 환자에게 혜택이 될 것을 행하도록 강조했다. 그래서 1960년대 저술한 의사인, 버나드 마이어(Bernard Meyer, 1968)는 다음과 같이 설명했다. [히포크라테스적 질(quality)을 주목하라.]

그의 질병에 대해 환자에게 알리는 것은 동일한 관심으로 계획되어야 하고, 어떤 잠재적으로 치료적 측정에 의해 요구된 동일한 기술로 실행되어야 한다. 수혈과 같이, 어떤 정보를 제공하는 것은 수혜자의 요구와 일치하는 양과 뜻밖의 반응을 피하는 방향으로 선택된 유형이 반드시 명백하게 지시되어야 한다.[11]

이러한 히포크라테스적 윤리에 따르면 의사는 환자에게 도움이 되는 것만을 전달해야 하고, 상해를 입히게 될 것을 보류해야 한다. 논리는 노박(Novack) 집단에 의해 발견된 태도와는 근본적으로 다른, 치료적 특권의 옛 사고와 일치한다. 이제 그 변화는 어떻게 나타났는가?

하나의 가능성은 의사는 결과주의자로 남았지만, 그 결과를 다시 계산했다는 것이다. 의료윤리학자 조셉 플레처(Joseph Fletcher, 1954)는 결과에 초점을 포기하지 않고 대체할 수 있는 변화의 종류를 설명했다. 그는 결과

---

11) Meyer, 1968, p. 172.

주의자였는데, 그는 환자에게 혜택을 주고, 해악으로부터 그들을 보호한다고 믿었다. 하지만 그의 주장에 따르면, 만약 의사가 환자에게 진실을 말하지 않는다면, 끔찍한 일들이 일어날 것이다. 특히 우리가 병원 환경 안에 복잡한 의료를 옮길 때, 부정직한 진단의 허구를 유지하는 것은 지나치게 어려움을 가중시킨다. 의료서비스 팀의 모든 이들은 동일한 이야기를 지속해야 하고, 결국에는 종종 무언가 잘못되게 된다. 플레처는 환자를 이롭게 하는 것은 진실이 말해진다면 결국에는 결과가 더 좋을 것이라고 말했다. 그것은 여전히 히포크라테스적 원칙 내에 머물러 있지만, 결과들은 하이테크놀로지 시대와 복잡한 병원에 기초한 의료를 위해 다시 계산된 것이다.

(2) 인격존중의 윤리에 대한 가능한 전환

다른 가능성은 현시대의 사람들은 환자에게 정직하지 못한 것에 대해선 단순하게 내재적으로 잘못된 것이며, 도덕적으로 옳은 일은 환자에게 진실을 말하는 것이라고 말하기 시작했다는 것이다. 특히 만약 누군가 이미 정보에 근거한 동의에 서약했다면, 적절한 정보는 알려져야 한다. 만약 환자 자신이 암이라는 것을 모른다면 어떻게 화학요법에 대한 정보에 근거한 동의를 얻을 수 있겠는가? 만약 그가 낭종이나 양성 종양 때문이라고 생각한다면 방사선이나 화학요법에 대해 흔쾌히 동의할 것이다. 그에게 적절하게 정보가 제공되지 않는다면 적절한 동의는 불가능하다.

짐 설리반(Jim Sullivan)은 30대 초반에 새로운 일과 관련된 일상적 검사를 위해 톰 워즈워드(Tom Wordsworth) 박사의 사무실에 왔다. 설리반 씨는 극도로 과체중임이 분명하였다. 그는 의사에게 어떤 운동도 하지 않고, 14살 이후 줄곧 하루에 두 갑의 담배를 피운다고 말했다. 그는 과음을 하고 일반적으로 자신을 그다지 잘 돌보지 않았다.

워즈워드 박사는 이 사람은 문제가 많다고 생각했다. 그는 그의 생활방식을 바꾸도록 환자를 격려해야겠다고 느꼈다. 그가 설리반 씨에게 말하는 순간, 지나친 과음과 흡연을 삼가야 한다고 환자에게 말한다고 단순히 어떤 변화가 있지는 않으리라는 것을 깨닫게 되었다. 이 사람은 의사가 지시하기 때문에 단순히 일상 운동을 실행할 것 같지 않은 사람이었다.

워즈워드 박사는 다른 접근을 숙고하였다. 계획은 흉부 엑스레이를 찍어, 불투명체가 보이도록 의심하게 하는 속임수를 쓰는 것이었다. 그가 엑스레이를 검토할 때, 심각한 경고는 아니지만, 그의 목적에 기여할 어떤 점들을 주목하였다. 그는 환자에게 생활방식을 바꾸도록 충격을 주기 원하였던 것이다. 큰 경고의 분위기로, 그는 그의 환자에게 엑스레이를 가져와서 그 점들이 암 발병 전의 발전단계를 표시한다고 말했다. 의사는 만약 설리반이 지금 금연하면 암으로 발전되는 것을 멈출 수 있는 절호의 기회라고 말했다. 하지만 만약 계속 흡연하면 폐암으로 진행될 가능성이 높다고 말했다. 의도적으로 위험을 과장함으로, 워즈워드 박사는 만약 그가 계속해서 흡연하면 설리반이 폐암으로 발전할 가능성이 높은 것이 사실이며, 진실을 의미 없는 점들로 악의 없이 호의적으로 늘려 흡연이 암을 유발하리라는 가능성을 과장하여 합리화하였다. 그는 위험을 과장하는 것이 환자에게 혜택을 주는 유일한 방법이라고 믿었다. 그것은 환자를 새로운 생활방식으로 충격을 줄 것으로 생각될 수 있는 유일한 것이었다.

여기서 의사는 폐암의 위험과 엑스레이의 의미에 대해 환자에게 거짓말하지만 그의 의도는 환자에게 혜택을 주려는 것이었다. 만약 어떤 사람이 히포크라테스적이라면, 그는 최소한 이 의사가 한 것에 대해 동감해야 한다. 하지만 많은 사람들은 워즈워드 박사가 한 일은 아직도 잘못이라고 말하면서 응대한다. 그는 이 환자에게 거짓말을 했다. 그는 환자를 속였다. 그들의 윤리 원칙들의 목록에서 진실의 원칙을 포함하는 사람들은 환자의 혜택을 위하더라도 의도적인 거짓말을 하는 것은 단순하게 잘못이라고 주장한다.

고전적으로 이러한 인격존중의 관점과 연합된 철학자 임마누엘 칸트(1909)는 18세기에 〈호혜적인 동기에서 거짓말하는 데 대한 가정된 권리들에 대하여〉라는 글을 썼다. 그는 "모든 언명(declaration)에서 진실되고 정직한 것은 어떠한 편의(expediency)에 의해서도 제한되지 않는 신성하며 절대적으로 명령하는 이성의 칙령(decree)이다."라고 주장했다. 편의는 혜택과 해악의 계산에 대한 오늘날의 단어이다. 그리하여 혜택과 해악에 대한 계산이 없음은 이러한 인격존중이나 칸트의 견해를 따라, 환자에게 말해야 하는 것을 결정하는 데 적합하다.

거짓말이 잘못이라고 믿는 모든 사람들은 임마누엘 칸트만큼 엄격한 표준을 취하지는 않는다. 대부분은 상황이 매우 극단적이어서 그럴듯한 행위 과정만 거짓말할 수 있다고 상상한다. 군대의 상황에서, 적에게 붙잡힌 포로들은 그들의 동료들의 위치를 폭로하도록 강요받을 때 어쩔 수 없이 거짓말하도록 느끼게 된다. 의료에서 종양이 악성인지를 묻는 일시적으로 자살충동적인 환자와 정신병 같은 특별한 사례의 경우 의사 또한 거짓말하도록 느낀다. 의사는 악성 종양의 진실한 누설의 결과는 이러한 경우에는 너무 심각해서 거짓말도 정당화된다고 느끼는데, 특별히 자살

경향을 극복할 필요가 있는 시기의 경우이다.

즉견적 의무와 적합한 의무 사이의 구별점은 그러한 상황을 명확히 하는 데 도움을 준다. 로스(W. D. Ross, 1939)는 두 가지 상충하는 즉견적 의무를 균형 잡는 전략을 제안한 철학자였다. 로스가 말했던 바는 항상 진실을 말할 의무와 혜택이 되도록 할 의무가 있다는 것이다. 두 의무는 서로 균형을 유지해야 한다. 그는 양 원칙들 사이에 갈등을 해결하기 위한 균형 잡기 전략을 사용했다. 이러한 경우 고려해야 하는 두 가지 즉견적 의무가 있다. 로스에게는 진실의 원칙을 넘어서는 것을 정당화하기 위한 압도적인 혜택이 요구된다. 두 원칙 사이의 동등한 균형은 충분치 않다. 거짓말을 하는 쪽에는 강력한 동기가 요구된다.

1981년 AMA는 의료윤리 원칙의 새로운 해석을 출판했는데, '의사는 환자와 동료들을 정직하게 대해야만 한다.'라고 말했다. 자격요건은 없다. 그러한 원칙들에서 현재 AMA의 입장이 유지된다. AMA는 무엇을 염두에 두었는가? 단순하게 진실을 말할 의무라는 새로운 칸트적 관점을 적용할 수 있었다. 또는 AMA 대변인은 거짓말과 속임의 결과를 다시 계산할 수 있었을 것이며, 그리하여 전통적인 결과주의적 추론을 주장하지만, 이제 정직은 환자를 유익하게 하는 경향이 있다고 믿는다.

AMA의 원칙은 더 큰 문서의 시작에서 한 페이지에 달한다. 원칙들은 AMA 대표위원회(house of delegate)에 의해 채택되었지만 그 그룹은 윤리와 사법 업무에 대한 AMA 위원회에 해석을 남겨두었다. 방대한 책의 나머지를 구성한 해석들은 위원회 구성원들의 추론을 제안한다. 첫 페이지의 원칙들은 예외 없이 정직을 주장하는 방향으로 움직이는 듯 보이지만 만약 폭로가 '의료적으로 사용 금지될' 정도로 환자에게 심각한 심리적 손상의 위협이 된다면, 의사는 진실을 보류할 수 있다[12]라고 해석은 말한다. 의회는 대표위원회가 명백하게 금지시켰던 부정직을 위해 결과주의적 정당화를 다시 열어 놓았다. 하나의 해석은 재해석된 원칙들을 채택했을 때, 일반적으로 환자에게 혜택을 주는 방법은 환자를 정직하게 대하는 것이라고 이제는 믿는다고 대표위원회는 말하면서, 때때로 결과를 계산하는 것이 예외로 이끌 것이라는 점을 위원회는 명료히 했다. 다른 가능성은 대표위원회가 의사의 입장에서 환자를 정직하게 다룰 의무가 있다는 견해로 더 근본적인 전환을 했지만, 의회는 대표위원회의 정직에 대한 서약을 취하는 데 심각하게 실패했다는 해석을 견지함으로 위원회는 그러한 변화를 오해하였다는 것이다.

의료적으로 사용 금지된 것(medically contraindicated)이라는 말은 종종 의학계에, 특히 약학에서 제기되는 용어이다. 그것은 마치 누군가 의료적 사실을 언급하고 있는 듯 하지만 숙고해보면, '의료적으로 사용 금지된'이라는 용어는 훨씬 더 복잡하다. 연구(research)는 약물이나 누설(예를 들어, 누설은 환자를 크게 침울하게 만들 수 있다)은 특정 효과를 갖는다는 것을 보여준다. 그것이 우울증을 유발할 수 있으므로 약물을 부여하거나 진단을 누설하는 것이 잘못인지의 여부는 가치판단이다. 마찬가지로 연구는 약물이 대다수의 사람들이 좋아하지 않는 효과를 지닌다는 것을 보여준다. 그럼에도 불구하고, 그것을 '부'작용으로 부른다거나 그 효과가 약물을 '사용 금지하게' 만드는 것은 가치판단을 요구한다. 그것은 단지 화자가 그 효과가 바람직하지 않음을 감안한다고 말하는 방식이다.

진단 누설의 경우에, AMA의 사법위원회는 임상의가 어떤 이의 판단에서 지나치게 나쁘다고 간주되기에 그 정보가 알려져서는 안 되는 결과를

---

12) AMA, 1996, p. 120.

명백히 산출할 수 있는 일부 정보가 있다고 말한다. 그러한 접근은 히포크라테스적 관점으로 볼 때 의미가 있지만 진실의 원칙을 강하게 주장하는 사람에 의해서는 거부될 것이다.[13]

토론되어왔던 의무와 권리에 제기되는 세 가지 원칙(신의, 자율성 그리고 진실의 원칙)들은 히포크라테스적 의료윤리에 대한 주요 대안인 인격존중을 보여주는 개념의 세 가지 주요 구성물들이다. 종종 포함되는 마지막 요소가 있다. 인격존중은 가언적으로 비록 그것이 해악이 되지 않으며, 그들을 죽게 하는 것이 이롭더라도 그들이 죽지 않도록 요구하는 개념이다. 그 원칙인 살인회피의 원칙은 다음 장의 주제이다.

---

13) Veatch, 1991 참고.

- **자율성(Autonomy)**
  그것들이 개인들의 자율적인 선택을 존중하는 것을 포함하는 한 행위나 규칙들이 도덕적으로 옳다고
  주장하는 형식주의적 또는 의무론적 도덕 원칙이다.

- **적합한 의무(Duty proper)**
  모든 적절한 즉견적 의무와 이러한 즉견적 의무들에 우선성을 할당하기 위한 적절한 규칙들을 고려하
  는 한 사람의 의무이다.

- **예외 없는 의무들(Exceptionless duties)**
  모든 상황에 묶이는 의무들. 논리는 서로 갈등하는 두 개의 예외 없는 의무들은 양자가 동시에 묶일 수
  없다고 우리에게 말한다. 즉견적 의무와 적합한 의무를 비교하라.

- **신의(Fidelity)**
  행위나 규칙들이 서약, 약속 또는 계약을 지키는 한 도덕적으로 옳다고 주장하는 형식주의 또는 의무론
  적 도덕 원칙이다.

- **형식주의(Formalism)**
  그들이 산출하는 결과에 근거하기 보다는 특별한 형식에 따르는 한 행위나 규칙들이 도덕적으로 옳다
  고 판단된다고 주장하는 규범적인 도덕 이론의 한 형태. 의무론적 윤리를 보라(3장의 핵심개념).

- **어휘적 배열(Lexical ordering)**
  사전이나 어휘집에서처럼 갈등하는 윤리적 원칙들을 잠정적으로 배열하는 것, 즉 사전에서 모든 A로
  시작하는 어휘가 B로 시작하는 어휘보다 앞에 오듯이 하나의 원칙들의 모든 사례들은 다음 원칙의 어
  떤 사례보다 앞에 온다.

- **소극적인 권리(Negative right, 때로 자유권으로 불림)**
  다른 이들의 간섭으로부터 자유로운, 자율적으로 행동하도록 자유롭게 되는 홀로 남겨질 권리로, 소극
  적인 권리는 종종 자율성의 원칙에 기반을 둔다.

- **적극적인 권리(Positive right, 때로 자격 부여권으로 불림)**
  자율적으로 행동할 뿐 아니라 한 사람의 행위를 수행하는 데 필연적인 수단에 접근할 권리이다.

- **즉견적 의무들(prima facie duties)**
  동일한 다른 것들과 도덕적으로 묶여있는 의무들. 그러한 의무들은 더 높은 우선성을 갖거나 더 중요하
  게 간주되는 다른 의무들에 의해 무시될 수 있다. 예외 없는 의무들과 적합한 의무와 비교하라.

- **전문적 기준(Professional standard)**
  비슷한 상황에 처한 동료들이 비슷한 상황에서 알리게 되는 것을 의사가 알리도록 요구하는 정보에 근
  거한 동의를 위한 기준이다.

- **합리적인 인격 기준(Reasonable person standard)**
  의사의 동료들 가운데 그 누구도 동의하지 않더라도 합리적인 환자가 알기 원하거나 중요성을 발견하
  게 되는 것을 의사가 알리도록 요구하는 정보에 근거한 동의를 위한 기준이다.

- **인격존중(Respect for persons)**

  (자율성 존중, 충실, 진실 또는 살인회피와 같은) 도덕적 옳음의 원칙들이 개인들에게 빚진 특정 의무들을 특징화하는 의무론적이거나 형식주의적 규범 윤리의 한 형태를 언급하는 용어이다.

- **단일 원칙 이론들(Single-principle theories)**

  단일한 원칙에 기반을 두어 모든 상황에서 행위나 규칙의 옳음이나 거짓을 결정하는 이론들로, 히포크라테스적 원칙(1장의 핵심개념)과 사회적 유용성(7장의 핵심개념)은 단일 원칙 이론들의 두 실례들이다.

- **주관적인 기준(Subjective standard)**

  개별 환자가 알기 원하거나 중요성을 발견하게 될 것을 의사가 알리도록 요구하는 정보에 근거한 동의를 위한 기준이다.

- **치료적 특권(Therapeutic privilege)**

  의사가 믿기에 환자에게 해롭거나 화나게 할 정보를 보류할 때 히포크라테스적 의사가 주장하게 될 특권이다.

- **진실(Veracity)**

  그들이 진실되게 의사소통하는 것을 포함하고 부정직을 피하는 한 행위나 규칙들이 도덕적으로 옳다고 주장하는 형식주의 또는 의무론적 도덕 원칙이다.

참고문헌

American Medical Association. 1981. *Current Opinions of the Judicial Council of the American Medical Association*. Chicago: American Medical Association.

American Medical Association, Council on Ethical and Judicial Affairs. 1994. *Code of Medical Ethics: Current Opinions with Annotations*. Chicago: American Medical Association.

American Medical Association, Council on Ethical and Judicial Affairs. 1996. *Code of Medical Ethics: Current Opinions with Annotations*. 1996-1997 Edition. Chicago: American Medical Association.

American Medical Association, Judicial Council. 1984. *Current Opinions of the Judicial Council of the American Medical Association -1984: Including the Principles of Medical Ethics and Rules of the Judicial Council*. Chicago: American Medical Association.

Beauchamp, Tom L., and James F. Childress, eds. 1994. *Principles of Biomedical Ethics*, 4th ed. New York: Oxford University Press.

Benjamin, Martin. 1985. "Lay Obligations in Professional Relations." *Journal of Medicine and Philosophy* 10:85-103.

Berkey vs. Anderson. 1Cal. App. 3d 790. 82 Cal. Rptr. 67 (1969).

Bleich, J. David. 1979. "The Obligation to Heal in the Judaic Tradition: A Comparative Analysis." Pages 1-44 in *Jewish Bioethics*, edited by Fred Ronser and J. David Bleich. New York: Sanhedrin Press.

Brody, Brauch. 1988. *Life and Death Decision Making*. New York: Oxford University Press.

Canterbury vs. Spence. 464 F. 2d 772, 150 U.S. App. D.C.263 (1972).

Cobbs vs. Grant. 502 P.2d 1 (Cal. 1972).

DeGrazia, David. 1992. "Moving Forward in Bioethical Theory: Theories, Cases, and Specified Principlism." *Journal of Medicine and Philosophy* 17: 511-539.

Faden, Ruth R., Catherine Becker, Carol Lewis, John Feeman, and Alan I. Faden. 1981. "Disclosure of Information to Patients" in *Medical Care* 19, No. 7(July 19): 718-733.

Fletcher, Joseph. 1954. *Morals and Medicine*. Boston: Beacon Press.

Kant, Immanuel. 1909. "On the Supposed Right to Tell Lies from Benevolent Motives." Translated by Thomas Kingsmill Abbott and reprinted in *Kant's Critique of Pure Reason and Other Works on the Theory of Ethics*. London: Longmans, pp. 361-365. [Originally published in 1797.]

Kant, Immanuel. 1964. *Groundwork of the Metaphysic of Morals*, translated by H.J.Paton. New York: Harper and Row. [Originally published in 1785.]

Macklin, Ruth. "Moral Concerns and Appeals to Rights and Duties." 1976. *Hastings Center Report 6*, No. 5: 31-38.

Meyer, Bernard C. 1968. "Truth and the Physician." Pages 159-177 in *Ethical Issues in Medicine*, edited by E. Fuller Torrey. Boston: Little Brown.

Natanson vs. Kline. 186 Kan. 393, 350 P.2d 1093(1960).

Navack, Dennis H., Robin Plumer, Raymond L. Smith, Herbert Ochitill, Gary R. Morrow, and John M. Bennett. 1979. "Changes in Physicians' Attitudes toward Telling the Cancer Patient." *Journal of the American Medical Association* 241(March): 897-900.

Oken, Donald. 1961. "What to Tell Cancer Patients: A Study of Medical Attitude." *Journal of the American Medical Association* 175(April 1): 1120-1128.

Rawls, John. 1971. *A Theory of Justice*. Cambridge, Mass.: Harvard University Press.

Richardson, Henry S. 1990. "specifying Norms As a Way to Resolve Concrete Ethical Problems." *Philosophy and Public Affairs* 19: 279-310.

Ross, W. D. 1939. *The Right and the Good*. Oxford: Oxford University Press.

Veatch, Robert M. 1981. *A Theory of Medical Ethics*. New York: Basic Books.

Veatch, Robert M. 1991. "The Concept of 'Medical Indications.'" Pages 54-62 in *The Patient-Physician Relation: The Patient As Partner, Part 2*. Bloomington, Ind.: Indiana University Press.

Veatch, Robert M. 1995. "Resolving Conflict among Principles: Ranking, Balancing, and Specifying." *Kennedy Institute of Ethics Journal* 5(September): 199-218.

5장

살인회피의 원칙

인격존중 개념과 연관된 네 번째 요소는 최근 의료윤리에서 가장 열띤 논쟁을 일으켰다. 건강관리 전문가들뿐만 아니라 수많은 종교와 철학 주석가들은 인간은 생명이 인간 자신의 손에 의해서는 취해지지 않아야 할 것을 요구하는 도덕적 지위를 소유한다고 주장해왔다. 이러한 견해는 종종 생명은 신성하며, 즉 어떤 대가를 치르더라도 보존되어야 하고 살인은 반드시 삼가야 하는 것으로 표현된다. 우리는 이러한 개념을 살인회피의 원칙으로 언급하여 다양한 형식들 간의 차이점들을 검토할 것이다.

인격존중의 항목(rubric)하에서 이전의 원칙들(신실, 자율, 그리고 진실의 원칙들)을 검토할 때, 우리는 환자들 편에서의 선행과 악행금지의 결과주의적 윤리(선을 행하고 악을 방지하는)가 권리와 의무의 윤리와 갈등하게 됨을 보게 된다.

죽음과 죽어감에 대한 윤리는 최근 들어 죽음의 의미가 정확하게 무엇인가와 같은 중요한 논쟁을 포함하게 되었다. 소위 죽음판정의 논쟁(definition-of-death debate)은 뇌사판정(brain-oriented definition of death)을 지지하는 전환을 유도해왔다. 이러한 논의들은 2장에서 언급했다.

여기에서 우리는 불치병을 앓고 있지만 죽음의 법적 정의에 근거해서는 여전히 살아 있는 환자들을 어떻게 다룰 것인가에 대한 질문을 다루고자 한다. 그의 생명을 지속하는 것이 필연적인지에 대한 의문을 일으키는, 아직은 살아 있지만 회복 불가능한 질병을 가진 환자가 있다고 가정해보자. 이러한 사례는 죽임(killing), 죽도록 허용함(allowing to die), 치료를 보류함(forgoing treatment), 그리고 특수한 수단들(extraordinary means)과 같은 용어의 의미를 설명하도록 요구한다. 또한 자비를 위한 적극적인 살인과 환자가 죽도록 허용하기 위해 치료를 보류하는 것이 가능한지, 그리고 만약 받아들일 수 있는 선택으로 평가된다면 어떤 치료만이 보류될 수 있는가를 포함하는 윤리적 질문들을 해명하도록 요구한다. 여기에서 우리는 불치병(critically ill)에 대한 치료의 윤리와 직면하게 된다. 이것을 토론하기 위해서 우리는 핵심적인 네 가지 문제의 차이점을 밝혀야 한다. 즉, 적극적인 죽임과 죽도록 허용하는 것의 차이, 치료를 철회하는 것과 치료를 보류하는 것의 차이, 직접적인 죽임과 간접적인 죽임의 차이, 그리고 일상적인 수단과 특수한 수단의 차이이다.

〈표 5.1〉 죽음과 죽어감의 네 가지 기본적 차이점

1. 적극적인 죽임 vs. 죽도록 허용함(작위 vs. 부작위)
2. 철회 vs. 보류(중지 vs. 시작하지 않기)
3. 직접적 죽임 vs. 간접적 죽임
4. 일상적 수단 vs. 특수한 수단

1. 적극적인 죽임 vs. 죽도록 허용함

첫 번째 차이는 환자를 적극적으로 죽이는 것과 치료를 보류함으로써 단순히 환자가 죽도록 허용하는 것 사이의 차이이다. 이러한 차이는 의료계에서 폭넓게 받아들여진다(표 5.2).

우리는 환자를 적극적으로 죽이는 것과 환자를 단순하게 죽도록 방치하는 것 사이에는 다소 도덕적 차이가 존재한다고 믿는다. 미국의료협회(AMA, 1996: 55), 로만 가톨릭 도덕신학(신앙 교리를 위한 신성한 회의, 1980), 미국의 대통령 자문위원회(1983)도 이러한 도덕적 차이를 인정해왔다.

〈표 5.2〉 적극적 죽임 vs. 생명연장의 중단(행위 vs. 부작위)

죽이는 행위는 도덕적으로 그릇된 반면 생명연장을 보류하는 것은 상황에 따라 수용될 수도 있다.	
이 차이를 인정하는 경향의 전통들 • 미국의료협회 • 로만 가톨릭 • 의료와 생명의료와 행위 연구에서의 윤리 문제의 연구를 위한 대통령 자문위원회	죽임과 생명연장의 중단 사이를 구분하지 않는 전통들 • 적극적 안락사를 지지하는 단체들 • 유대교 • 생명권을 주장하는 단체들

정통 유대교는 죽임과 생명연장의 중단 사이의 도덕적 차이를 받아들

이지 않는다. 유대교에서 환자를 죽도록 방치하는 것은 적극적인 죽임과 마찬가지로 생명의 신성함을 모독하는 것이다(Bleich, 1979). 산소호흡기(ventilator)를 빼거나 어떤 다른 치료를 보류하려는 추천을 수용하지 않는 정통적 유대교 환자는 모든 생명은 신으로부터 받은 선물이며, 비록 짧은 기간이라 할지라도 보존되어야 한다는 전통적인 유대적 입장을 표명하고 있다. 오직 환자가 소멸해갈 때에야 비로소, 전통적 탈무드 학자들은 생명유지의 종결을 인정할 것이다. 이러한 경우 그것은 사실상 환자를 위한 신의 계획에 대한 방해가 아니라 도덕적 의무가 된다.

1) 적극적인 죽임과 죽도록 허용함의 구분

(1) 적극적인 죽임과 죽도록 허용함 사이를 구분하는 불명확한 논증

양자 사이에는 실제로 확실한 차이가 있을까? 그 차이에 대한 논증은 별다른 의미가 없다(표 5.3). 예를 들어, 환자를 죽이는 것은 환자를 죽도록 방치하는 것과는 도덕적으로 매우 다르다고 직관적으로 느낀다는 논증은 실제로 도덕적 차이를 증명할 수는 없다. 그것은 사람들이 죽도록 방치하는 것보다는 적극적으로 죽이는 것이 더 나쁘다고 평생 배워왔기 때문에 다르게 느끼는 것일 뿐이다. 만약 차이가 있다고 생각하는 사람들에 의해 그 감정이 수년 동안 학습되어왔다면, 그러한 감정은 실제로 차이가 존재한다는 증거로 사용될 수는 없다. 감정을 증거로 인용하는 것은 단순한 순환논리일 뿐이다.

불명확한 논증	불명확한 근거
직관적으로 다르다고 느낀다.	우리가 항상 도덕적으로 다르다고 배워왔기 때문에 다르다고 느낀다.
적극적인 죽임은 불법이다. 그러나 치료를 중단하는 것은 합법적이다.	합법적인 것과 불법적인 것이 있다는 사실은 도덕적 차이가 있다거나 합법적인 것이 있어야 함을 성립시키지는 않는다.
적극적인 죽임은 의사의 역할을 바꾸게 될 것이다.	의사들은 살인자가 될 필요는 없다.

둘째로, 적극적인 죽임은 거의 모든 사법권에서 때때로 불법으로 언급되지만, 죽도록 방치함은 어디에서든 합법적이며, 적어도 어떤 조건하에서는 합법적이다. 네덜란드에는, 만약 의사가 동의된 규칙에 따랐다면, 적극적인 죽임으로 인해 조사받지 않아도 된다는 검찰관과 의료 전문가 사이의 중재가 존재한다. 그러나 환자의 지속적이고 자발적인 요구가 있더라도 적극적인 죽임은 여전히 불법이다. 1995년 호주의 북부지역은 세계 최초로 자비로운 적극적인 죽임을 합법화하였으나, 국가 입법부에 의해 번복되었다. 1999년까지 불치병에 대한 모종의 적극적인 죽임이 표면적으로 합법화된 유일한 지역은 오리건 주였고, 이 법은 지속적인 법의 도전으로 요청에 의한 살인은 금지하고 의사조력자살만을 합법화하였다(이에 대한 논의는 다음 장에서 토론할 것이다).

법에 상관없이, 어떤 것이 윤리적인 것인가를 결정하기 위해, 법의 진술만을 사용할 수는 없다. 옳은 법을 통과시키려는 사법부 종사자를 상상해보라. 그는 그것이 불법이기 때문에 불법에 머물러 있어야 한다고 주장할 수는 없다. 어떤 사람들은 그 법이 바뀔 때가 되었지만, 먼저 그 법을 수정할 근거를 결정해야 한다고 주장한다.

셋째, 만약 의사에게 적극적으로 죽이는 것이 허락된다면, 의사들의 역할은 불치병 환자를 단순히 죽도록 허용하는 것과는 근본적으로 다른 방식으로 바뀌기 때문에 적극적인 죽임은 때때로 죽게 내버려둠과는 다르다고 주장된다. 그러나 합법화되지 않은 채로 적극적인 죽임을 윤리적으로 승인하는 것이 이론적으로 가능하게 될 것이다. 의사의 참여를 금지하면서도 적극적인 죽임이 합법화될 수 있다. 우리는 의사의 참여를 금지하면서 다른 사람이나 집단에게 안락사의 역할을 맡기는 노동의 분화를 주장할 수 있다. 따라서 의사의 역할에 대한 충격에 대해서 무엇을 생각하든지 간에, 그 문제는 자비를 위한 적극적인 살인자의 역할로부터 분리될 수 있다. 우리는 적극적인 살인을 허락하지만 적극적인 살인 과정으로부터 어떤 특정 역할을 피하게 하는 도덕 판단을 할 수 있다. 만약 의사의 역할이 치료이며, 그러한 치료는 살인과 양립할 수 없다고 믿는다면, 우리는 '이러한 특정 역할에서 아무도 살인할 수는 없지만, 특정인은 죽일 수 있어야 한다'라고 말할 것이다. 마찬가지로 만약 자비를 위한 적극적인 살인이 합법화된다면, 실제적으로 우리는 특정한 다른 사회적 역할에서 사람들을 배제시키려 할 것이다. 실례로, 초등학교 교사들은 그들을 안락사 종사자들(euthanizers)로 부업하도록 허용하는 데 대해 미학적으로 그리고 실제적으로 곤란해 할 책임을 가진다.

(2) 적극적인 죽임과 죽도록 방치함의 구분에 대해 찬성 혹은 반대하는 결과주의적 논증

작위(commission)와 부작위(ommission) 사이의 구분을 실제로 입증할 수 있는 주장이 있을까? 먼저 결과주의적 논증을 보자. 결과주의적 논증은 한편으로는 시한부 환자는 적극적으로 죽이든지 단순히 죽도록 하든지 간에, 그 결과는 동일하다고 말한다. 어느 쪽이든 간에 환자는 곧 죽게 되며, 실제로 어떤 차이도 없다. 다른 결과주의자들은 원점으로 돌아가서 차이에 대한 결과에 기초한 논증이 있다고 말한다. 만약 우리가 적극적 살인을 계속적으로 금지하고 치료의 유보만을 허락하기보다는 차라리 적극적 살인을 허용한다면, 사회에 대한 결과는 실제로 더 나쁘게 된다고 그들은 주장한다. 그것은 경험적인 문제이다. 만약 우리가 적극적인 살인을 합법화한다면, 세상이 어떻게 되겠는가? 죽지 않아야 할 사람들이 죽게 되는 것과 같은 부작용이 있을까?

네덜란드에서는 지난 수년 동안, 의료 전문가와 법률 시행자 간에 모종의 합의가 있어 왔다. 비록 의사가 적극적으로 환자를 죽이는 것은 불법이지만, 만약 의사가 타당한 절차에 따랐다면 조사받지 않는다.[1] 여기서 타당한 절차는 충분한 정보제공과 환자의 자유로운 선택에 의한 지속적이고 자발적인 요구, 다른 의사들의 조언, 그리고 그 죽음을 안락사로 보고하는 것 등을 포함한다.

일련의 중요한 연구가 렘멜링크 위원회(Remmelink Commission)에 의해 행해졌는데, 이 단체는 의사의 적극적인 안락사를 위한 네덜란드식 관용(Dutch tolerance)의 효과를 조사하기 위해 세워진 정부 위원회이다.[2] 그 위원회는 12개월 동안 생명을 종결짓는 의사의 개입 횟수를 최고로 평가했다. 네덜란드에서는 안락사를 지속적이고도 자발적인 요구 이후에 환자

---

1) 조사를 피하는 다양한 가이드라인에 대한 언급들은 "안락사에 대한 네덜란드 주 의회의 마지막 보고서: 영어 요약문", *Bioethics*, 2권(1987): 163-174; H. J. J. Leenen, "존엄사: 네덜란드에서 안락사 영역에서 발전", *Medical Law* 8(1989): 517-526; 그리고 M. A. M. De Wachter, "네덜란드에서의 적극적 안락사", *Journal of the American Medical Association* 262(1989): 3316-3319에 있다.

2) 네덜란드 복지부(Ministry of Welfare), 건강문화부(Health and Cultural Affairs, 1992) 또한 van der Maas 외 1991을 보라.

를 죽이기 위한 의사의 개입이라고 정의한다. 이 보고서에서는 해당 연도에서 2,300건의 의사의 개입이 있었다고 평가했다. 이 숫자는 400여 건의 조력자살을 포함하지 않았는데, 그것들은 네덜란드에서는 이미 합법적인 것으로 간주되었다. 놀라운 사실은 위원회가 1,000건의 추가적인 생명을 종결시키는 행위들이 결정능력이 있는(competent) 환자로부터 명백하고도 지속적인 요구 없이 시행되었다고 평가했다(네덜란드 복지부, 건강문화부, 1992)는 점이다. 그래서 의사들에 의해 생명을 종결시키는 개입에서 약 3분의 1은 조정의 약정에 따르지 않았는데, 그 약정은 환자로부터의 요구는 자발적이며 지속적이어야 한다는 내용을 포함하고 있다. 위원회는 또한 적극적으로 생명을 종결시키는 데 의사들에 의해서 의료적 조력을 제공한 전체 3,724건 중에서 오직 486건만이 사망 증명서(death certificates)에 보고된 사실을 발견했다. 최종 결과는 환자를 죽도록 의사가 적극적으로 조력한 행위의 16%만이 완벽한 동의하에서 이루어졌다는 것이다. 네덜란드에서 적극적인 안락사의 유사 합법화가 의사에 의한 비자의적 · 비합법적인 살인의 수를 증가시켰는지를 알 수는 없지만, 법에 대해 비판적인 사람들은 자발적인 자비사(voluntary mercy killing)가 수용될 때, 비자의적인 죽음의 수는 증가하게 된다고 주장한다.

(3) 의사결정능력이 없는 환자를 위한 함축으로부터의 논증

앞에서 우리는 자비를 위한 적극적인 살인을 수용하는 실제적이고 장기간의 결과들이 의사결정능력이 없는 자들과 죽임당하기를 요청하지 않았던 자들에 대한 적극적인 살인에는 더 큰 관용이 된다는 논증을 검토했다. 적극적인 살인을 인정하는 수많은 찬성론자들은 이러한 문제를 인식하고 매우 제한된 부류에 한해서 적극적인 자비사가 허용된다는 그들의 정책 입안을 확증하기 위해 많은 노력을 기울였다. 그들은 환자가 결정능력이 있는 동안 자발적인 요구를 하고, 환자의 의사결정능력과 자발적 선택뿐만 아니라 진단서를 다른 의사에 의해 통상적으로 확인받음으로써 환자가 불치병임이 확인되어야 한다고 주장한다. 그러나 그들의 안전장치는 적극적인 살인이 생명유지의 철회와 도덕적으로 동일하다고 주장하는 사람들에게는 예상치 못한 함축을 갖게 된다. 그러한 함축들은 안전장치를 위한 기준을 충족시킬 수 없는 그룹들을 고려할 때 밝혀진다.

이러한 집단은 말기 치료(terminal care)에 대한 의사를 표현할 능력이 결코 없는 환자를 포함한다. (우리는 다음 장에서 그러한 사례와 연관된 주제를 검토할 것이다.) 그들의 문제는 작위(commission)와 부작위(ommission) 사이의 차이를 주장하는 것이 정당화될 수 있는가와 밀접하게 연관된다. 만약 적극적인 죽임과 죽도록 내버려둠 사이에 차이점이 없다고 주장하는 사람이 지지를 얻는다면, 그리고 만약 환자가 연명(치료)을 보류할 것인지 아니면 적극적인 자비사를 할 것인지에 대해 의사결정능력을 갖고서 자발적으로 요구해야 한다는 주장에 의해 자신들의 견해가 지지를 얻는다면, 고통받고 있는 의사결정능력이 없는 환자들은 궁지에 빠지게 될 것이다. 다음 장에서 자세히 다룰 것이지만, 대부분의 주석가들은 의사결정능력을 가진 환자들에게 적용했던 동일한 기준에 근거하여 의사결정능력이 없는 환자로부터 생명연장의 철회가 도덕적으로 정당화될 수 있다고 동의한다. 그러나 만약 작위와 부작위 사이에 차이가 없다면, 작위와 부작위를 수용하는 시기를 결정할 다른 기준을 사용할 근거 또한 사라지게 된다. 만약 환자가 결정능력이 있고 시한부이고 죽음으로 유도되는 행위를 자발적으로 요구할 때에만, 적극적이고 자비로운 살인이 정당화될 수 있다는 관점에 얽매인다면, 그리고 만약 동일 기준이 부작위에도 적용된다면, 의사결정능력이 없는 환자로부터 생명유지장치의 제거는 용납되지 않는다. 사실, 심지어 불치병이 아닌 의사결정능력을 가진 환자로부터 생명연장을 철회하는 것도 용납될 수 없다. 작위는 말기이고 의사결정능력이 있는 환자들만을 위한 것이라는 믿음과 결합된 작위와 무작위 사이에는 차이가 없다는 전제는 의사결정능력이 없지만 말기가 아닌 환자들에 대하여 적극적인 살인을 방지할 뿐만 아니라 생명연장 보류에서 기인하는 안도감마저 없도록 방치한다. 그들은 작위와 부작위 사이의 차이가 없다는 전제의 논리에 의해 비판받았다. 자비를 위한 적극적인 살인의 옹호자들을 위한 유일한 다른 선택은 환자가 의사결정능력을 가진 것으로 자격을 부여한 이후 말기이고 자발적으로 죽기를 요구할 때에만 적극적인 살인이 용납된다는 그들의 믿음을 바꾸는 것이다. 사실, 수많은 양심적인 자비를 위한 적극적인 살인의 옹호자들은 말기이고 의사능력이 있는 환자들에게 그러한 살인을 제한할 논리적 방법이 없다는 사실을 알고 있다. 고통에 직면한 데 대한 동일한 동정심은 마찬가지로 말기가 아니며 의사결정능력이 없는 환자들을 위해서도 자비사를 제공할 수 있다. 만약 적극적인 죽임과 죽도록 내버려둠 사이에 차이가 없다면, 양자는 누구에게나 받아들여지거나 아니면 치유 가능하며 의사결정능력이 없는 환자를 위해서도 받아들여질 수 없다. 이러한 논리는 비록 그 차이를 주장하기 어렵더라도, 무언가 반드시 차이가 있다고 결론짓도록 유도한다. 두 개의 다른 논증은 적극적인 살인과 죽도록 내버려둠 사이의 차이를 확증하는 시도를 우선시해왔다.

(4) 살인회피의 원칙으로부터의 논증

적극적인 죽임과 죽도록 내버려둠의 전통적인 차이를 지지하는 세 번째 논증은 살인회피의 원칙이 있다는 믿음에 기초한다. 이 관점에 의하면, 인간을 죽이는 것은 본질적으로 즉견적(prima facie)인 잘못이 된다. (이 원리가 인간 이외의 종에게도 확장되는지의 여부는 2장에서 제기된 문제였다. 2장에서 우리는 그들을 죽이는 것이 잘못이 되는 온전한 도덕적 지위를 지닌 존재가 누구인가에 대해 명확하게 다루었다.)

살인회피의 원칙은 '인격존중'의 네 번째 부분이다. 이 관점에 따르면, 자율성이나 진실 또는 신의를 깨뜨리는 것이 본질적으로 즉견적인 잘못임과 마찬가지로, 인간을 죽이는 것은 비록 그것이 죽임당하는 자의 이익이 된다고 가정하더라도, 그리고 죽임당하는 자가 자발적으로 죽기를 요구하더라도, 도덕적으로는 잘못이다. 이것은 유대교와 고대 기독교에서 주장된 입장이다. 또한 이슬람교, 불교, 힌두교도 마찬가지이다. 또한 마르크스주의자들과 많은 의사들을 포함한 세속 사상가들에 의해서도 수용되는 견해이다.

살인회피를 위한 이러한 서약에 대한 몇몇 해석들은 모든 인간 생명을 신성한 것으로 다루는 데까지 확장되었다. 그리하여 적극적으로 죽이는 것뿐 아니라 어떠한 방지할 수 있는 죽음이 발생하도록 허용하는 것도 잘못이 된다. 이러한 형식에서 종종 이러한 입장은 생명에 대한 신성함의 원칙으로 언급된다. 이 원칙을 지지하는 사람들은 모든 생명은 신성하며 어떠한 경우에도 반드시 보존되어야 한다고 믿는다.

그러나 그러한 관점을 문자적으로 다루면 지나치게 엄격한 요건을 요구하게 된다. 이러한 요구는 불치병과 혼수상태의 생명을 가능한 오랫동안 지속시키고, 전쟁과 폭력뿐 아니라 기근과 자연재해 가운데서 모든 죽음을 방지하기 위해 적극적으로 개입하는 것이다. 대부분의 사람들은 방지하기가 요원하고 어려운 모든 죽음을 방지하려는 것은 엄격한 의미에서 개인의 도덕적 의무는 아니라고 믿는다. 그들은 죽음의 자연스러움을 받아들이지만, 살인회피의 원칙을 최소한 즉견적인 죽음을 재촉할 어떤 행위도 도덕적으로 찬성하지 않는 것으로 해석한다. 만약 이러한 살인회피의 원칙이 오직 죽음을 재촉하는 적극적인 개입에만 적용된다면, 적극적인 죽임(작위)과 부작위 사이의 차이를 구분하기 위한 근거가 된다.

죽음에 이르게 하는 어떤 부작위도 도덕적 잘못임에 분명하다. 생명을 구하려는 확고한 의무(affirmative duty)를 갖고 있지만, 생명을 구하는 데 실패한 사람은 일부의 도덕 원칙을 어기게 된다. 자신의 자녀를 양육하는 데 실패한 부모나 생명을 구할 수 있는 기본적인 응급처치를 제공하는 데 실패한 응급실 의사는 적극적으로 행할 특정 의무를 어기게 되는 것이다. 아마도 그러한 실패는 충실의 원칙을 위반한 것으로 볼 수 있는데, 즉 신용관계에서의 실패인 것이다. 하지만 그들은 살인회피의 원칙을 위반한 것은 아니다.

(5) 자율성으로부터의 논증

환자의 죽음을 초래한 작위와 부작위가 도덕적으로 다르다고 주장하는 사람들의 네 번째 방식이 있다. 이것은 자율성과 정보에 근거한 동의에 기초한 논증이라고 부를 수 있다. 이러한 관점의 옹호자들은 환자나 대리인의 요구대로 죽도록 내버려둠은 자율성을 존중하는 요구이기 때문에 항상 즉견적으로 옳다고 지적한다. 반면, 자율성은 의사가 환자를 죽이는 것을 요구하지는 않는다. 자율성은 타인의 생명 계획에 간섭하지 말 것을 요구하는 윤리적 원칙이다. 자율성은 생명 계획을 추진하라고 요구하지 않는다. 자율성은 오직 소극적이거나 자유, 권리 또는 홀로 내버려둠의 권리, 자신의 선택 행위에서 자유로워지는 것들과 연관된다. 자율성은 자신의 계획을 수행하는 데 필요한 재화나 서비스나 자원들을 요구하게 되는데, 적극성(positive), 자격(entitlement), 권리를 포함하지 않는다. 최소한 법에서, 많은 자유권들은 권리에 자격을 부여하지 않는다. 4장에서 고찰한 바와 같이 여성이 법적으로 낙태할 자유권을 갖고 있으나, 낙태할 필연적인 자격은 없다. 그러므로 이러한 관점에 따르면 작위와는 달리, 부작위는 자율성의 원칙에 의해 규정된다는 점에서 도덕적으로 작위와는 다르다.

2) 의사조력자살을 위한 새로운 법적 발의들

(1) 조력자살의 요청에 근거한 살인을 구별함

최근에 죽음을 재촉하려는 보다 적극적인 개입을 지지하는 사람들은 추가적인 개념적 차이를 규명해냈다. 그들은 한 사람이 단순히 한 개인의 자살을 조력하는 경우와 그 사람의 요구에 따라 다른 사람을 적극적으로 죽게 하는 경우를 분리시켰다. 그들이 주장하는 요지는 조력자가 죽음을 유발하는 마지막 순간에 관여하는가의 여부이다. 이러한 구분에 기초하여 치사량의 약물을 투여하는 것은 살해가 된다. [만약 환자의 요구로 행해진다면, 그것은 요청에 의한 살인(homicide on request)이라 명명될 것이다.] 한편 환자가 섭취한 약의 경구투입 형태의 처방은 마지막 핵심 단계(약을 먹는)가 환자에 의해 이뤄지기 때문에 조력자살로 간주될 것이다. 1990년대에는 조력이 의사에 의해 제공될 때와 조력을 요구해온 정신적으로 의사결정능력을 가진 말기 환자에게 조력이 제공될 때 조력자살의 합법화를 시도하려는 의미심장한 운동이 있었다. 도덕 논증의 부분은 만약 그 사례가 조력을 위한 문서화된 요구를 갖고 있는 말기 질환으로 인정된 환자로 제한된다면, 그리고 그 환자가 육체적으로 죽음을 초래하는 핵심 단계를 취해야 한다면, 오용의 위험성은 줄어들게 된다.

(2) 주도적인 간청

의사조력자살의 윤리는 21세기의 주요한 이슈가 될 것이다. 잭 케보키안의 자살기계는 단순한 전조였다. 미시간 대법원은 자살조력 금지 법안은 헌법에 위배되지 않는 것으로 확정했다(People vs. Kevorkian, 1994). 1991년 워싱턴의 한 주에서의 주도적인 119 방침은 의사조력자살을 합법화하는 최근의 첫 번째 시도였다. 이것은 간청에 의한 무기명 투표로 주도되었다. 그것은 통과되지 않았지만, 투표자의 46%를 얻었고 앞으로 도래할 일에 대한 표식이었다(Mcgough, 1993). 1991년에 다른 시민들에 의하여 캘리포니아에서 시도되어서 동일하게 진행되었다(Capron, 1993).

1994년에 오리건은 의사결정능력을 가진 말기 환자의 자살에 의사의 조력을 합법화하는 주민투표가 근소한 차이로 통과되었다(오리건 존엄사법, 1994). 그 결과는 재심에 회부되었다. 만약 그러한 주도성이 추가적인 법적 소송들을 지속시킨다면, 미국에서 자살에 대한 의사의 참여를 합법화하는 첫 번째 법이 될 것이다. 그 내용은 아직 의사에 의한 적극적인 살인을 합법화하지는 않고, 오직 정보와 처방 등을 제공하는 조력만을 합법화하였다.

(3) 의사조력 금지에 대한 두 가지 법적 소송

오리건 주민이 자살에서 의사의 조력을 합법화하는 주민투표를 추진하는 동안, 두 법정은 왜 의사조력을 금지하는 주법(state laws)이 헌법에 위배되는가에 대한 이유를 임시로 찾아냈다. 첫 번째는 1996년 3월 9일에 미국의 연방 헌법재판위원회(The U.S. Court of Appeals for the Ninth Circuit)는 의사의 자살조력을 금지하는 워싱턴 법이 헌법에 위배된다고 판결했다. 비록 이 판결은 후일에 미 연방 대법원에 의해 번복되었지만, 그 주장은 검토할 가치가 있다. 헌법재판위원회는 자살에서의 의사조력의 금지는 헌법적으로는 수호되어야 할 자유(의사조력자살을 할 자유)에 대한 침해라고 판결했다(compassion in dying vs. washington).

1996년 4월 12일 두 번째 헌법재판위원회는 유사한 효과의 판결을 공표했는데, 의사조력자살에 대한 금지는 헌법의 평등한 보호구절을 위반하는 것이라고 천명했다(Quill et al. vs. Vacco et al.). 이 사례에서의 근거는 생명유지를 종결시킴으로써 그들의 생명을 끝내려는 사람들은 그렇게 할 법적 권리를 가지며 의사조력자살을 금지하는 것은 조력자살을 선호하는 자들을 불평등하게 취급하는 데 있다.

자살에서의 의사조력의 윤리는 도덕적이고 공적인 정치 논쟁을 위한 의제(agenda)의 사각지대에 있다. 제기된 논의 가운데 하나는 자살에서 의사의 조력과 자비를 위한 의사의 살인 사이에 어떤 원칙적인 차이점이 있는가 하는 것이다. 많은 사람들은, 만약 의사가 환자의 자살조력에서 도덕적으로 법적으로 합법적인 주장을 한다면, 동일한 이유로 실제로 치사 행위를 하는 데 개입할 수 있다(예를 들어, 치사량의 진정제를 주사함으로써)고 주장한다. 실례로 정신은 멀쩡하지만 질병으로 인해 움직일 수 없어서 자신의 의지로 어떤 행위도 할 수 없는 환자를 상상해보자. 만약 자살조력을 원하는 자가 생명유지만을 거부하는 자들과 동등하게 보호받을 가치가 있다는 점에 관심을 둔다면, 움직일 수 없는 환자(예로 ALS[3]를 찬 환자)는 정당하게 의사에게서 치사 행위를 제공받게 될 것이다. 이 환자는 의사의 정보 제공과 의사가 실제로 주사를 놓는 것과 같은 도움을 받을 권리를 갖게 된다. 왜냐하면 환자는 스스로 치사의 투약을 할 수 없기 때문이다.

적극적인 안락사와 단순한 조력자살을 구분하는 실제적인 논쟁이 남았다. 만약 우리가 남용의 가능성과 어려운 환자들에게 자신의 생명을 종결하라고 무책임하게 압박하려는 의사들을 염두에 둔다면, 환자가 자신의 생명 종결에서 결정적인 단계를 적극적으로 스스로 취하려는 요구를 지지하는 것은 이해가 된다. 물론 어떤 사람들은 심지어 의사조력을 허용하는 것이 환자가 자살하도록 압력을 받게 될 위험이 있다고 생각한다. 케보키안을 지적하면서 어떤 사람들은 많은 의사들의 인격성은 그들 자신의 손을 거쳐야 할 문제로 보면서 적극적인 개입을 준비하고 있다고 염려한다. 이것은 환자가 기도가 막혔을 때 생명을 살리기 위해 즉각적이고, 적극적인 개입을 필요로 하는 응급실에는 이상적인 인격성이라고

---

3)　abdominal sac, 복강주머니

할 수 있지만, 삶의 종결을 기다리는 불치병 환자들에게는 잘못된 인격성일 수 있다.

그러한 개입을 반대하는 대다수는 살인회피의 원칙이나 생명의 신성함의 교리에 기반을 둔 윤리적 근거로 반대한다. 그들은 남용을 최소화할 실용적인 점검이 사안을 결정하는 데 적절하다고 설득될 것 같지는 않다. 모든 적극적인 살인(요청에 의한 살인과 조력자살 모두)과 단순히 죽도록 내버려둠 사이의 차이를 지속적으로 주장하는 사람들은 자율성이 부여하는 소극적인 권리와 그 차이를 넘어서는 적극적인 권리의 차이에 호소할 것이다. 적극적인 생명 종결 개입의 합법화 문제는 논쟁의 여지가 있는 것으로 보인다.

2. 중지 vs. 시작하지 않기

작위와 부작위 사이의 기본적인 차이 이외에, 두 번째 차이는 죽어가는 사람에 대한 치료의 윤리에서 어려움이 발생된다. 우선 시작하는 것을 피하는 것보다 이미 시작한 치료를 철회하는 것이 도덕적으로 잘못이라고 느끼는 것이 일반적이다. 의사와 간호사가 그러한 느낌을 갖게 되는 이유는 이해할 만하다. 육체적으로 호흡기나 다른 치료를 철회하는 자들에게는 그들이 공기색전[4]을 주사하는 것과 마찬가지로 그들이 적극적인 살인을 행하고 있는 것처럼 심리적으로 느끼게 된다. 그러나 그것이 실제적 문제로서이거나 또는 만약 선을 긋기 위한 도덕적 기반이 부정적인 권리(홀로 남겨질 권리)로서 자율성으로 파생되는 것과 긍정적인 권리에 기반을 둔 것 사이에 있다면 의미가 없다. 만약 그것이 소용 없다면 치료를 시도하는 정책을 따르는 것과 철회하는 것이 더 현명해 보인다.

법은 치료를 중단하는 것을 '치료를 보류하는 것'으로 간주한다. 즉,

---

4)　역주, 공기색전(空氣塞栓, air embolism)은 공기가 어떤 메커니즘으로 혈류 속으로 들어가서 좁은 혈관의 내강(內腔)이 막히게 되는 과정을 말한다. 공기로 막힌 세혈관(細血管)의 영양영역(營養領域)은 혈류가 차단되기 때문에 사망하게 된다. 만약에 공기색전이 심장이나 뇌에서 일어나면 급격한 죽음을 초래하게 된다.

처음부터 시작하지 않는 것과 동일하게 본다. 철회는 적극적인 죽임이 아니라 치료를 중지하는 것으로 간주된다. 자율성 논증은 왜 치료를 중지하는 것이 시작하지 않는 것과 도덕적으로 동일한가를 설명한다. 중지는 치료에 대한 동의가 취소될 때 자율성에 의해 도덕적으로 요구된다. 반대로, 죽임은 환자나 대리자의 자율적인 행위에 의해 결코 강요받지 않는다. 만약 자율성의 원칙이 왜 작위가 부작위와 다른 이유를 먼저 이해하는 데 중요하다면, 왜 치료를 철회하는 것이 부작위가 작위보다 도덕적으로 그럴듯한지를 우리가 이해할 수 있도록 도와야 한다. 이제 작위/부작위의 구분의 합법성을 인식하는 대부분의 주석가들, 법적 판단들, 그리고 병원 정책들은 철회(withdrawing)를 유보(withholding)에 비근한 것으로 분류할 것이다. 그것은 의료와 생명의료와 행위 연구에서 윤리 문제의 연구를 위한 대통령 자문위원회(1983, 73-77)와 다른 집단들(표 5.4)의 입장이다.

〈표 5.4〉 철회 vs. 유보

철회와 유보 사이에 도덕적 차이가 없다고 보는 집단들
• 미국 법정 • 미국의료협회 • 의료와 생명의료와 행위 연구에서 윤리 문제의 연구를 위한 대통령 자문위원회 • 로만 가톨릭 • 탈무드적 유대교

3. 직접 효과와 간접 효과의 구분

　세 번째 구분은 종종 적극적/소극적 또는 작위/부작위의 차이와 혼동된다. 즉, 직접적 효과와 간접적 효과의 구분이다. 이 개념은 때때로 이중효과의 원칙으로 언급된다. 기본 개념은 어떤 상황에서 하나의 행동이 두 개의 효과를 초래할 수 있는데, 하나는 의도된 바람직한 것이며, 다른 하나는 의도하지 않은 바람직하지 않은 효과이다. 이중효과의 원칙은 만약 행위 자체가 비도덕적이지 않다면, 바람직하지 않은 결과가 바람직한 결과의 수단이 아니며, 바람직한 결과가 바람직하지 않은 결과보다 더 많은 양의 선을 충분히 산출했거나 그에 비례할 때 의도하지 않고 바람직하지 않은 효과는 도덕적으로 용납된다고 주장한다. '직접적인' 죽임은 행위자의 의도가 개인의 죽음인 행위(또는 부작위)로부터 기인한다. 환자가 죽기를 원해서 신호에 응답하기를 거부한 간호사는 부작위에 의해 직접적으로 죽이는 것이다.

　죽음과 같은 간접적인 효과는 그 효과가 행위자에 의해 예견되지만, 의도되지는 않고 바람직한 결과에 대한 수단이 아닌 행위(또는 부작위)에 기인한다. 고위험 수술에서 마취사고는 비록 그것이 가능한 결과로 예견될 수 있을 지라도, 반드시 의도되는 것은 아니다. 그러한 경우에서 죽음은 이중효과의 원칙에 동의하는 사람들에 의해 도덕적으로 용인 가능하다.

낙태를 도덕적으로 반대하지만 자궁암을 앓고 있는 임신 여성을 치료하는 의사가 있다고 생각해보자. 임신 여성에게서 암을 가진 자궁을 제거하는 것이 태아의 죽음을 초래하는 것은 자명한 일이다. 그러한 결과는 매우 확실하게 예측할 수 있다. 그럼에도 불구하고, 가톨릭 도덕신학의 주요 교의에 동의한 낙태 반대자들도 비록 그들이 직접적으로 의도된 모든 낙태를 반대하지만, 그러한 죽음은 도덕적으로 용납 가능하다고 본다. 이 경우에서 그들이 태아를 살릴 수 있다면, 그렇게 할 것이다. 하지만 임신 중절이 허용된 태아(previable fetus)의 경우에는 태아를 살리는 것은 불가능하다. 태아의 죽음은 그 행위의 의도된 목적은 아닐 것이다. 직접적으로 의도된 낙태를 반대하지만 자궁 제거를 옹호하는 사람들은 이 경우에 의사는 자궁 제거 행위를 진행한 결과라고 말할 것이다. 의사는 이 행위가 이중효과, 즉 두 개의 결과(하나는 바람직하고 의도된 결과이며, 다른 하나는 바람직하지 않고 예견되었지만 의도되지 않은 결과)를 갖는다고 말할 수 있다.

고통을 경감시킬 목적으로 마약을 제공하는 것은 호흡 약화의 위험뿐 아니라 심지어 죽음의 위험이 있는 것으로 알려졌다. 그것이 예견되었을 지라도 의도되지 않았다면 그러한 죽음은 도덕적으로 용납될 것이다. 만약 죽음의 위험을 피하는 데 진통제가 사용될 수 있다면, 사용될 수 있을 것이다. 로만 가톨릭 교회는 미국의료협회(AMA)와 마찬가지로 모든 직접적인 죽임을 반대한다. 법원은 또한 그 차이를 일반적으로 인정한다.

4. 일반 수단과 특수 수단의 구분

1) 용어의 의미

앞서 차이를 구분했기 때문에, 우리는 치료가 유보되든지 철회되든지 간에 죽음이 직접적으로 의도되지 않은 상황에서 치료의 유보에 관심을 제한할 수 있었다. 우리는 가능한 치료 가운데서 도덕적으로 요구되는 치료를 결정하기 위해 노력할 필요가 있다. 유보되는 것이 용납되는 치료에 대한 전통적 용어는 특수 수단(extraordinary means)이라고 하고, 도덕적으로 요구되는 치료에 대한 용어는 일반 수단(ordinary means)이라고 한다.

그러한 용어는 당혹스럽고 혼란스럽다. 일반 치료와 특수 치료를 구분하는 데는 최소한 세 가지 방식이 있다. 처음 두 가지는 고리타분해서 폭넓게 거절되는 의미이다.

치료는 일상적인(common) 치료와 비일상적인(uncommon) 치료로 분리하여 일상적인 치료를 일반적인 것(ordinary)으로 간주하여 통계적으로 구분할 수 있다. 그것은 일반적이라는 용어의 평범한 의미(normal meaning)인 듯 보인다. 그것들은 또한 단순한 것과 복잡하고, 고도의 기술 개입을 분리시

킴으로써, 기술의 복잡성에 의해 구분될 수 있다.

그러나 구분은 별다른 의미가 없다. 치료가 평범하다는 이유로 모든 환자에게 반드시 도덕적으로 요구되지는 않는다. 어떤 환자에게는 심지어 평범한 과정들이 부적절할 수 있다. 그것들은 아무 목적 없이 사용되거나 또는 환자가 치료 과정에 형편없이 반응할 수도 있다. 마찬가지로 매우 비일상적인 치료 과정들은 일부 환자들에게 맞을 수 있다. 같은 이유로 의료기술이 얼마나 복잡한가를 물음으로써 요구되는 치료를 결정하는 것은 의미가 없다. 어떤 이는 매일 단순한 과정이 일부 환자에게는 맞지 않을 수 있고, 반면 복잡한 고도의 기술이 개입된 치료는 일부 환자에게 요구되는 것과 정확하게 일치할 수도 있다. 의료윤리학자들은 평범하거나 단순한 치료를 의미하는 데 일상의(ordinary)라는 용어를 결코 사용하지 않는다. 그들은 비일상적이거나 복잡한 것을 뜻하는 특수한(extraordinary)이라는 용어도 사용하지 않는다. 오히려 그 용어들은 도덕적으로 요구된(일상적) 것과 도덕적으로 소모용의(특수한) 치료들을 언급하는 데 사용되어 왔다.

현재 '일상의'와 '특수한'과 같은 용어들보다는 구분될 필요가 있는 구별에 대해 내재적으로 규범적인 성격을 더 명확하게 드러내는 용어들로 대체되고 있다. 우리는 점진적으로 단순히 '타당한(appropriate)'과 '타당하지 못한(inappropriate)' 치료를 언급할 것이다. 그러한 용어는 타당성의 기준을 드러내지 않지만, 최소한 치료가 얼마나 평범한지 또한 얼마나 복잡한지에 관한 것이 아님은 분명하다.

이러한 새로운 용어학은 의미의 실제적 변화를 구현하지는 않는다. '일상의'와 '특수한'과 같은 용어들은 이를 사용하는 철학자들과 이론가들 사이에서 동일한 규범적인 의미들을 가진다. 이러한 용어들은 단순히 도덕적으로 요구되거나 적합한 치료와 그렇지 못한 치료만을 언급한다. 핵심 질문은 치료를 타당하게 만드는 기준이 무엇인가 하는 것이다.

2) 도덕적으로 무가치한 치료를 분류하는 기준

(1) 소용없음(Uselessness)

전통적으로 치료가 만약 유용한 목적에 기여하지 않는다면, 도덕적으로 무가치한 것으로 간주되어 왔다. 그러한 판단은 그저 상식적인 것처럼 보인다. 그러나 우리가 다음에서 보는 바와 같이 치료가 유용한 목적에 기여하는지를 알아내는 것은 보기보다 더 복잡하다.

(2) 과도한 부담(Grave Burden)

비록 치료가 생명을 연장시키는 것과 같이 유용한 목적에 기여하더라도, 만약 그것이 과도한 부담을 포함하고 있다면, 여전히 무가치하게 된다. 이 두 가지 기준은 의료와 생명의료와 행위 연구에서 윤리 문제의 연구를 위한 대통령 자문위원회에 의해 인용된다(1983: 84).

가톨릭 도덕신학에서 나온 용어는 교황 비오(Pius) 12세의 생명연장에 관한 언급에서 사용되었다.

그러나 일반적으로(사람, 장소, 시대와 문화의 상황에 따라서) 일상적 수단들, 즉 자신이나 다른 사람들에게 지나친 부담을 포함하지 않는 수단을 사용해야 한다(교황 비오 12세, 1958년, pp. 395-396).

이 진술에서 교황 비오 12세는 다만 과도한 부담만을 언급했다. 다른 가톨릭 도덕신학 저작물은 역시 기준으로서 무가치를 포함하고 있다. 그러나 교황 비오 12세가 환자에 대한 부담뿐 아니라 다른 사람들에게 부담을 주는 행위를 포함시킨 것에 주목하라. 이것은 우리가 7장에서 만나게 될 의료의 사회윤리의 전조가 된다. 이 장의 후반부에서 우리는 생명을 연장시키는 의료적 치료를 유보하기 위한 기반으로서 환자에 대한 부담에 집중해보고자 한다.

(3) 비례성(Proportionality)

소용없음과 과도한 부담이라는 양자를 고려하는 데 있어서, 우리는 혜택과 해악의 비율에 대한 질문을 실제적으로 다루게 된다. 절대적으로 무가치한 치료는 혜택이 전혀 없게 되므로 불리한 혜택과 해악의 비율을 갖게 될 것이다.[5] 지나치게 부담스러운 치료는 종종 약간의 유익이 있지

---

5) 우리는 하나 또는 그보다 덜한 것으로 불리한 혜택/해악 비율을 가질 수 있다. 만약 혜택이 해악과 동일하다면, 비율은 1이다. 대부분 그러한 치료는 추구할 가치가 없으며 도덕적으로 요구되지 않는다고 가정한다. 1보다 덜한 비율 — 즉, 혜택보다 해악이 더 큰 치료 — 은 틀림없이 소모성이다. 지나친 부담에 대한 더 오래되고, 더 보수적인 해석이 있는데 치료가 도덕적으로 소모성이기 전에 해악은 본질적으로 혜택을 능가한다는 것을 암시한다는 해석이다. 이러한 관점에 따르면, 만약 생명이 혜택보다 적당하게 큰 경우만 부담으로 구할 수 있어야 한다면 외면적으로는 생명을 보존할 의무를 갖게 되는 것이다. 그러나 만약 생명보존 그 자체를 혜택으로, 가정적으로는 가장 큰 혜택으로 포함한다면, 치료가 소모성이 되도록 하기 위해서 왜 부담이 혜택을 크게 능가하게 되는지 상상하기는 어렵다.

만, 부담이 약간의 유익을 초과할 것이다.[6] 두 가지 기준이 불리한 손익 비율의 개념을 축소한다는 인식 때문에, 1980년의 바티칸 선언(신앙교리를 위한 신성한 공회, 1980: 8)은 어떤 치료가 도덕적으로 생략되는가를 결정하는 기준으로 비례성이라는 단일 기준의 채택을 권장했다.

이 개념은 미국 대통령 자문위원회에 의해 수용되었다(1983: 88). 그러나 특징적인 미국의 방식에서, 그것은 손익 판단의 근저에 있는 가치들이 주관적이며 환자의 가치가 되어야 한다는 점을 강조함으로써 환자 중심적인 비틀린 기준을 제시했다.

> 특수한 치료는 환자의 입장에서 혜택보다는 심각하게 큰 부담을 갖기에, 바람직하지 않고 필수적이지 않다. 이와 반대로 일상적 치료는 환자의 입장에서 부담보다는 더 큰 혜택이 되기 때문에 합리적으로 바람직하여 실행하게 된다.

3) 모든 혜택과 해악 평가의 주관성

모든 혜택과 해악 평가에서의 가치판단의 주관성에 관한 대통령 자문위원회의 보고에서의 강조는 의료적 치료의 타당성에 대한 모든 판단에

---

6) 비록 그 혜택이 부담을 능가하더라도 아직도 소모성인 치료를 상상할 수 있다. 지나친 부담 기준의 해석은 우리가 사람에게 요구할 수 있는 한에서 만큼이다. 만약 부담이 지나치게 크다면 비록 그 혜택이 크더라도 치료는 소모성이다. 대부분 세속적 주석가들은 비록 그 부담이 크지 않더라도 부담이 혜택을 능가할 때는 언제든지 그 치료는 소모성이라는 생각을 받아들인다. 그리고 대부분의 주석가들은 혜택이 부담을 능가하는 어떤 경우에는 치료가 도덕적으로 타당하다고 동의하는 듯하다.

대해 결정적이다. 3장에서 본 것처럼, 어떤 효과가 유익한지 해로운지, 그리고 두 경우에서, 혜택이나 해악의 비율이 얼마인가를 결정하는 것은 항상 주관적 과정이다. 의료에서 전문가가 되는 것이 이러한 판단을 내리는 데 특별한 전문가의 의견(expertise)을 제공해야 하는가에 대한 이유는 없다. 물론 의료에서 전문가가 되는 것은 어떤 효과가 어떠한가를 이해하는 데 도움을 주지만, 그 효과가 한 번 전문화되면 긍정적이거나 부정적인 가치를 할당함으로써 그것을 평가하는 데 결정적인 역할을 한다. 내재적으로 주관적이며 의료 종사자의 판단을 초월하는 것이 바로 이러한 작업이다. 사실 우리가 환자에게 혜택과 해악에 대한 관심을 갖고 있는 한, 의료 종사자가 환자에게 묻지 않고서는 그 치료가 유익한지, 또 그 효과는 얼마나 되는지 알 수 없다고 말해서는 안 될 것이다. 관심을 갖는 자들에게 영향을 끼치는 한, 평가하는 데 대한 권위는 바로 환자에게 주어지는 듯하다. 환자가 치료가 어느 정도의 혜택이 있을지에 대한 최고의 결정자가 아닌 경우에도, 치료 선택의 도덕성 평가에서 자율성의 원칙을 포함하면, 치료 제공의 결정은 여전히 환자의 권리이다. 여기서 환자의 의견은 매우 결정적인 역할을 한다.

3장에서 개별 의사의 판단이 평가의 중심이 되는 더 주관적인 치료 평가에서 동료들의 검토와 결과 조사가 평가의 기반을 제공하는 더 객관적인 평가 기준에로의 움직임이 있다는 사실을 발견했다. 비록 객관적 기준들이 어떤 결과가 특정 치료의 일부가 될지를 평가하는 데 필요하더라도, 환자 중심의 평가 없이 그 결과에 가치를 둘 수 없다는 것은 자명하다. 우리는 히포크라테스적 관점을 넘어 혜택과 해악의 주관적 평가를 위한 더욱 환자 중심의 기초로 이동하고 있다.

지나친 부담이 되는 시기를 결정하는 것은 치료가 효과를 갖게 되는 시기를 결정하는 것보다 더욱 주관적이다. 의료적으로 동일한 두 환자라도 치료에 대해 매우 다른 주관적 반응을 보일 것이다. 어떤 환자는 투석(dialysis)을 불쾌하지만 견딜만 하다고 느끼는 반면, 다른 환자는 그것을 참을 수 없는 것으로 경험할 수 있다. 후자의 부담은 전자보다 확실히 크다. 부담이 너무 커서 비례성의 기준을 사용하게 될 때, 치료는 소모성이 된다.

소용없음 또한 주관적 판단임을 이해하는 것은 다소 더 어려울 수 있다. 소용없음은 객관적 사실처럼 들린다. 그러나 소용없음은 가치 있는 기능으로서 정의되어야 한다. 영구적 식물인간 상태에 있는 환자를 위해 산소호흡기를 사용할 가능성을 고려해보자. 만약 그 목적이 환자의 의식을 회복시키는 것이라면, 산소호흡기는 필요가 없다. 그러나 만약 어떤 사람이 비록 식물인간 상태의 삶을 고귀하고 지속할 가치가 있다고 본다면, 산소호흡기는 매우 유용할 수 있다.

4) 음식, 수액, CPR[7], 그리고 투약 중단

만약 치료의 도덕성이 환자의 입장에서의 혜택/해악 비율의 기능이라면, 보편적으로 요구되는 치료가 있는가? 환자의 감염에 대한 항생제, 심폐소생술, 수액, 영양공급, 일상의 간호 규약(protocols)들은 어떨까?

세 가지 관점이 고려될 수 있다. ① 이것들은 단순하다. 그래서 요청된다. ② 이것들은 객관적으로 무가치한 소모성이다. ③ 그들의 유용함은

---

7) 역주, 심폐소생술(cardiopulmonary resuscitation).

환자(또는 대리인) 선호의 기능이다. 이러한 치료들이 가치 있는 목적에 기여하는가를 결정하기 위해 추상적인 의미에서 객관적인 가치이론이 존재하는가에 대해 논쟁이 있다. 비록 추상적 의미가 존재하더라도, 그들이 의사이든지 철학자이든지 간에 단지 죽을 수밖에 없는 유한한 인간이 주어진 상황에서 유용한지 아니면 쓸모없는지의 여부에 대해 명확하게 올바른 평가를 내린다는 것은 불가능함에 틀림없다.

혜택/해악 결정을 요구하는 것처럼 다른 치료에서도 이러한 경향을 보이고 있는 추세이다. 많은 경우에 음식, 수액, 심폐소생술, 항생제, 그리고 일상적인 간호 과정들을 제공하는 것은 모든 것을 감안할 때 매우 가치 있는 것이 되며, 그러한 경우에 그것들은 반드시 제공되어야 한다. 그러나 다른 경우에 그것들은(환자의 관점으로 볼 때) 환자에게는 실제로 좋지 않을 수도 있다. 그것들은 기대했던 혜택보다 더 큰 부담만 제공할 수도 있다. 그러한 경우에 현재 우월한 비례성의 관점에 따라서, 그것들은 도덕적으로 소모성이 된다. 그것들은 아무리 일상적이며 단순하더라도 '특수한' 수단들이다.

이것은 틀에 박힌 DNR(do not resuscitate, 억지로 생명유지를 할 필요 없음)을 명하거나 본질적으로 수액과 영양의 필연적인 공급 같은 일은 없음을 의미한다. 법적으로, 베이비 도우 규정(Baby Doe regulation)[8]은 외적으로는 그것들이 목적에 기여하지 못하거나 매우 큰 부담을 제공해야 할 때조차도, 모든 아기에게 항생제, 수액, 영양을 제공할 것을 요구한다. 그러나 대통령 자문위원회 보고서의 저자들, 가톨릭 교회의 대변인, 그리고 다른 보수적

---

8) 역주, 베이비 도우 개정안(The Baby Doe Law or Baby Doe Amendment)은 미국에서 통과된 유아 오용법의 개정안으로, 불치병이나 장애를 가진 신생아의 치료를 위한 특정 기준과 지침처이다. 이 법은 아기를 위한 치료 행위를 부모의 의사와는 상관없이 결정한다는 점에서 논쟁의 여지가 있다.

주석가들을 포함한 많은 관찰자들은 이러한 치료들이 목적에 기여하지 못하고 생략될 수 있는 시기가 있다는 점을 인식하고 있다.[9)]

모든 의료적 치료들을 비례성의 기준하에 혜택과 해악 평가의 틀에 결합하면, 의사결정능력을 가진 환자를 포함하는 결정들을 분류하는 방법과 환자가 그러한 결정을 어떻게 진행해야 하는가에 대한 합의가 증가하는 추세이다. 앞으로 접하게 될 실제적인 갈등은 의료 종사자들의 자살 조력과 자비로운 살인에 대한 적극적인 개입의 문제에 집중되며, 이러한 어려운 생사 결정이 어떻게 의사결정능력이 없는 환자들을 대신해서 대행되는가에 집중될 것이다.

---

9) 대통령 자문위원회, 1993ː 90; William E. May 외, 1987.

- **조력자살(Assisted suicide)**
  일반적으로 자살할 수 있도록 교육하거나 수단을 제공함으로써 환자의 죽음을 재촉하는 데 다른 사람이 도움을 제공하는 것이다.

- **이중효과의 원칙(Doctrine of double effect)**
  하나의 행위가 두 가지 효과를 유도할 수 있을 때, 하나는 의도적이고 바람직하지만 다른 하나는 의도하지 않은 바람직하지 못한 효과가 초래될 때, 의도하지 않은 바람직하지 못한 효과는 만약 그 행위 자체가 비도덕적이지 않고, 바람직하지 않은 결과가 바람직한 효과에 대한 수단이 아니며, 바람직한 결과가 바람직하지 않은 효과를 능가하거나 그에 비례하여 더 많은 양의 선을 산출할 때 도덕적으로 용납된다.

- **특수 수단들(Extraordinary means)**
  도덕적으로 요구되지 않는 의료적 치료들이다.

- **치료 유보(Forgoing treatment)**
  치료를 유보하거나 철회한다는 의미의 용어이다.

- **요구에 의한 살인(Homicide on request)**
  의료에서 일반적으로 자비로운 행위로서 치사량의 독극물을 주사하는 것과 같이 개인의 요청에 따라 타인을 죽이는 것이다.

- **일상 수단들(Ordinary means)**
  도덕적으로 요구된 의료적 치료들이다.

- **비례성(Proportionality)**
  혜택/해악 비율의 평가에 의해, 의료적 치료가 요청되는지 아니면 소모성인지를 결정하는 기준으로, 만약 혜택이 해악을 능가하지 않으면(즉, 만약 비율이 1이거나 부족하다면) 치료는 부적합하게 된다.

참고문헌

American Medical Association, Council on Ethical and Judicial Affairs. 1996. *Code of Medical Ethics: Current Opinions with Annotations*, 1996-1997 Edition. Chicago: American Medical Association.

Bleich, J. David. 1979. "The Obligation to Heal In the Judaic Tradition: A Comparative Analysis." Pages 1-44 in *Jewish Bioethics*, edited by Fred Rosner and J. David Bleich. New York: Sanhedrin Press.

Capron, Alexander-Morgan. 1993. "Even in Defeat, Proposition 161 Sounds a Warning." *Hastings Center Report* 23, No. 1(January-February): 32-33.

Compassion in Dying vs. Washington 1996. No. 94-35534 D.C. No. CV-94-119-BJR, U.S. Court of Appeals for the Ninth Circuit.

May, William E., et al. 1987. "Feeding and Hydrating the Permanently Uncouscious and Other Vulnerable Persons." *Issues in Law and Medicine 3*, No.3: 203-217.

McGough, Peter M. 1993. "Washington State Initiative 119: The First Public Vote on Lgalizing Physician-Assisted Death." *Cambridge Quarterly of Healthcare Ethics 2*, No. 1(Winter): 63-67.

Netherlands Ministry of Welfare, Health and Cultural Affairs. 1992. *Medical Practice with Regard to Euthanasia and Related Medical Decisions in the Netherlands: Results of an Inquiry and the Government View*. Rijswijk, Netherlands: Ninisterie van WVC.

Oregon Death with Dignity Act [Ballot Measure 16]. 1994. Oregon. *Trends in Health Care, Law-and-Ethics 9*, No. 4: 29-32.

People vs. Kevorkian. 447 Nich. 436, 527 N.W.2d 714(1994).

Pope Pius XII, "The Prolongation of Life: An Address of Pope Pius XII to an International Congress of Anesthesiologists." *The Pope Speaks 4*(Spring 1958): 393-398.

Presient's Commission for the Study of Ethical Problems in Medicine and Biomedical and Behavioral Research. 1983. *Deciding to Forego Life-Sustaining Treatment: Ethical, Medical, and Legal Issues in Treatment Decisions*. Washington, D.C.: U.S Government Printing Office.

Quill et al vs. Vacco et al. 1996. Docket No. 95-7028, U.S. Court of Appeals for the Second Circuit.

Sacred Congregation for the Doctrine of the Faith. 1980. *Declaration on Euthanasia*. Rome: The Sacred Congregation for the Doctrine of the Faith, May 5, 1980.

Van der Maas, Paul J., Johannes J. M. Van Delden, Loes Pijnenborg, and Casper W. N. Looman. 1991. "Euthanasia and Other Medical Decisions Concerning the End of Life." *The Lancert* 338(September 14): 669-674.

6장

죽음과 죽어감:
무의식 환자

5장에서는 의사결정능력이 있는 환자들(competent patients)에 대해 논의했다. 이 가운데 상당히 많은 동의가 현재에도 존재한다. 사람들은 일반적으로 상대적으로 논쟁의 여지가 적은 견해를 수용한다. 반면에 의사결정능력이 없는 환자에 대한 문제는 도덕적으로 논란이 되는데, 절망적인 시한부 환자에 대한 치료 중단의 문제를 다루는 방법을 의사와 다른 사람들이 알 수 없기 때문이다. 의사결정능력이 없는 환자는 세 부류로 나눌 수 있는데, 세 부류는 별개로 다루어져야 한다. 순서를 정하자면 첫째, 자신의 의견을 사전에 표현해왔던 결정능력이 있는 환자에 대해서 논의하고, 둘째, 가족이나 다른 대리인이 없고 의사결정능력도 없는 환자에 대해서 다루고, 마지막으로 이미 그러한 대리인을 갖고 있는 의사결정능력이 없는 환자를 다루려고 한다. 〈표 6.1〉은 각각의 부류를 위한 결정을 안내하기 위해 사용된 윤리 원칙들과 법적 기준들을 제시한 것이다.

〈표 6.1〉 대리 결정에서 사용된 결정능력이 없는 환자들과 기준 유형

환자의 유형	윤리적 원칙	법적 지위
사전 의사결정능력을 가진 환자	확장된 자율	대리 판단
가족이 없고 의사결정능력이 없는 환자	히포크라테스적 유용성	최상의 이익
가족은 있으나 의사 결정능력이 없는 환자	제한적 가족의 자율성	제한적 가족의 자율성

1. 사전 의사결정능력을 지닌 환자들

현재 의사결정능력이 없는 일부의 환자도 이전에는 의사결정능력이 있었다. 어떤 환자들은 의사결정능력이 있는 동안 자신의 의사를 미리 표현했을 것이다. 사전 결정능력이 있는 환자를 돌보기 위한 첫 번째 업무는 그들이 자신의 의사를 표현했는가를 알아내는 것이다. 이것은 환자를 아는 다른 사람에게 자신의 의사를 표현하여 구두로 실행되며, 소위 사전지시서(advance directive)의 형태로 최근 증가하고 있다(대통령 자문위원회, 1983; Cantor, 1993). 사전지시서는 환자의 의사가 서면화된 기록이며, 두 가지 행태가 있다. 대리적 지시서는 환자가 결정능력을 상실하는 경우를 대비하여 자신의 의사를 직접 표현하기 위해서, 의료적 치료에 대해 환자의 실제 의사를 기록한다. 항상 그런 것은 아니지만, 일반적으로 환자가 시한부 질병이나 지속적인 식물인간 상태(또는 일반적으로 지속적이거나 영원한 식물인간 상태)가 될 때 적용하도록 고안되었다. 환자들은 그들이 원치 않는 특정한 것들을 기록할 수 있다. 산소호흡기, 화학요법, 의료적으로 공급되는 영양과 물, 그리고 다른 적극적인 생명유지 수단들이 자주 언급된다. 그들은 또한 자신들이 제공받기 원하는 특정 치료들을 기록할 수 있다. 일시적인 치료를 포함하고 의료적으로 제공되는 영양도 포함할 수 있다. 만약 환자가 생명을 연장시키는 기술을 제공받으려는 유별난 기대를 갖고 있다면, 점차 불치병 환자와 영구적 무의식 상태의 환자에게는 그러한 기술을 제공하지는 않기 때문에, 환자의 의사를 기록으로 남기는 것이 중요하다.

대안으로 사람들은 소위 대리지시서(proxy directive)를 기록하는데, 대리지시서에는 자기 스스로 의사를 표현할 수 없는 사태에 대비해서 자신의 대리결정자로 봉사하기 원하는 사람을 구체적으로 명시한다. "대리'로 불리는 사전지시서는 그들의 법적 근친자가 자신들의 대행자가 되기를 원치 않는 사람들에게는 특히 중요하다. 관계가 원만하지 않은 부부는(법적으로 배우자는 근친자이다) 결정자로서의 역할을 위한 다른 친척이나 친구를 원할 것이다. 자신의 배우자가 부적격하거나 결정자로서 적극적인 역할을 하는 것이 지나치게 부담인 사람은 다른 사람을 지명할 수 있다. 형제나 자매, 성인인 아들이나 딸, 이웃 친구나 타인이 지명될 수도 있다.

이러한 지시서의 두 형태를 환자가 원하는 일반적인 치료 형태를 구체화하고, 애매모호한 경우 환자의 의사가 무엇인가를 해석할 수 있는 사람을 지명하는 하나의 문서로 결합할 수 있다.

1) 확장된 자율성의 원칙

환자가 결정능력이 없는 상태가 되면, 결정능력이 있는 동안에 이뤄진 결정은 흔히 가치 있고 구속력이 있는 것으로 간주된다. 그것은 결정능력이 없는 기간으로 확장된다. 사전 결정을 하는 이러한 형태 기저에 놓인 도덕 원칙은 확장된 자율성의 원칙이라고 부른다. 그러한 자율성을 확장시키는 것이 합법적인가의 여부는 최근 갈등의 소지가 되고 있다. 환자가 결정능력이 없게 되면서, 사전지시서를 기록했던 이전의 기억조차 남아 있지 않게 되는 경우에는 특히 어려움이 있다. 심지어 치료를 거부하는 사전지시서를 작성했던 이전의 자아가 환자의 현 상태에서 생명을 지속하기를 강하게 거부해왔더라도, 사전에 지시했던 알츠하이머 환자는 새로운 생활양식에 매우 만족할지도 모른다. 일반적으로 사전지시서는 여전히 구속력이 있는 것으로 가정하지만, 일부 사람들은 어떤 경우에 그것은 전혀 구속력이 없다고 주장하기도 한다.[1] 문제는 개인의 생활과 가치가 급격하게 바뀌고 개인의 의사결정능력이 상실된 후에, 의사결정능력이 계속 통제력을 발휘하여 개인의 자율적인 결정이 이행되는가의 여부가 된다. 만약 어떤 사람이 지시서를 작성했던 사람과 극단적으로 다른 현재의 환자를 생각한다면, 지시서의 권위에 의문을 제기하게 될 것이다. 이러한 관점의 일부 옹호자들은 의사결정능력이 없는 환자는 실제로 '다른 사람'에 의해 기록되었던 사전지시서가 적용되지 않는 '새로운 사람'이 될 수 있다고 말한다. 이러한 성향은 사전지시서의 지위에 대해 의문이 제기되는 경우에 특히 드러난다. 반면에 만약 지시서 기록자의 전 생애를 사회생물학적 전체(biosocial whole)로 보게 되면, 비록 환자가 현재 지시서의 기록을 기억할 수는 없더라도 지속성이 있는 것으로 보게 되면, 지금 의사결정능력이 없는(now-incompetent) 환자의 결정을 통제할 지시서를 더욱 원하게 될 것이다. 이러한 관점의 지지자들은 지금 의사결정능력이 없는 사람이더라도 여전히 의사결정능력이 있기 때문에

---

1) Buchanan and Brock, 1989, pp. 184-189. Dresser and Robertson, 1989.

지시서는 타당성이 유지되어야 하며, 바로 그것이 환자가 여전히 말하고 싶어 하는 것에 대한 우리의 최상의 평가가 될 것이라고 주장한다.

2) 대리 판단

법률에서는 대리 판단(substituted judgment)에 대해 말한다. 대리 판단은 환자의 신념과 가치에 기초한 대리자에 의해 내려진 판단이다. 대리 판단은 환자의 가치 구조라고 이해된 것을 문서로 작성해서, 사전지시서에서의 간극이나 모호성을 충족시킨다. 그래서 대리인이 산소호흡기의 사용이 적합하다고 판단하지만, 환자가 이를 원치 않는다는 사실을 안다면, 대리인은 자신의 가치가 아니라 환자의 가치기준을 적용해야 한다. 예를 들어, 질식에 매우 특별한 두려움을 갖고 있는 환자는 죽음에 대비하여 모든 적극적이고 실험적인 치료를 거부하겠지만 의외로 산소호흡기를 포함한 치료를 받겠다고 주장할 수도 있다. 산소호흡기의 사용은 환자의 호흡곤란을 예방할 수 있다. 만약 환자의 상태가 의식불명의 상태로 악화된다면, 산소호흡기나 저산소증을 예방할 의료적 조력을 제외한 공격적인 치료를 거부하려는 환자만의 특별한 가치체계를 알리는 것은 대리자의 전적인 책임이다.

사전지시서는 환자의 독특한 신념과 가치들을 표현해야 한다. 이들 가운데 일부는 환자의 병력을 이해하지 못하는 의사에게는 의미가 없다. 임상의는 대리인의 대리 판단에 의존할 필요가 있는데, 이는 환자가 자의로 표현했던 선택을 실행할 환자의 신념과 가치를 작성한 것을 의미한다.

3) 사전지시서를 넘어서

만약 환자가 사전지시서에 권한을 부여하는 지위를 갖지 못하는 사법권 내에 있다면 어떻게 될까? 미국뿐 아니라 여러 나라들에서 사전지시서의 적용이 증가하고 있지만, 아직도 몇몇 나라들은 적절한 법규가 없는 상태이다. 미국의 모든 주들은(죽어감에 대한 선택을 포함하여) 현재 사전지시서에 권위를 부여하는 법규나 사례가 있지만, 일부의 주는 매우 특별한 상황에만 적용된다. 예를 들어, 많은 주에서 사전지시서를 인정하는 법규는 환자가 시한부 질병인 경우에만 적용된다.

그러한 제한은 별 문제가 아닌 듯 보이지만, 법은 일반적으로 시한부 질병을 매우 좁게 규정하고 있다. 시한부 질병이 있는 사람은 생명연장 치료와는 무관하게, 상대적으로 짧은 기간에 죽어가게 된다. 지속적인 식물인간 상태인 사람은 기술적으로 시한부 질병은 아니다. 낸시 크루잔(Nancy Cruzan)이나 카렌 퀸란(Karen Quinlan)과 같은 영구적인 무의식 상태의 환자는 기술적으로 시한부 질병이 아니며, 그들과 같은 상황에서 생명을 종결시킬 가능성을 예견하는 누군가는 여전히 사전지시서가 적용되기를 원한다. 그들이 주의 법규(state stature)로는 적용되지 못하더라도 사전지시서가 사용될 수 있는 방법이 있을까?

만약 적절한 도덕 원리가 환자의 자율성을 존중한다면, 그리고 만약 환자가 결정능력이 있는 동안 일단 자신의 의사를 표현했다면, 확장된 자율성이 여전히 우세하다. 윤리적 관점에서 볼 때, 환자가 시한부의 질병인가의 여부는 별로 중요하지 않다. 만약 올바른 도덕 원리가 확장된 자율성이고, 환자의 기대가 추측될 수 있다면, 환자의 의견에 따라야 한다. 영국과 미국의 법적 전통인 관습법하에서 치료를 거부한 환자의 의견은, 비록 그들이 공식적으로 기록하지 않았더라도, 여전히 유효하다. 미국 대법원의 크루잔 판결에서[2], 법원은 '이러한 사례의 목적을 위해서, 미국 의회는 의사결정능력이 있는 환자에게 생명을 유지시키는 물과 영양공급을 거부할 합법적으로 보호된 권리도 인정할 것을 가정하게 된다.'고 확언했다. 비록 이것이 법원의 명확한 결론은 아니지만, 그것은 법원이 표명하는 바를 제안하였고, 영양과 물에 대한 언급까지 확장되었다. 그리하여 다른 사람들의 거절이 있더라도 덜 논쟁적 치료들은 거의 확실하게 보호될 수 있다. 특히 만약 환자의 의견이 기록되지 않았다면, 임상의는 근친자나 대리자가 실제로 환자가 원하는 것을 전달하고 있는지 확인해야 한다. 매우 드문 경우이지만, 만약 환자의 바람에 대한 의문이 생기고, 당사자들 간에 적절한 합의가 되지 않는다면, 대리자가 환자의 의사를 바르게 해석하고 있는지를 밝히기 위해서 법정으로 가야 할 것이다.

사례 6.1 사전지시서 없는 대리자의 영양공급 거절: 대리 판단의 한계들

헬렌 코베트(Helen Corbett)는 1982년 3월, 당시 발작으로 고통을 겪는 75세의 여성 환자였다. 그녀는 지속적인 식물인간 상태였으며(즉, 그녀는 영구적인 무의식 상태였다) 그녀의 생명은 비강 투입 튜브(nasogastric feeding tube)로 유지되고 있었다. 그녀는 서면화된 사전지시서가 없었다. 그러나 그녀는 생명유지장치의 분리를 허락하는 문서에 서명할 준비를 했었다는 증거가 있었다. 그녀의 대리자로 가정되었던 그녀의 남편은 최종적으로 더 이상의 생명연장은 타당하지 않다고 결론지었다. 심지어 그는 영양을 공급하던 튜브를 제거하기로 결정했다.

---

2) Cruzan vs. Director, Missouri Dept. of Health, 110 S.Ct. 2841(1990).

플로리다 주의 생전유언법규(living will statute)는 그의 결정에 문제가 있는 것으로 보고, 영양과 물 공급의 거절을 기각했다.

주의 사전지시법규에서 제외된 치료를 환자의 대리자가 거부할 수 있는가? 심지어 사전지시서에 서명이 없더라도 치료를 거부할 수 있는가 ?

고베드 씨는 신한 믿음으로 행동했으니, 사신의 아내의 신실한 의견을 선날하고 있다는 대중의 동의가 있었다. 1986년 4월 18일, 플로리다 항소법원은 치료를 거부할 헌법적 권리는 법규(법령)에 우선된다고 판결했다.[3]

윤리적 관점으로 볼때, 비록 그녀가 갑작스럽게 죽는 것이 아니고, 기록한 그녀의 견해를 축소하지 않더라도, 그리고 비록 그녀가 주의 사전지시서 법규에 포함되지 않은 사항을 거절하더라도, 자율성의 원칙은 치료를 거부할 수 있어야 함을 제안한다.

4) 의사표현을 위한 구성장치들

(1) 사전지시서

① 안락사 교육 자문위원회의 '생전유언'[4]

서면화된 사전지시서는 본래 생전유언(Living Will)의 제안서에서 기원되

---

3) Corbett vs. D'Alessandro, 487 So. 2d 368(Fla. Ct. App. 1986).

4) 역주, 본인이 직접 결정을 내릴 수 없을 정도로 위독한 상태일 때, 존엄사를 할 수 있게 해달라는 의사를 밝힌 유언.

었다. 사전지시서는 1930년대 루이스 커트너(Luis Kutner)에 의해 처음 제안되었는데, 작성된 지시서는 안락사 교육 자문위원회에 의해 1970년대에 진척되어, 죽음에 대한 선택을 강조하는 그룹(group Choice in Dying)의 선구가 되었다. 생전유언은 '인위적이거나 과장된 수단들'이라는 용어로 사용되었는데, 우리가 현재 알고 있는 용어들로서는 그러한 문서들에는 지나치게 애매모호하다. 그 모델은 거절이라는 형태는 모든 개인을 위한 해답이며, 치료를 거절하는 것은 생전유언을 기록한 사람이 원하는 유일한 소원임을 의미한다. (현재 공격적인 생명유지를 원하는 것은 그러한 치료를 주장하는 지시서를 기록하는 것으로 간주된다.) 사전지시서는 그 당시보다는 장래에 대한 것이다. 즉, 어떻게 죽을지 정확하게 알기 전, 그들이 아직 건강할 때 일반적으로 의사를 표현한다. 그래서 모호한 부분이 자주 나타난다.

지시서에 포함된 선택들의 본성을 이해하는 특별한 능력을 지닌 의사는 더욱 세밀하게 분석할 수 있다. 그는 뇌혈관 사고를 당한 환자의 생명연장은 거절했으나, '거미막 밑공간(subarachnoid space)의 뇌혈관 사고'를 당한 환자의 생명연장은 제외시켰다. 사전지시서에서 어떤 의사는 '만약 내가 2, 3분 이상(5, 6분이 아닌) 호흡할 능력을 잃게 된다면' 생명을 연장시키는 인공호흡을 거절하겠다고 밝혔다. 우리 대부분은 그렇게 특정한 지시를 기록할 만큼 충분히 무산소증에서 3분과 5분의 차이점을 알지 못한다. 환자의 가치관을 이해하는 대리자가 가끔 필요한 이유는 이러한 문제들을 해결하기 위해서이다.

사전지시서는 그 기본 형식이 명령적이기보다는 허용적이다. 사전지시서는 의사가 중지시켜야 한다는 것을 지시하기보다는 의사가 중지시킬 수 있는 권한을 부여했다. 현재 대부분의 사전지시서는 환자가 원하는 바를 구체화함으로 허가 이상의 지시사항을 제공하기에 더욱 확고한 입지를 견지하고 있다.

② 가톨릭건강협회의 생명에 대한 기독교의 확언(Christian Affirmation of Life)

가톨릭건강협회는 한때 수술 선고(operative sentence)는 안락사 교육 자문위원회의 생전유언과 거의 동일하다는 문서를 작성했다. "만약 육체적이고 정신적 장애로부터 나의 회복에 대한 합리적인 기대가 없다면, 나는 어떤 특수한 수단도 나의 생명을 연장하는 데 사용하지 말 것을 요구한다."고 언급하였다. 이 문서는 현재 사람들의 사전지시서의 준비를 돕는 하나의 문서와 그들이 공식적으로 대리자 또는 '영구적인 위임'의 선정을 돕는 문서로 대체되었다. 비록 '확언'이 독특하게 가톨릭의 관점을 추가했던 신학적 서문을 담고 있더라도, 안락사 자문위원회의 문서와 매우 유사한 방법으로 기능했다. 생명의 종말에서 생명연장을 보류하는 결정에 대해 개인적 통제를 용이하게 하는 두 그룹의 도덕적 헌신에는 본질적으로 차이가 없다.

③ 의료, 생명의료 그리고 행위 연구에서의 윤리 문제의 연구를 위한
    대통령 자문위원회

미국 대통령 자문위원회의 생명연장 치료를 보류하는 결정에 대한 1983년의 보고서는 결합된 실질적인 지시서와 대리 지시서를 보증했다. 그러한 제안들은 1970년대 중반부터 존재해왔다.[5]

④ 사전지시서와 연관된 문제들

사전지시서와 연관되어 많은 문제들이 제기되었다. 첫 번째 문제는 환

---

5) Bok, 1976; Veatch, 1976.

자가 결정능력을 상실하게 될 때, 작성자의 의견이 여전히 유효성을 지니는가의 여부였다. 또 다른 문제는 의견의 다양성을 인정할 필요가 있는가의 여부였다. 사람들은 그들이 불치병을 앓는 동안의 치료법에 대해 다양한 의견을 가졌지만, 초기의 모델 형태들은 변형의 여지없이 작성되었기 때문에, 모든 사람들이 그 치료를 정확히 동일한 방식으로 거부하기 원하는 것처럼 가정되었다. 이 주제는 다양한 의료적 시나리오의 범위 내에서 환자의 분명한 기호에 대한 기록을 허용하는 형태들을 사용하거나[6] 말기 치료와 연관된 환자의 가치를 담은 기록을 산출하려는 가치평가를 사용함으로써,[7] 개인별 맞춤식 사전지시서를 권장해왔음을 보여준다.

(2) 입법(Legislation)

개인적으로 미리 준비된 사전지시서는 문제를 해결하는 대안이 된다. 한편 말기 환자의 치료 결정을 위한 법적 대안들을 명시한 합법화를 지지하는 사람들도 있다.

① 적극적인 자비사와 조력자살의 합법화 시도들

합법화를 시도하는 대담한 사람들 중 일부는 적극적인 자비사의 합법화 방안을 모색해왔다. 이것은 1937년 영국에서 처음으로 시도되었지만 성공하지 못했고, 다음으로 1947년 뉴욕, 1969년 아이다오, 1973년 몬타

---

6) Emanuel and Emanuel, 1989.

7) Doukas and McCullough, 1991; Kielstein and Sass, 1993.

나, 그리고 1973년 오리건에서 시도되었다. 5장에서 기술했듯이, 최근까지 전략을 바꾸어 말기의, 의사결정능력이 있는 환자의 자살에서 의사의 조력만을 합법화하려는 시도는 없었다. 워싱턴 발안(initiative, 1991)과 캘리포니아에서 1992년에, 조력자살만을 제한했던 양자의 시도는 근소한 차이로 패소했다. 1994년 오리건은 그러한 발안을 통과시켰다. 이 발안에서는 말기 질환의 성인에게 생명을 종결시킬 의사의 극약 처방을 얻을 수 있는 자발적인 정보에 근거한 선택권을 허락했다.[8]

② 적극적인 자비사의 합법화

다음 두 가지 중요한 진전은 자비를 위한 적극적인 살인의 합법화에 관한 법적 상황을 국제적으로 변화시켰다. 네덜란드의 경우 검사와 의료 전문가 사이의 동의는 효과적으로 안락사를 '유사합법화'하였다.[9] 두 번째는 1995년 호주의 판결이다. 당시 호주북부지역은 국가 행정부가 법을 무효화하기 이전에, 자발적인 자비를 위한 적극적인 살인을 일시적으로 합법화하는 첫 번째 판결이 되었다.

③ 자연사 입법(Natural Death Act Legislation)

이러한 최근의 법적 행위가 의사조력자살과 자발적인 적극적 안락사로 방향지어지기 이전에, 대부분의 법적 노력들은 말기 질환의 사전 결정능력이 있는 환자를 위한 사전지시서의 법적 지위를 명료화하도록 고안되었다. 현재 모든 미국의 판결은 실질적인 지시서나 대리 지시서를 제공하는 합법화의 유형을 가진다. 개인이 의사결정능력이 있는 동안 기

---

8) '오리건 존엄사법', Beauchamp and Veatch, 1996, pp. 199-206.
9) 5장을 보라.

록된 사전지시서는 명료하고(진단과 예후의 확정을 위한 제공을 포함하여) 제공된 특정 조건들에 부합해야 함을 밝혔다. 〈표 6.2〉는 사전지시서에서 언급되어야 할 목록들이다.

5) 사전지시서에서 표현되어야 할 주제들

사전지시서에 대한 지난 20년의 토론 가운데 가장 중요한 교훈은, 그것들이 개인의 가치와 열망에 근거해야 한다는 점이다. 하지만 다음의 정보들은 반드시 포함되어야 한다.

〈표 6.2〉 사전지시서에서 표현되어야 할 주제들

주요 주제들	추가적인 고려 사항들
• 어떤 치료를 거부하는가? • 어떤 치료를 희망하는가? • 사전지시서는 언제 효력을 나타내는가? • 지명된 유력한 대리자가 있는가?	• 어떤 병원(또는 사법권)을 이용해야 하는가? • 어떤 의사들과 상담해야 하는가? • 어떤 변호사와 상담해야 하는가? • 상담될 윤리적인 상담요소들은 무엇인가? • 성직자, 이웃, 교사, 또는 다른 신뢰받는 절친한 친구와 함께 상담해야 하는가? • 관습법 또는 성문법하에서, 혹은 양자에 근거한 거절인가?

(1) 어떤 치료를 거부하는가?

만약 사전지시서의 기록자가 '특수한' 수단들을 단순하게 거절한다면, 해석에 어려움을 겪게 된다. 주지하듯이, 특수함은 어떤 사람들에게는 수많은 다른 것들을 의미할 수 있다. 추상적인 언어는 피해야 한다. 또한

'기계장치들(machines)'에 대한 용어들도 애매모호하다. 만약 그것들이 제외되어야 한다면, 특정한 기계장치들은 세부적으로 규정되어야 한다. 정맥주사(intravenous drip)는 '기계장치'인가 아니면 오직 산소호흡기와 투석기계만 기계장치로 분류되는가? 기계장치에 대한 거부는 감염에 대한 항생제, 치료나 방사선을 시도하는 수술과 같은 다른 종류의 치료에 대한 기대를 의미하는가? 만약 환자가 CPR을 거부한다면, 그것은 질식, 마취사고 또는 우연적 약물 남용으로부터 초래되는 일시적이며 잠정적으로 회복 가능한 상황들에 적용된다는 의미인가?

또 다른 전통 용어는 지나친 부담(gravely burdensome)이다. 그러한 치료를 거부한다고 말하는 것은 이해 되지만, 그러한 용어들은 다양한 해석이 가능하다는 점을 자각해야 한다. 최소한 지나친 부담에 대한 누구의 판단이 지배적인가를 명시해야 한다. 지나친 부담은 만약 그 부담이 매우 커서, 부담이 혜택보다 더 크다면, 기록자가 거부하는 것을 의미하는가? 또는 혜택보다 부담이 더 큰 모든 치료를 거부한다는 의미인가?

사전지시서는 기록자가 음식, 수액, 항생제, CPR 그리고 그러한 상황하에 있는 것을 거부하는가의 여부를 밝혀야 한다. 모든 가능한 상황을 예상하기는 어렵기 때문에, 환자가 실제로 무엇을 원하는지 해석하도록 누군가가 지명되는 것이 특별히 중요하다.

(2) 어떤 치료를 희망하는가?

최소한 어떤 치료가 언제 요구되는가를 세분화하는 것이 중요하다. 환자가 의료적으로 영양공급을 제공받기를 원하는가? 영양의 경구 투입은 어떤가? 환자를 생존시킬 목적이나 오직 안위(comfort)를 위해서 수액이 필수적인가? 그리고 안위를 위해 필수적인가를 누가 결정해야 하는가? 만약 환자가 수술을 거부할 경우, 고통경감 수술도 거부하는가?

(3) 사전지시서는 언제 효력을 나타내는가?

오직 환자가 시한부이고 죽음이 임박할 때에만 지시서가 효력을 발생한다는 것이 일반적인 의견이다. 일부의 사람들은 그것을 염두에 두지만, 사전지시서가 부적절하게 될 때는 다른 사람들을 위한 것이 된다. 만약 환자가 치료에도 불구하고 조만간 죽게 된다면, 지연된 죽음의 과정(prolonged dying)을 피할 결정을 내리기에는 이미 늦게 된다. 사전지시서가 치료와 상관없이 즉각적으로 죽어가는 불치병이 아닌 영원한 식물인간 상태인 환자의 경우를 포함하는가? 환자가 지연되는 고통스러운 질병이나 정신능력의 쇠퇴로 고통받을 때와 같이 죽어가지도 않고 식물인간이 아닌 시기에도 사전지시서는 여전히 유효한가? 환자가 스스로 말할 결정능력이 없는 한 환자의 진단과는 무관하게 대리자가 지시서를 원할 때는 언제든지 효력이 발생하는가?

(4) 지명된 유력한 대리자가 있는가?

지명된 유력한 대리자(대리 또는 대행자)가 있는가? 만약 그렇다면 제2의 대리자는 있는가? 만약 둘 또는 그 이상이 지명된다면, 그들의 결정은 만

장일치가 되어야 하거나 치료하지 않기로 하는데 누구의 권한을 부여할 수 있는가? 만약 그들이 동의하지 않으면 어떻게 되는가?

(5) 추가적인 고려 사항들

사전지시서에서 다른 항목들을 포함시키는 데 관심을 두는 사람들도 있다. 항목들은 다음과 같다.

> 어떤 병원(또는 사법권)을 이용해야 하는가?
> 어떤 의사들과 상담해야 하는가?
> 어떤 변호사와 상담해야 하는가?
> 상담될 윤리적인 상담요소들은 무엇인가?
> 성직자, 이웃, 교사, 다른 신뢰받는 절친한 친구와 함께 상담해야 하는가?
> 관습법 또는 성문법하에서, 혹은 양자에 근거한 거절인가?

2. 가족이나 다른 사전 대리인이 없는 의사결정능력을 상실한 환자

말기이거나 절망적인 질병을 가진 결정능력을 상실한 환자들을 위한 결정에 대한 논쟁에서 사전 결정능력을 지닌 환자들은 많은 관심을 받아 왔다. 그러나 그들은 아마도 해결하기에 가장 어려운 사례들은 아닐 것이다. 두 번째 그룹은 결정능력이 전혀 없거나 대리자로서 행할 수 있는 가족이나 다른 대리인이 없는 사람들이다. 이러한 사람들은 살아 있는 친척이 없는 노인이거나 가족들로부터 소외된 성인들일 수 있다. (전혀 결정능력이 없는 환자들에 대한 언급에서, 우리는 과거 결정능력은 있었지만, 대리적 판단을 할 수 있던 당시의 의견을 기록으로 남겨두지 않았던 특별한 집단을 포함시킬 수 있다.)

1) 기본 원칙

　도덕적으로 가족이 없고, 결정능력이 전혀 없는 환자들에게는 자율성의 원칙이 사용될 수 없다. 자율성의 정의에 따르면, 자율성은 이러한 집단에 적용할 수 없다. 우리는 원칙으로 되돌아가야 하는데, 그 원칙은 환자의 순수한 복지(net welfare)를 극대화하는 것이다. 이것은 개인적(히포크라테스적) 유용성의 원칙이다.

　그러나 이 원칙을 사용하는 것은 일련의 전제를 요구한다. 그것은 결정능력이 없는 사람의 이익을 전제해야 한다. 하지만 무뇌증과 같이 결정능력이 없는 대부분의 심각한 경우를 생각해보면, 전혀 결정능력이 없는 자의 이익을 말하는 것이 무슨 의미가 있는지 의문을 제기하는 사람들도 있을 것이다. 왜냐하면 비록 결정능력이 없는 환자의 이익을 전제한다고 해도, 어떤 것이 환자의 복지로 고려되는가에 대한 동의가 있어야 하기 때문이다. 우리는 이러한 결정능력이 없는 자에게 어떤 것이 이익이 되는가를 결정할 가치이론에 대한 충분한 동의가 있음을 믿어야 한다. 우리가 단지 환자의 의료 복지에만 관점을 두는 것은 아니라는 사실에 주목하자. 합리적인 사람들은 일반적으로 다른 종류의 복지를 위하여 의료를 소홀히 하며, 특히 불치병 환자는 다른 종류의 복지를 결정적으로 고려하는 자들에게 희생되리라는 사실은 3장에서 이미 확인했다.

　결정능력이 전혀 없고 그를 위해 대신 말할 가족도 없는 환자의 치료 중단을 결정하는 의사를 위한 법적·도덕적 근거는 전혀 없다. 반면에, 의사가 생각하는 어떤 치료들은 분명하게 추구할 가치가 없다. 누군가는 결정해야 하고, 어떤 기준들은 그러한 결정을 위해 사용되어야 한다.

2) 법적인 기준

법적으로 사용되어야 할 기준은 '최상의 이익 기준'이라고 말한다. 그 목적은 환자에게 최선의 것(최소한 우리가 사회윤리의 수준에서, 사회적 유용성이나 정의가 환자들의 최상의 이익을 추구하는 데 대한 한계를 지시할 수 있는가의 여부를 고려하는 데까지)을 행하려는 것이다. 우리가 그러한 환자들에게 최선인 것을 문자적으로만 실행해야 하는가에 대한 의심에서 시작된다. 사회적 고려점들은 가능한 한계들을 제안하지는 않는데, 실용적 환자에 대한 고려도 마찬가지이다. 우리가 최근 연구 계획안을 위해서 환자를 베데스다로 뛰어들도록 요구하거나,[10] 만약 그렇게 한다면 다른 이들에게 엄청난 부담을 산출할 것이 확실한 치명적 상황을 다루기 위해서, 세상에서 최고의 의사를 요청하도록 요구되지는 않을 것이다. 결정자가 동일하든지 간에, 대리자는 절대적인 최상의 과정보다 못한 것을 찾아낼 가능성이 있다. 만약 행위자가 다른 이들에게 최상의 치료로 보이는 것보다 많이 놓쳤다면, 일부 검토가 필요하겠지만, 작은 이상들(deviances)은 아마 간과될 것이다.

---

10) 역주, 요한복음 5장에 보면 베데스다 연못가에 38년 동안 온몸이 마비된 병자가 등장한다. 그는 예수에게 연못의 물이 움직일 때에 자신을 연못에 던져달라고 요청한다. 예수는 병자에게 '일어나 자리를 들고 걸어가라'고 명하여, 그의 병을 고친다.

3) 누가 대리인이 되어야 하는가?

결정적인 문제는 누가 가족이 없고 결정능력도 전혀 없는 환자를 위해 대리인이 되어야 하는가이다. 현재로는 명확한 해답이 없다. 우리가 고찰했던 것처럼, 주치의(또는 다른 누군가)가 이러한 부류의 환자들을 대변할 권위를 지닌다고 가정할 근거는 없다. 두 가지 선택사항이 있다. 첫째, 우리는 주치의를 대리자로 정하는 법을 통과시킬 수 있다. 아직은 왜 주치의가 환자의 최선의 이익을 결정하는 데 신뢰할 만한가에 대한 근거는 없다. 사실상 의사는 환자의 실제 이익이 되지 않는 특정 종류의 결정들로 그들을 유도할 수 있는 시스템적인 편견을 갖고 있을 수도 있다. 예를 들어, 1950년대와 1960년대에 의사들은 어떤 희생을 치르더라도 생명을 유지시키는 데 강하게 헌신하는 경향을 보였다. 최근에는 임상의들이 '무의미한 치료'로 평가되는 것들을 기피하는 경향이 있다. 대체적으로 모든 의사에게 시스템적인 편견은 없다 하더라도, 개인적 편견들은 항상 존재할 여지가 있다. 다음 단계로의 이동 책무를 지닌 의사는 환자를 호스피스 병동으로 옮기는 결정에서 적극적일 수 있는 반면에, 그는 동일하게 치료 찬성의 입장(pro-treatment)을 강하게 취할 수도 있다. 가족이나 대리인이 없는 결정능력을 상실한 환자들이 이러한 무작위적인 다양성에 예속되어야 하는가에 대한 근거는 없다.

사실상의 대리자로서 주치의를 이용하는 데 대한 두 번째 반대논증이 있다. 주치의는 대리자가 누구든지 간에 확인하게 될 최상의 지위에 있다. 비록 그가 대리자를 능가할 권위를 갖지 않았더라도, 그는 대리자의 판단에 대한 외부의 검토를 명확하게 주장할 수 있다. 만약 주치의가 대리자가 된다면, 그러한 점검은 상실된다.

대안은 결정능력이 전혀 없고 가족 또한 없으며 죽은 사람보다는 더 낫다고 생각되는 모든 환자를 위해 법적으로 지명된 후견인을 세우는 것이다. 이들 환자들은 우리 사회에서 가장 상처받기 쉬운 집단이다. 이들은 특별한 예방책을 받아야 마땅하고, 많은 사람들은 이러한 예방책이 더 나은 사례가 될 것이라고 주장한다.

3. 가족이나 사전 대리인이 있는 의사결정능력을 상실한 환자

　다음은 결정구조(decision-making structure)가 발견되어야 할 세 번째 그룹의 환자이다. 이들은 결정능력이 있는 동안, 자신의 의사를 드러낸 적이 없거나 결정능력은 없지만 가족이나 대리자의 역할을 감당할 수 있는 다른 대리자들(가까운 친구들이나 사랑하는 사람들)을 가진 환자들이다. 근친자가 그러한 경우에 가정된 대리자가 되어야 한다는 견해가 최근 생겨났다.[11] 그들이 너무 어리석거나, 너무 사악하거나, 단순히 꺼려하기 때문에(일반적으로 판사에게) 봉사할 수 없다고 증명될 때까지는 대리자로 봉사해야 한다. 가족은 환자의 최상의 이익을 위해 노력해야 한다는 것은 분명해 보인다. 그러나 환자의 최상의 이익이 무엇인지에 대한 의견이 분분한 경우에는 어떻게 해야 할까?

　이것은 피클을 먹고 의식이 없는 상태로 발견된 유세프 캄프(Yusef Camp)라는 소년에 대해, 이 책 서두에서 제기한 사례의 상황처럼 보인다. 아마

---

11) 대통령 자문위원회, 1983; Areen, 1987.

도 누군가 호흡장애를 일으키는 약물을 피클에 넣었기 때문일 것이다. 그가 영구적인 무의식의 식물인간 상태로 진단받았을 때, 그의 부모는 생명유지장치 제거에 동의하는지에 대한 질문을 받았고, 그들은 일체의 제안을 거부했다. 그들은 기적의 가능성을 지적하며, 어쨌든 무의식 상태인 유세프의 생명의 가치를 주장했다. 의사들은 이러한 결정을 반박하는 데 호소할 어떤 객관적인 기반이 있을까?

임상의들은 산소호흡기의 지원은 환자의 죽음에의 궤적을 변화시키는 데 효과가 있음을 인정해야 할 것이다. 그리고 가족은 최소한 그들의 관점에서 혜택을 위한 소송을 제기할 수 있다. 예기치 못한 결과들이 일어날 수 있다는 주장을 반박할 의학적 근거는 없는 것 같다. 모든 생명, 심지어 지속적인 무의식 상태에 있는 환자의 생명까지도 고귀하다는 가족들의 주장을 반박할 근거는 없다. 임상의들은 추가적인 생명연장이 환자를 혼수상태(coma)에서 깨어나게 하리라고 확신할 수는 없지만, 치료가 아무런 효과가 없다는 것과는 다르다고 주장한다. 후자의 주장은 명백히 과학적인 의료적 사실은 아니다. 그것은 폭넓게 수용되지만 보편적으로 주장될 수 없는 가치판단이다. 비록 그가 의식이 없어서 개입으로 인해 고통을 느낄 수 없을 때, 왜 치료를 지속하는 것이 소년의 이익과 상반되는가를 보여주는 것이 어려운 일이더라도, 그들은 지속적인 치료가 환자를 위한 최상의 과정이 아니라고 주장하려고 한다. 그러한 사례에서 어떤 임상의들은 치료를 계속하는 것은 '도덕적 상처(moral affront)'라고 주장하려 했지만, 그러한 주장과는 반대로 그것이 의학적 성취에 의존하는 도덕적 모욕인지 아니면 부모의 뜻과는 반대로 아이를 죽게 만드는 상태가 될지는 고려해야만 한다.

임상의의 시각에서 볼 때, 환자의 가족이 환자를 위해 최선이 아닌 것을 선택할 때는 어떻게 될까? 가족은 법적으로 지명된 대리 결정자이지만, 대리자들은 결정능력이 없는 피보호자를 위한 의료적 선택에서 무제한의 재량권(discretion)을 갖지는 않는다. 두 가지 선택사항이 있다. 첫째, 사회는 대리자가 가장 합리적으로 단순한 최선의 과정(법정이나 어떤 다른 권위에 의해 결정된 것으로)을 선택한다고 주장할 수 있다. 최선의 과정이 무엇인가를 결정하기는 어렵지만, 종종 옹호되었던 기준이다. 우선 이것은 타당한 정책처럼 보인다. 반면에 가족이 없고 결정능력도 없는 환자들을 포함한 사례에서 가족은 법정보다 더 낮은 기준으로 주장된다.

그러나 만약 가족이 최상의 가능한 과정을 선택해야 한다면, 그들은 선택의 여지가 없다(다른 권위가 단일 과정이 무엇인가를 결정하고, 가족이 그 과정을 따르도록 강요할 것이기 때문이다). 게다가 모든 사례는 최상의 것을 정확하게 결정할 수 있는 법정이나 일부 다른 권위에게로 가야 할 것이다. 이것은 선호되는 두 번째 과정을 제안한다. 가족 구성원이나 다른 사전 대리자가 선택하는 경우에, 우리는 그럴듯한 선택들 가운데, 일부 제한된 재량권의 범위를 제공할 수 있다. 카렌 퀸란(Karen Quinlan)의 경우, 퀸란의 남편이 그녀의 후견인으로 지명되었을 때, 그는 산소호흡기를 제거해야 한다는 당부를 받은 적은 없었다. 그는 다른 가족들처럼 약간의 결정권을 가지고 있었다. 이러한 선택사항 가운데서 최선보다는 조금 덜한 선택은 용납할 만하다.

1) 가족 결정권의 기초가 되는 기준은 무엇인가?

가족이나 다른 대리자에게 재량권을 부여하는 기준은 무엇인가? 그것은 문자 그대로 최상의 이익 기준일 리는 없다. 왜냐하면 자녀가 조금이라도 잘못될 때마다, 언제든지 부모를 무시하도록 요구할 것이기 때문이다. 그 응답은 그 기준이 제한된 가족적 자율성의 원칙(principle of limited familial authonomy)에 대한 해석처럼 보인다. 그것은 도덕 이론가들의 주장이다. 비록 법정은 그러한 원칙들을 공식적으로 표명하지 않았지만 (그래서, 그것은 〈표 6.1〉에서 법적인 기준으로 부연되었다.) 그들의 결정은 이러한 생각을 반영한다. 가족은 사회 구성의 기본 제도이다. 가족은 결정능력이 없는 구성원들의 가치를 선택할 제한된 권위를 갖는다. 가족은 가치체계를 결정능력이 없는 구성원들에게 강조할 권리와 의무를 가진다. 가족은 최상의 가치를 선택할 필요는 없지만, 그럴듯한 가치체계들을 물려주어야 한다. 가족은 개인과 유사한 자율성을 갖지만, 개인과 같은 무제한적인 가족적 자율성은 아니라고 주장되어왔다.

자녀 교육에 대해 부모에게 당부하는 상황을 생각해보자. 우리는 부모가 자녀들에게 교육을 제공할 것을 요구한다. 또한 좋은 교육일 것이라고 기대한다. 그러나 사회와 마찬가지로 우리도 최상의 가능한 교육이어야 한다고 주장하지만, 부모의 모든 선택을 감시할 수는 없다. 부모는 교구부속학교, 군대식 학교, 또는 적극적인 성취 지향적 학교들을 선택할 수 있다. 가족이 선택의 근거를 갖고 있다면, 국가는 그들의 선택을 사후에 비판하지 않을 것이다.

그러나 한편 사회는 가족이 너무 극단적으로 빗나간다는 사실을 기꺼이 말할 수 있어야 한다. 만약 가족이 자녀에게 공교육을 전혀 시키지 않는다면, 국가는 개입하여 관리할 것이다. 가족의 자율성은 매우 중요하지만 제한된다.

제한된 가족적 자율성의 기초는 무엇인가? 어떤 사람들은 종교적 전통들, 즉 기본 단위로서 가족에 대한 신의 명령에서 찾고, 다른 사람들은 가족이 다른 사회 집단들보다 자녀의 복지에 더 헌신된다는 개연성이나 제한된 결정권을 허용함으로써 그들의 봉사를 위해 가족을 보상할 필요와 같은 실용적인 고려들에서 찾기도 한다. 그 기초가 무엇이든지 간에, 우리는 가족적 자율성의 존재를 대체로 인정한다. 예를 들어 대통령 자문위원회는 다음과 같이 말한다.

이 사회는 전통적으로 가족의 기능에 개입하는 것을 매우 꺼려왔다. 그렇게 하는 것이 어렵고, 그것이 사생활의 상당한 정도와 그것의 중요성을 주장할 재량권이 필요한 가족의 가치 중 일부를 파괴할 수도 있기 때문이다.[12]

근거의 한계 내의 제한된 가족적 자율성 개념의 뉘앙스는 다음 사례로 알아볼 수 있다.

사례 6.2 **채드 그린: 화학치료법에 대한 제한된 가족적 재량권의 사례**

채드 그린(Chad Green)이라는 30개월 된 남아에게 백혈병이 발병하였는데, 의료진은 아이가 생존하려면 화학치료가 필요하다고 말했다. 그러나 가족은 대체적 식이요법을 믿었다. 가족들은 화학요법은 독성이 있고 해로워서 실패할 것이라고 생각했다. 그들은 대체요법을 맹신하는 사람들에게 항암치료제로 알

---

12) 대통령 자문위원회, 1983; Areen, 1987.

려졌던 장수식 쌀(macrobiotic rice)과 살구 씨에서 추출한 제암제를 섭취하는 특이한 식이요법으로, 아들의 백혈병을 치료하기를 원했다.

가족이 추천된 정통적 화학요법을 거부했을 때, 하버드 의대의 의사 존 트루만(Dr. John Truman)은 법적 심사를 요청해야 한다고 생각했다. 그는 결국 추천된 치료를 제공하기 위해 아기의 양육권을 법원에서 획득했다. 그 청구는 부모가 아이의 최상의 이익을 추구하는 데 이성의 한계를 넘어섰다는 것이었다.

아이의 부모는 제암제를 얻기 위해 아이를 멕시코까지 데려갈 정도로 강하게 저항했다. 부모는 고소당할 수 있었지만, 현명한 그들은 어떤 목적도 이룰 수 없으리라고 결정하였다.

트루만 박사는 사안을 계속 진행하였다. 그는 최소한 어느 정도까지는 환자의 관점을 존중하는 타협점에 도달해서 자신이 추구하는 목적을 성취할 것이라고 생각했다. 만약 부모가 아이에게 화학요법을 제공하는 데 동의한다면, 그는 안전하고 깨끗한 샘플을 확보하여, 특별한 식이요법과 제암제로 아이를 동시에 치료하도록 하였다. 이 해결책은 어느 쪽도 완벽하게 만족시키지 못했고, 이러한 타협이 아이를 위한 최상의 가능한 과정인지 확신할 수 없었다. 그러나 그들 각자는 자신이 추구하는 것의 상당부분을 성취했다고 느꼈다. 법원은 최종적으로 이 타협안을 수용했다. 비록 이것이 최상의 가능한 과정은 아니었지만, 법원은 타당한 근거가 있고 진행을 허락해야 한다고 판단했기 때문이다.[13]

제한된 가족 재량권의 개념은 1장에서 제시되었던 유세프의 사례에 대한 심층 분석을 위해 가능한 기반을 제공한다. 그가 산소호흡기에 의존하여 지속적으로 무의식 상태에 있는 한, 의사들은 최상의 과정은 산소호흡기를 중지시켜 죽게 내버려두는 것이라고 확신했었다. 그러나 그

---

13) 소수자의 관리에 근거하여(based on Custody of a Minor) Mass., 379 N.E. 2d 1053(1978) 그리고 다른 사례에 대한 출판된 보고서들.

들은 부모에게 이것이 최선이라고 납득시킬 수 없었다. 여러 방법들 중 어느 것도 만족스러운 답변을 제공할 수 없는 것 같다.

첫째, 그들은 소년이 뇌사판정에 근거하여 이미 사망했다고 주장할 수 있었다. 물론 어떤 의사도 시체를 치료하도록 요구되지 않는다. 만약 소년이 이미 죽었다면, 부모의 의견에 반하더라도 치료는 중지될 수 있다. 2장에서 본 바와 같이, 뇌사판정의 일부 형태는 더욱 전통적인 심폐사 판정으로 대체되어야 한다는 합의가 증가하고 있다. 그러나 이러한 경우에, 환자를 검사했던 뇌신경학자들 중 한 사람의 의견에는, 아직도 일부 제한된 두뇌활동이 있다. 게다가 당시 콜럼비아 특별구에서는 뇌기능에 근거한 죽음 판결에 권한을 부여하는 법은 없었다. 그래서 소년의 사망 선언 전략은 작용하지 못했다.

두 번째, 의료팀은 환자에게 최선이 되는 판단에 대해 부모를 설득하기 위해 법정으로 갈 수 있었다. 우리는 이러한 접근은 채드 그린과 같은 사례에서 적용된다고 보았다. 그러나 이 사례에서, 생명연장의 지속이 심각하게 환자의 이익과 상반됨을 보여주는 것은 당면할 어려운 기준이 된다. 우리는 이익이 되는 것을 결정하는 데 제한된 재량권이 부모에게 있음을 보았다. 이러한 사례에서, 영속적인 무의식 상태에 있는 아이는 이러한 상태로는 지속적으로 해를 입게 된다는 것을 의료진이 보여주기란 어렵다. 만약 부모의 판단이 아이의 이익과 상반된다는 주장에 근거하여 법원에 간다면, 의료팀은 실패할 가능성이 크다.

부모를 능가하기 위한 세 번째 가능한 근거가 있다. 생명의 연장은 아이의 이익이 아닌 제3자들의 이익(그들의 의료 프로그램을 통해 치료에 자금을 제공하는 다른 부모, 치료를 제공하는 간호사, 또는 콜럼비아 특별구 시민들의 이익)을 위험에 빠뜨린다고 주장할 수 있다.

환자의 건강이나 권리가 아니라 제3자의 이익에 근거하여, 환자 치료에 제한을 두는 때가 도래한다는 것이 가능할까? 제3자 이익의 정당성 개입방법과 다른 의료적 결정들은 다음 장에서 다룰 것이다.

- **사전지시서(Advance directive)**

  의료적 치료, 특히 시한부나 불치병의 치료에 대한 환자의 의사에 대한 문서화된 표현이다.

- **최상의 이익 기준(Best interest standard)**

  의사결정능력이 없는 자의 신념과 가치관 파악이 불가능한 경우 의료적 결정을 위해 대리사에 의해 사용된 기준이다.

- **확장된 자율성의 원칙(Principle of autonomy extended)**

  의사결정능력이 종결된 뒤에도 환자의 자율적인 선택을 존중할 의무를 지원하는 것으로 가끔 인용되는 도덕 원칙이다.

- **대리 지시서(Proxy directive)**

  기록자가 그 자신을 위해 말할 수 없는 경우 환자의 대리 결정자로서 기여할 사람을 명시하는 사전지시서이다.

- **실질적 지시서(Substantive directive)**

  의료적 치료에 대한 환자의 실질적인 의사를 기록한 사전지시서. 요청하거나 거부된 치료 또는 그러한 치료에 대한 판단을 명확하기 위한 기준을 명시한 문서이다. 일반적으로 환자가 불치병이거나 지속적인 식물인간 상태일 때 적용되도록 고안되었다. 산소호흡기, 화학요법, 의료적으로 제공된 영양과 수액 그리고 다른 적극적인 생명연장 수단들이 언급된다.

- **대리적 판단(Substituted judgment)**

  의사표현을 할 수 있는 동안에 표현되었을 법한 의사결정능력이 없는 환자의 신념과 가치관에 근거한 의료적 결정을 위해 대리자에 의해 사용된 기준이다.

참고문헌

Arren, Judith. 1987. "The Legal Status of Consent Obtained from Families of Adult Patients to Withhold or Withdraw Treatment." *Journal of the America Medical Association* 258, No. 2(July 10): 229-235.

Beauchamp, Tom Lim and Robert M. Veath, eds, 1996. *Ethical Issues in Death and Dying*, 2nd ed. Upper Saddle River, N.J.: Prentice Hall.

Bok, Sissela. 1976. "Personal Directions for Care at the End of Life." *New England Journal of Medicine* 295: 367-369.

Buchanan, Allen E., and Dan W. Brock. 1989. *Deciding for Others: The Ethics of Surrogate Decision Making*. Cambridge: Cambridge University Press.

Cantor, Norman L. 1993. *Advance Directives and the Pursuit of Death with Dignity*. Bloomington, Ind.: Indian University Press.

Choice in Dying, Inc. *Refusal of Treatment Legislation: A State by State Compilation of Enacted and Model Statutes*. New York: Choice in Dying, Inc., updated regularly.

Choice in Dying, Inc. *Right to Die Law Digest Statutes*. New York: Choice in Dying, Inc., updated regulary.

Doukas, David J., and Laurance B. McCullough. 1991. "The Values History: The EVanluation of the Patients: A Critique of the Orthodox Approach." *Law, Medicine, Health Care* 17: 234-244.

Emanuel, Linda L., and Ezekiel J. Emanuel. 1989. "The Medical Directive: A New Comprehensive Advance Care Document." *Journal of the American Medical Association* 261(June 9): 3288-3293.

Kielstein, Rita, and Hans-Martin Sass. 1993. "Using Stories to Assess Values and Establish Medical Directives." *Kennedy Institute of Ethics Journal* 3(September): 303-318.

President's Commission for the Study of Ethical Problems in Medicine and Biomedical and Behavioral Research. 1983. *Deciding to Forego Life-Sustaining Treatment: Ethical, Medical, and Legal Issues in Treatment Decisions*. Washington, D.C.: U.S. Government Printing Office.

Veatch, Robert M. 1976. *Death, Dying, and the Biological Revolution*. New Haven, Conn.: Yale University Press. See also revised edition, 1989.

7장

의료의 사회윤리:
의료자원의 분배,
이식과 인간 주체에 관한 연구

지금까지 다룬 주제들은 개별 환자-의사 간의 관계에 초점을 맞추었다. 히포크라테스적 윤리는 의사가 환자에게 혜택을 주고자 하는 입장을 견지했다. 인격존중의 윤리 원칙들[1]은 필연적으로 환자에게 혜택을 주지 않을 것으로 종결될 의제(agenda)에 의무를 추가한다. 그럼에도 불구하고 초점은 여전히 의료서비스를 받는 개인에 있다. 더 많은 사회적 관심이 집중되는 힌트에는 최소한 두 가지가 있었다. 4장에서, 우리는 신의(비밀 유지, confidentiality)의 윤리에 대한 일부 근대의 토론들은 만약 제3자의 편에 중요한 혜택이 제공될 필요가 있다면, 은밀한 정보의 누설을 허용한다는 점에 주목했다. 5장에서, 우리는 의료적 치료가 만약 환자뿐 아니라 다른 사람들에게 큰 부담이 된다면, 교황 비오 12세는 그러한 의료적 치료들을 특수한 것으로 간주했다는 점에 주목하였다. 양자의 경우에서, 우리는 이러한 제3자의 이익에 대한 탐구를 유보시켰다.

이 장은 우리의 의무가 타인의 복지를 증진시키거나 타인에 대한 비결과론적인 의무들을 성취하는 것을 포함해야 할 시기를 물으면서 사회적 차원에 대한 의료윤리적 고려사항들을 살펴보고자 한다.

---

1) 역주, 인격존중의 원칙은 의무에 기반을 둔 원칙들로서, 신의, 자율성, 진실, 살인회피의 원칙 등이 있다. 4장 참고.

1. 의료를 위한 사회윤리의 필요

1) 개인 관계 윤리의 한계

히포크라테스적 형식은 유일하게 환자에 대한 혜택을 요구한다. 고대 히포크라테스적 의료는 공동체나 다른 개인의 복지에서 기원되지 않았다. 공동체나 다른 사람의 복지에 대한 고려는 근대 의료와 선서에 대한 근대적 해석에서 생겨났다. 예를 들어 제네바 선언은 "내 환자의 건강은 나의 첫 번째 고려 사항이 될 것이다"라고 언급한다. 환자는 단수형이다. 복수형으로 환자들에 대한 헌신을 표현한 규약들과 선서들은 여전히 개별 의사의 환자들에만 초점을 둔다. 히포크라테스적 전통에서 도덕 공동체에 대한 개념은 없다. 그것은 대체로 다른 사람이나 사회의 더 포괄적인 복지보다는 환자의 복지에 초점을 둔다.

인격에 대한 존중의 개념과 신실, 자율성, 진실, 살인회피의 기저에 있는 원칙들을 끌어들이면서, 근대의 윤리가 히포크라테스적 혜택의 윤리에서 권리와 의무의 의무론적 윤리에로 이동하기 시작할 때, 새로운 윤리는 아직도 개별적 환자-의사 간의 관계의 문제들(신의, 정보에 근거한 동의, 진단의 누설, 그리고 죽어가는 환자에 대한 치료의 문제들)을 언급하고 있었다. 마치 온 세상에 오직 한 명의 의사와 한 명의 환자만 있었던 것 같았다. 도덕 문제는 환자가 치료받는 방법을 밝혀내는 것이었다. 결과론적인 히포크라테스적 윤리와 인격존중의 비결과론적 윤리 사이의 논쟁은 개인주의 전통 안에 있었다. 만약 인격존중이 더 전통적인 히포크라테스적 온정주의를 패배시키면서 싸움에서 이기는 것으로 보였다면, 그날의 논쟁은 개별 환자를 다루는 방법에 대한 질문에 고정되었기 때문이다. 그러한 세계에서 자율성과 인격존중과 연관된 원칙들은 탁월해 보인다.

그러나 자율성의 승리는 다만 일시적일 뿐이었다.[2] 미래 의료에서의 도덕 문제는 개인 모델에서 사회 모델로 이동하게 된다. 이러한 변화는 윤리적 개별주의 문제와의 직면을 요구한다. 히포크라테스적 혜택과 인격존중 양자는 제3자에 대한 의무의 문제를 무시한다. 근대 세계에서 사회를 무시하는 것은 점차 불가능한 추세이다. 의료는 이식할 장기들을 포함하여 부족한 의료자원들을 분배하는 문제와 그 목적이 개별 환자의 복지를 증진시키는 것이 아니라 사회의 혜택을 위한 지식을 산출하는 인간 주체에 관한 연구를 수행하는 문제 등과 직면하기 마련이다. 이러한 주제들을 검토하기 전에 우리는 어떤 윤리 원칙들이 이러한 문제들에 집중될 수 있는가를 검토할 필요가 있다.

---

2)   Veatch, 1984.

2) 의료윤리를 위한 사회윤리의 원칙

(1) 사회적 유용성

우선 사회윤리를 위한 원칙들은 소위 사회적 유용성이라고 할 수 있다. 3장에서 우리는 선행과 악행금지의 원칙들이 유용성이라는 결과 기준으로 결합될 수 있다는 것을 보았다. 또한 우리는 히포크라테스적 유용성, 즉 개별 환자들에게 일어나는 혜택과 해악들을 검토하였다. 〈표 7.1〉은 3장과 4장에서 제시한 도식의 최종판이다. 〈표 7.1〉에서 사회적 유용성은 사회적 수준에서 결과를 극대화하는 원칙으로 귀결된다.

① 사회적 유용성 원칙의 본성

결과를 극대화하는 방식으로 여전히 작용하고 있기에, 우리는 결과를 극대화하는 더 사회적인 형식을 언급할 필요가 있다.

선행과 악행금지는 단지 개별 환자에 국한되지 않고, 영향받는 모든

〈표 7.1〉 윤리 원칙들–사회적 원칙들을 포함하는 최종 형태

	결과주의적 원칙들	의무에 기반을 둔 원칙들
개인적	주관적 1. 선행의 원칙 2. 악행금지의 원칙 --- 히포크라테스적 유용성--- 객관적 1. 선행의 원칙 2. 악행금지의 원칙	인격존중의 윤리 1. 신실성 2. 자율성 3. 진실성 4. 살인회피
사회적	사회적 유용성 1. 선행의 원칙 2. 악행금지의 원칙	정의

당사자들의 모든 혜택과 해악을 고려하는 사회적 수준에 적용된다. 여기서 목적은 최대 다수의 선이다. 이것은 제레미 벤담(1967)과 존 스튜어트 밀(1967)과 같은 고전적 사회 공리주의자들이 제시한 윤리 원칙이다. 이것은 기본적인 비용-혜택 분석(cost-benefit analysis)의 바탕이 되는 윤리 원칙이다. 그러한 분석에서, 설계자는 자원의 대안적 사용에 대한(경제적, 사회적, 의료적) 잠재적 혜택과 잠재적 비용을 결정하려고 한다. 그래서 그들은 비용 대비 최상의 혜택을 산출하게 되는 과정을 따른다. 그들의 원칙은 행위에 의해 잠재적으로 영향받은 모든 당사자들에 대한 사회적 유용성(즉, 선행과 악행금지가 사회적으로 적용된)이다. 이것은 개별 환자들에게만 제한되지 않는다는 점을 제외하면, 히포크라테스적 유용성을 극대화하는 것과 마찬가지이다.

비평가들은 사회적 유용성 원칙에 대해 의문을 제기한다. 여기서 수량화(quantification)와 불평등이라는 두 가지 문제가 제기된다.

② 수량화의 문제

첫째, 어려운 문제는 순수 선(net good)의 극대화를 결정하는 데 있다. 이 문제는 특히 의료서비스(health care)에서 심각한데, 어떤 중요한 가족 사건(family event)이 일어날 때까지 환자를 생존하게 하거나 또는 정신적 고통을 경감시키는 것과 같은, 그 혜택이 고통의 경감과 같은 불투명하고 주관적인 선(nebulous and subjective goods)을 포함하는 점에 있다. 사회적 유용성 원칙에 대한 비판가들은 이러한 혜택은 거의 수량화가 불가능하며, 그러한 노력은 계획자들(planners)로 하여금 특정 결과들에만 무게를 두는 편견들과 혼합되는 위험에 노출시킨다고 주장한다.

비록 수량화 문제는 심각하더라도 사회과학자들은 그러한 수량화된 자료 제공에 매우 세련된 기술을 보유하고 있다. 한 예로 다양한 질병 상태들의 비교를 허용하는 발전 영역(developing scales)에서 상당한 작업이 진행되어왔다. 카플란(R. Kaplan)의 복지 규모의 질[3]은 의료기금의 분배 실험을 위한 진단-치료를 처음 등급화(initial ranking)함으로 오리건 주의 건강서비스위원회(1991)에 의해 사용되었다. 이 프로젝트는 수백 개의 가능한 의료 개입들 가운데 어느 것이 우선성을 가지는가를 결정하는 데 사용되었다. 위원회는 죽음에 해당되는 것은 0으로, 건강에 해당되는 것은 1로, 사람들을 0에서 1단계까지 다양한 조건들의 등급화를 요구했다. 의료 개입과 비용의 가능한 결과들에 대한 과학적 데이터를 갖춘 정보를 통해 위원회는 예상된 혜택 단위당 비용을 계산할 수 있었다. 이러한 연구는 조심스럽고 정교하게 발전해왔다. 또 다른 연구는 의료 개입에 의한 생존 연수와 생존이 가져온 삶의 질 양자를 통합하는 단일 단위(single unit)를 개발하였다. 질 보정 생존 연수(the quality-adjusted life year: QALY)라 불리는 단위는 주로 삶의 질이 향상된 자들과 생명을 연장하는 의료 개입의 단일 규모와의 비교를 허용한다. 이러한 세련된 건강 설계의 척도들은 혜택/해악 비율의 계산에 사용될 수 있어서, 대안적 개입들은 투자된 자원 단위당 구현된 복지의 총량이나 조정된 수명의 질로 등급화될 수 있다.

③ 불평등의 문제들

다양한 치료 개입의 혜택과 비용의 비교를 위한 이러한 수치화(numerical scale) 사용의 실제 갈등은 도덕적으로 올바른 과정은 자원에 비례한 총 순익(aggregate net benefit)을 극대화할 것이라는 가정에 있다. 사회적 순 혜택을 극대화하는 노력은 혜택이 불공평하게 분배되었다는 사실을 숨긴다. 일

---

3) Kaplan and Bush, 1982.

부 조건들과 일부 환자들은 다른 이들보다 치료받는 데 더 힘들거나 덜 효과적이라는 것이 의료의 본성이다. 다양한 만성 질환을 가진 환자들은 급성이며, 치료가능한 조건들에 처한 환자들보다는 치료에 덜 효과적이다. 시골이나 도심(inner cities)에 사는 사람들은 교외에 사는 사람들보다 의료서비스에 접근하기가 더 어려울 수도 있다. 시골이나 도심의 환자들과 중산층의 교외 환자들을 위한 의료서비스 투자를 비교하는 비용-혜택의 분석은 교외의 환자들을 위한 건강 계획이 더 많은 혜택(투자 대비 생명연장이나 조정된 수명의 질)을 산출했음을 보여줄 것이다.

도덕적 논쟁점은 그러한 우선성 제공이 윤리적인가의 여부에 있다. 가장 효율적인 건강관리 시스템은 가장 공정하거나 정의롭거나 공평한 것이 아니라는 사실이 드러날 것이다. 가장 효율적인 시스템이 가장 공정하지 않음을 가정한다면 이 두 윤리적 관심 사이의 타당한 관계성은 무엇인가?

(2) 대안적인 사회윤리의 원칙으로서의 정의

만약 우리가 전체 선(aggregate good)을 극대화하는 근거로 의료자원의 분배에 도덕적으로 만족하지 못한다면, 대안을 제공하는 원칙이 필요하다. 정의의 원칙은 종종 이러한 역할을 하는 것으로 제안되었다. 정의의 원칙은 사회적 수준에서 인격존중을 보여주는 방식인데, 사회적 수준에서 의무에 기반을 둔 원칙으로서 〈표 7.1〉의 오른쪽 아랫부분에 나타나 있다. 일반적으로 정의란 유사한 상황에 처한 사람들은 동등하게 대우받아야 한다는 원칙이다. 그 핵심은 사람들의 상황들이 도덕적으로 유사하게 결정되도록 하는 방법에 있다. 다양한 정의에 관한 이론들은 다양한 특징을 드러낸다. 헬라 문화에서 고결하거나 귀족으로 태어나는 것은 공정한 분배의 결정에 적절한 것으로 간주되었다. 근대문화, 특히 유대-기독교 사상에 의해 역사적으로 영향받았던 사람들에게 정의는 더 이타주의적인 방식으로 해석되었다. 정의는 사람들이 복지의 평등을 위한 기회를 갖는 것을 요구하는 것으로 이해되었다. 의료서비스에서 이러한 관점은 필요에 근거하여 의료서비스 분배를 유도하는 것으로 해석되곤 하였다. 비록 필요가 상대적인 전체 복지라는 용어로 결정될 수 있더라도, 의료서비스는 종종 의료적 요구에 근거하여 분배된다.

3장에서 보았듯이, 의료적 복지는 죽음을 예방하고, 질병을 치료하고, 고통을 완화시키고, 건강 증진을 포함하는 복합적인 개념이다. 의료적으로 누가 가장 심각한지를 결정하는 문제는 결정되는 가치판단에 대한 어떤 합의를 요구할 것이다. 그러나 이러한 문제들은 사회적 유용성의 극대화를 근거로 의료자원들을 분배하려고 하는 자들이 동일하게 직면하게 될 문제들이다. 어쨌든 우리는 의료적 복지를 비교하는 계량법이 필요하다. 사회적 공리주의자는 총량을 극대화하는 방법을 결정하기 위해 질 보정 생존 연수의 단위(units of quality-adjusted life-years)를 사용하는 반면, 정의 원칙의 옹호자는 가능한 한 동등하게 질 보정 생존 연수의 분배(distribution of quality-adjusted life-years)에 힘쓰게 된다. 복지 평등의 기회를 개념화하는 데는 여러 방법이 있다.

만일 요구되는 모든 것이 복지의 기회라면, 즉 만약 사람들이 건강하게 될 기회들을 갖는다고 한다면, 비록 그것들이 동등한 의료적 요구가 될지라도 그들은 다른 이들과 동일한 요구를 갖지는 못한다고 주장할 것이다. 이러한 관점에 따라서 알코올 중독의 결과로 간 이식을 필요로 하는 사람은 간부전(liver failure)[4]의 다른 원인이므로 동일한 요구가 주어지지 않는다. 건강을 위협하는 행위(healthy-risky behavior)가 자발적인 한, 어떤 이들은 이러한 행위의 결과로 의료서비스를 요구하는 자들은 보다 적은 요구조건을 갖게 된다고 주장한다.[5]

누가 가장 큰 필요를 갖는가에 대한 결정에 있어서, 우리가 일생의 한 순간(moment in time)인지 아니면 일생(lifetime) 동안 사람들의 복지를 고려해야 하는지에 대한 갈등이 있다. 한순간에 근거한 관점은 그 순간에 가장 심각한 사람들에게 의료자원들을 집중하면서, 사람들을 특정 시간에서 비교한다. 혜택을 줄 수 있는 사람들 가운데 가장 아픈 사람을 치료하는 데 기반을 두는 분류는 한순간의 관점으로부터 이타적 정의에 따라서 분배하는 방법이다.[6] 급성 고통의 경감, 즉 급성의 치료 가능한 질병과 같은 일부 의료서비스들과 면역조치(예방주사, immunization)와 같은 예방적 의료서비스의 제공은 그 순간에 가장 절실한 필요를 갖는 환자에 근거하여 많은 이들에게 공정하게 분배되는 것처럼 보인다. 다른 의료서비스들은 그들의 일생에서 가장 심각한 환자에 근거하여 분배될 수 있다. 정의의 원칙의 핵심은 필요에 따라 의료자원을 분배하는 것이 비록 전체의 선을 극대화하지 못하더라도, 윤리의 의무라는 것이다.

정의의 원칙을 수용하는 자들은 의료서비스(health care)의 사회윤리에서 (의료서비스 자원들이 어떻게 분배되어야 하는지, 장기 이식 프로그램이 어떻게 작용되어야 하는지, 또는 인간 주체 연구가 어떻게 수행되어야 하는지를 결정하기 위해) **최소한 그것을 즉견적 고려 사항(prima facie consideration)으로 간주한다. 정의가 타당한 의무**(즉, 결국 다

---

4) 역주, 간부전(liver failure, 肝不全)은 간의 세균 감염·중독·순환장애 등의 원인으로, 간의 기능이 저하된 상태를 말한다.

5) Veatch, 1980; Moss and Siegler, 1991.

6) Baker and Strosberg, 1992.

른 도덕적 고려들이 고려되어왔던 의무)로 유도되는가의 여부는 경쟁하는 도덕 원칙들의 요구들을 등급화하고 조정하는 방법에 달려 있다. 의료서비스 자원의 분배를 위한 순수한 이타주의적 기반은 그것이 심각한 모든 환자들의 감소로 유도될 수 있다는 점에서 믿기 어렵다. 죽은 것과 동등한 모든 사람들은 전적으로 이타주의자가 된다. 이타주의적 정의의 옹호자는 어떻게 다른 원칙들이 그러한 결과를 회피하도록 작용하는지를 설명해야 할 것이다.

3) 갈등하는 요구들을 화해시키는 방법

만약 사회적 유용성과 정의 양자가 의료서비스를 위한 사회윤리에서 중요하다면 우리는 양자가 서로 연관되는 방법을 알 필요가 있다. 어떤 경우에 사회적 유용성을 극대화하도록 하는 것을 행하는 것은 정의로운 분배를 산출하는 것으로 드러나게 될 것이다. 그리하여 만약 항생제의 공급이 부족하다면, 가장 심각하게 감염된 사람들에게 치료약을 제공하는 것은 최상의 의료적 선을 산출하는 것이다. 어려운 경우는 두 원칙들이 갈등할 때이다. 때때로 부족한 약(scarce drug)을 가장 상태가 심각한 환자에게 제공하는 것은 상대적으로 적은 혜택의 기회를 갖는 환자에게 그 약을 제공하는 것을 의미하는데, 이에 반해 어느 정도 보다 나은 형편에 있는 환자에게 그 약을 제공하는 것은 예상대로 더 많은 선을 행하는 것이 된다. 4장에서 본 바와 같이 그러한 갈등을 해결하는 방법은 다양하다.

(1) 사회적 유용성과 정의를 동등하게 중요한 것으로 다루는 방법

폭넓게 수용된 하나의 관점은 사회적 유용성이나 정의나 어떤 다른 윤리 원칙 그 어느 것도 항상 우위를 점하는 것으로 간주할 수 없다는 것이다. 그리하여 이러한 관점에 따라서, 만약 각 원칙이 일단(prima facie) 도덕적으로 요구되는 것을 말한다면, 원칙들이 갈등할 때 서로 간에 균형이 깨어질 수밖에 없다. 장기 이식을 위해 신장을 분배하는 현행의 공식(current formula)이 이러한 접근 방법을 따르는 것을 보게 된다.

(2) 정의와 유용성의 화해에서의 롤스주의적 최적화(Rawlsian Maximin)

사회적 유용성과 정의를 동등한 무게로 다루는 것은 경쟁하는 사회윤리적 원칙들 사이의 갈등을 해결하는 유일한 방법은 아니다. 20세기 윤리에서 가장 중요한 발전 중 하나는 철학자 존 롤스의 업적이다.[7] 롤스는 어떻게 분배의 평등이 사회적 유용성을 극대화하는 것과 연관되어야 하는지 상세하게 검토하였다. 그의 관점은 매우 추상적 수준에서 작용하지만, 일부 그의 제자들은 의료서비스 분배 시스템을 위한 함의를 결정하려고 시도하였다.[8] 하나의 해석은 차등의 원칙(difference principle)이라고 하는 롤스의 원칙들 중 하나에 의존한다. 기본적 재화가 분배될 때, 만약 불평등이 상태가 심각한 환자들에게 이점을 제공하지 않는다면, 재화들은 평등하게 분배되어야 할 것을 명시한다. 이론가들은 차등의 원칙이

---

7) John Rawls, 1971.

8) Green, 1976; Shelp, 1981; Daniels, 1985; DeGrazia, 1991; Veatch, 1991.

의료서비스에 적용될 수 있는가에 대해서 논쟁하였는데, 만약 심각한 환자를 돕기 위한 노력을 확대하기 위해 의사들에게 인테티브를 제공하는 것이 필연적이라면, 의사들에게 높은 급여를 지불하는 관행을 지원할 수 있다. 만약 상태가 심각한 환자에게 최소한의 위안을 제공할 수 있다면, 다른 의료자원들을 더 건강한 환자들에게로 돌리는 것도 정당화될 수 있다. 비록 롤스적인 차등의 원칙은 종종 정의의 원칙으로서 취급되더라도, 특정 종류의 사회적 유용성이 제공될 때(즉, 장점이 가장 심각한 환자에 의해 주어질 때) 순수하게 이타주의적인 정의를 포기하기 위한 정당화로 이해되는 것이 더 나을 수 있다.

(3) 의무 기반 원칙을 결과 극대화 원칙 위에 놓는 부분적 어휘 배치법

사회적 유용성과 정의의 갈등을 해결하는 또 다른 접근은 4장에서 논의한 원칙들의 어휘적 배열의 확장에 의존하는데, 그것은 한 원칙의 모든 징후들(manifestatings)을 다른 사례들 앞에 두는 것이다. 4장에서 논의 된 하나의 부분적인 어휘 등급 범위는 결과를 극대화하는 원칙 위에 모든 비결과주의적 원칙들을 두는 것이다. 그리하여 결과를 극대화하지 않는 의무들(비결과 극대화의 의무들, non-consequence-maximizing duties) 내에서 갈등하는 주장들은 결과를 극대화하는(consequence-maximizing) 편에서의 자비와 악행금지의 갈등하는 주장들이 그러한 것처럼 균형 잡히게 된다. 그리하여 정의와 인격존중의 모든 의무들은 자비와 악행금지에 대한 어떤 관심들이 작용하기 전에 충족되게 된다. 결과 극대화의 원칙들은 약속에 대한 신실, 자율성, 진실성, 살인회피의 원칙들과 정의의 원칙이 온전히 충족된 이후에 사용될 것이다. 이러한 주장들은 서로 균형을 이루게 된다.

이러한 접근은 많은 사람들이 얼마나 많은 다수의 선이 초래되든 상관없이, 타인의 선을 위한 정보를 알려는 연구 계획에서 살인이 수용될 수 없다고 주장하는지를 쉽게 설명한다. 살인은 비록 희생자가 동의했더라도 살인회피의 원칙과 자율성을 파괴하는 것이다. 이러한 등급 매김은 의사결정능력이 있는 환자에 대한 치료를 자율적으로 거부하는 것이 왜 항상 선행의 원칙에 우선하는지(선행과 자율성 사이의 균형을 추구하는 자들은 설명할 수 없는 결론)를 설명한다. 결과를 극대화하지 않는 의무들을 결과를 극대화하는 의무들보다 위에 등급 매김은 의료윤리에서 상당 부분을 설명한다.

그러나 치료할 수 없는 질병을 가진 심각한 상태의 환자가 세상의 모든 자원들을 요구하지 않는 이유를 설명할 수 있는가? 이것은 종종 끝없는 지옥(bottomless pit problem)의 문제(또는 더 공손하게는 무한한 요구의 문제, infinite demand problem)라고 불리며, 정의의 우선성을 사회적 유용성 위에 놓기를 주장하는 자들에게는 아마도 가장 어려운 문제일 것이다. 어휘적 등급 매김의 옹호자들은 무한한 요구의 문제를 벗어나기 위한 여러 방법들이 있을 것이라고 지적한다. 첫째, 심각한 환자를 위한 일부 이점들은 너무 하찮아서 자신들의 요구를 자발적으로 포기하게 된다. 정의의 요구들은 명백하게 양도될 수 있다. 즉, 요구들은 청구자들에 의해 철회될 수 있다. 두 번째, 다른 비결과론적인 원칙들은 정의의 일부 요구들을 상쇄시키며 작용한다. 한 예로 다른 환자들에 대한 의료서비스 시스템의 약속들은 심각한 환자에 대한 정의의 요구들과 합법적으로 경쟁하게 된다. 살인을 회피하는 데 필수적인 어떠한 의료자원이든 경쟁하게 된다. 정의의 원칙 자체는 무한한 요구의 문제가 지닌 함축들을 회피하는 데 상당한 영향력을 제공한다. 만약 모든 의료자원들이 심각한 상태의 환자들에게만 사용된다면, 다른 환자들은 곧 의료적으로 손상을 입게 될 것이다. 그들은 실제로 그러한 입장에 대한 원래 청구인보다 심각하게 될 것이다. 한 예로 만약 소아마비 면역주사기금이 시한부 환자를 돌보기 위한 기금으로 소진되었다면 이제 일부 건강한 자들도 곧 소아마비가 될 수 있으며 아마 현재 죽어가는 환자들보다 더 나빠질 것이다. 비결과적 극대화 원칙에 대한 등급화를 옹호하는 자들은 무한한 요구의 문제에 대하여 여러 답변들을 갖고 있다.

2. 의료서비스 자원의 분배

가장 드라마틱하게 사회윤리적 문제들을 제기하는 의료윤리의 영역은 의료서비스 자원들의 분배와 연관된다. 급증하는 건강관리 비용들, 관리의료(managed care)[9] 그리고 건강관리를 위한 글로벌 예산(global budget)의 시대에, 가장 논란이 되는 윤리적 이슈는 부족한 자원들의 분배방법에 대한 것이다.[10]

1) 의료서비스를 위한 요구

미국에서 건강관리를 위해 하루에 소비되는 비용은 약 3억 달러에 달한다.[11] 그런데도 미국인의 건강은 곤란한 상태에 있다. 출생에서 기대수

---

9) 역주, 어떤 집단의 의료를 의사 집단에게 도급 주는 건강관리 방식을 의미한다.

10) Bayer, Caplan, and Daniels, 1983; 대통령 자문위원회, 1983; Veatch, 1986b; Blank, 1988; Strosberg, Fein, and Carroll, 1989; Callahan, 1990; Menzel, 1990; Morreim, 1991.

11) Katharine R. Levit, Helen C. Lazenby, Bradley R. Braden, Cathy A. Cowan, Patricia A. McDonnell,

명의 정점과는 거리가 멀다. 유아 사망률은 스웨덴보다 10% 더 높다.[12] 인식되지 않는 점은 기대수명과 유아 사망률과 같은 총 사회적 지표의 지속적인 인용은 전체의 건강을 극대화하는 것이 도덕적으로 타당한 목표라는 점을 함축한다. 오늘날 미국 인구의 약 15%는 전혀 건강보험이 없다.[13] 다른 10%는 비통하게도 보험에 충분히 들지 못한 상태이다. 건강에서의 심각한 차이는 수입, 교육, 인종과 상호연관되어 있다. 막대한 국제적 차이 또한 존재한다.

2) 배급제도의 불가피성

건강관리를 배급할 필요가 없다는 주장이 있다. 만약 의료자원 시스템 내에 있는 우매함과 낭비를 제거한다면, 건강관리를 위해 충분할 것이다. 이 점에서 우리는 자신이 좋아하는 예산 목표(budget target, 국방부, 국회의원들을 위한 시찰, 담배 보조금 등과 같은)에 연결할 수 있다. 이것은 우리가 의료서비스 혜택 외부에 있는 사람들에 이야기할 때는 좋은 주장이겠지만, 여전히 비현실적인 면이 있다. 의료서비스를 받기 원하는 모든 사람들을 위

Lekha Sivarajan, JeanM. Stiller, Darleen K. Won, Carolyn S. Donham, Anna M. Long, and Madie W. Stewart, "자료를 통해 보는 관점: 국가 건강 지출, 1995년", *Health Care Financing Review* 18(1996년 가을): 175를 보라. 또한 건강관리자금부(Health Care Financing Administration) 웹 사이트를 보라: http://www.hcfa.gov/stats/nhe-oact/tables/t09.htm.

12) 1996년 세계 건강 보고서: Fighting Disease, Fostering Development(Geneva: World Health Organization, 1996): 119-120.

13) Katherines Swartz, "건강보험이 없는 사람들의 역학들(dynamics)", *Journal of the American Medical Association* 271, No. 1(1994): 64-66.

해 지불하는 모든 의료비용은 국내 총생산을 능가한다. 그리고 그것은 세계의 낙후된 지역민에 대한 의무를 고려하지 않는 것이다. 배급제도(rationing)는 불가피하다. 현재 있는 자원보다 의료서비스(그들 중 일부는 꽤 주변적인)에 대한 요구들은 항상 더 많다. 그러한 세상에서 배급제도는 도덕적으로 필연적이다. 비록 우리가 모두를 위해 적절한 최저치(decent minimum)를 제공할 충분한 자금이 있다고 인식하더라도, 모든 의료 계획은 일부의 서비스[사치품뿐 아니라 우선성(high-priority needs)을 지닌 일부 환자들을 위한 부가적인 검사들과 그 과정들]를 배제해야만 한다.[14] 경비지출억제운동(movement of cost containment)으로 자주 언급되는 이러한 배급제도의 도덕적 논리를 파악해 보자.

사례 7.1 **포괄수가제(DRG)[15]의 한계와 심근경색**

DRG122는 '심혈관 합병증이 없는 급성의 심근경색(myocardial infarction) 환

---

14) 고전적인 설명은 가능성 있는 암(possible cancer)에 대한 지표로서 대변에 있는 주술적 피검사(the test for occult blood in the stool)이다. 모든 이들은 이러한 검사가 의미 있는 것으로 동의한다. Duncan Neuhauser and Ann M. Lewicki("우리는 6번째 대변(Sixth Stool Guaiac)에서 무엇을 얻는가?", *New England Journal of Medicine* 293, No.5 July 31, 1975: 226-228)의 유명한 논문은 긍정적인 결과, 현명한 투자를 발견하는 데 1,175달러(1975)의 비용이 든다고 하였다. 그러나 그 시험이 진행되었을 때 양성반응 중 일부 9%가 누락되었다. 첫 번째 검사로 누락되었던 것들을 발견하기 위해 그 시험은 반복될 수 있었음에도 극소수가 누락되었다. 두 번째 검사로 주변에서 그러한 사례를 발견하는 데 5,492달러의 비용이 들지만 아직도 많은 이들은 좋은 투자로 간주되었다. 만약 그 검사가 세 번째로 반복된다면 양성반응을 발견하는 데 4만 9,150달러의 비용이 들 것이며, 네 번째 검사는 46만 9,534달러, 그리고 아직도 꽤 많은 양성반응들이 온전히 발견되지 못하고 있다. 그 검사는 무한정으로 반복될 수 있는데, 매 순간 점점 적은 양성반응들이 발견되기 때문에 점점 더 많은 비용이 들게 된다. 여섯 번째 검사는 그 사례를 발견하는 데 4,710만 7,214달러의 비용이 들 것이다. 여섯 번째 검사를 하게 될 때까지 그 비용은 비합리적으로 보이지만, 그 사례가 발견된 환자의 입장에서는 가치 있다. 문제는 우리가 충분히 검사를 했다고 할 수 있는 명확한 원칙이 없다는 것이다. 그 검사는 단순하고 실제로는 안전하며(risk-free), 계속 반복될 수 있다. 어떤 점에서 모든 보험 계획은 다른 이들이 혜택을 받도록 조성된 기금을 사용하기 위해서는 그 비용이 지나치게 크다고 말하게 될 것이다.

자가 생존하도록 하기 위해서' 지정된 질병군 의료보험이다. 병원에서 이러한 진단을 받은 모든 의료보험 환자들은 균등한 의료보험을 상환(flat Medicare reimbursement)하게 된다. 다른 병원들은 지역과 다른 변수로 조정된 동일한 상환을 받는다. 만약 병원의 의사들이 환자를 상환비용보다 저렴하게 치료하면, 병원은 차액을 넘기게 된다. 병원은 종종 경제적으로 치료하여 환자들과 잉여금을 인센티브로 공유한다. 만약 그 비용이 상환을 초과하면, 병원은 차액을 상쇄해야 한다.

만약 병원이 잉여로 다른 서비스를 한다면, 그것은 그러한 손실을 만회하기 위한 '비용-전환(cost-shift)'일 수 있다. 그러나 그러한 실행은 윤리적 문제를 일으킨다. 잉여를 낳는 서비스들이 지나치게 높은 비율로 상환되거나 잉여를 낳는 서비스에서 환자들이 불충분하게 치료받게 된다. 지나치게 높은 비율은 더욱 적정 수준으로 상환을 낮추어야 한다(ratcheting down).[16] 그러나 이상적으로 어떤 서비스에서 부족분(shortfall)을 상쇄하기 위해 일부 서비스의 잉여가 없어야 한다.

여러해 전에 수행되었던 세 병원을 대상으로 한 연구에서, 평균 비용은 DRG122에서 환자당 1만 달러 남짓이었다(Veatch, 1986). 물론 이것은 모든 환자에게 적용된 실제 비용은 아니었다. 치료하기 어려웠던 일부 환자는 더 많은 비용이 들었고, 치료하기 쉬운 환자는 더 적은 비용이 들었다. 그러나 1만 달러는 모든 환자 치료비용의 평균치이다. 환자당 계획된 상환이 7,100달러인 점을 감안해서 만약 병원들이 주어진 기간에 100명의 환자들을 치료한다면, 비용은

---

15) 역주, 진료의 내용과 입원기간에 상관없이 환자의 질병군(DRG-Diagnosis Related Group)에 따라 정해진 일정액의 진료비를 지불하는 의료제도를 의미한다. 즉 입원환자를 수술, 처치명, 연령, 진료결과 등에 따라 유사한 환자군으로 분류하여 사전에 정해진 진료비를 지불하는 제도로서, 진료비 내역이 단순 명료해서 환자와 의사 간의 진료비 마찰이 줄고 청구에 소요되는 행정비용 또한 절감된다.

16) 역주, 래칫효과(ratchet effect)는 소득수준이 높았을 때의 소비성향은 소득수준이 낮아지더라도 그에 비례하여 낮아져야 하지만, 그만큼 낮아지지 않게 만드는 저지작용을 의미한다. 즉, 래칫을 다운시킨다는 것이다.

100만 달러가 넘게 될 것이지만 그들의 글로벌 예산(global budget),[17] 그 집단을 돌보기 위해 지불된 비용은 단지 7,100달러의 100배인 71만 달러가 될 것이다. 심장병 서비스가 일부 보조금이 없는 기반에서 지속할 수 없다는 것을 감안할 정도는 아니다. 다른 서비스들이 잉여를 발생시키지 않는다고 한다면(그리고 이들이 잘 적응된 시스템일 수는 없다) 심장병학자들은 어떻게 윤리적으로 응답해야 할까?

이러한 병원 집단의 의료 기록은 심근경색으로 평균 입원일이 13일이었다.[18] 이것은 임상의들이 자신의 환자들이 이상적인 의료 혜택을 받기 위해 필요하다고 믿었던 평균 입원기간이었다.[19] 개인 의료기록에 대한 더 많은 분석은 심장학자들 중 한 사람이 지속적으로 평균 이상의 입원기간을 가졌음을 보여주었다. 그의 환자들은 평균 1만 4,000달러의 비용으로 평균 18일을 입원했다. 그리하여 그는 특히 어려운 환자들을 위해 책임감을 지닌 숙련된 심장학자로 여겨졌다. 하지만 그것은 사실이 아닌 것으로 드러났다. 그의 환자들이 다른 환자들보다 상이한 심각성의 증거는 없었다. 포괄수가제 의료보험체계에서의 경제적 압박에 대한 심장학자들의 적절한 응답은 무엇일까?

---

17) 글로벌 예산은 병원부서(hospital department), 보건부(managed care organization), 건강시스템에 공급된 전체 재정적인 자금이거나 또는 그러한 책임들이 그들의 시스템에서 모든 환자들을 위해 돌봄을 제공해야 한다는 국가 건강 관리계획(national health care plan)이다. 지구적인 예산은 종종 정부에 의해 정해지거나 그것들이 각 환자를 위해 제공되는 모든 서비스들을 제공하는 데 건강관리 제공자들에게 전체 기금이 불충분한 방법으로 보험업자나 이용자(subscriber)로부터 제공된 집단적 자금에 의해 정해진다. 윤리적 업무는 첫째, 예산의 전체 규모가 도덕적으로 정당화되는지, 둘째, 불가피하게 부족한 자원들이 어떻게 환자들 가운데 분배되어야 하는지에 대해 결정하는 것이다(Veatch, 1994).

18) 이러한 자료가 모인 결과, 평균 입원일은 심각하게 축소되었다. 상환이 감당할 수 있는 것보다 더 많은 비용이 초래하게 되는 이상적인 입원일을 가지면서 윤리적인 문제는 동일하게 남는다.

19) 기술적으로 입원(체류)의 평균 날자는 이상적 입원일보다 덜한 어떤 것을 드러낸다. 왜냐하면 의사들은 의료적 혜택이 충분히 극대화되는 순간까지 환자들을 입원시키기보다는 환자들이 기대될 수 있는 거의 모든 혜택을 받았을 때 퇴원시키기 위해서 그들의 비용-의식에 근거하여 이미 행동하였을지도 모르기 때문이다.

3) 비용억제 압력에 대한 윤리적 응답

이 책에서 논의된 또 다른 윤리 원칙들은 비용억제를 위한 압력의 딜레마에 대하여 매우 상이한 윤리적 응답들을 제공할 것이다. 〈표 7.1〉의 다양한 원칙들에서 그러한 함축들을 엿볼 수 있다. 그러한 함축들을 검토하는 것은 의료서비스에서 이용 가능한 대안적인 윤리에 대한 요점을 제공할 것이다.

(1) 개별 수준에서의 윤리 원칙들

① 히포크라테스적(환자 수혜적인) 유용성 원칙의 주관적 형태

히포크라테스 선서는 개별 의사로 하여금 자신의 판단에 따라 환자에게 혜택을 주려 노력함으로써 심근경색을 치료하려 한다. 물론 환자들을 위해 오랜 기간을 입원시키려는 것은 특이하고 이례적인 것이다. 평균보다 오랜 기간 입원하는 것은 주관적인 히포크라테스적 호혜라 부를 수 있다. 의사는 오랜 기간의 입원은 비록 동료들이 동의하지 않더라도 최상이라고 믿는다.

〈표 7.2〉의 그래프는 심장학 의료자원의 문제에 대한 도식이다. 그것은 환자 치료에서의 임상의의 의료자원 투자의 일반 모델로서 기능할 수 있다. 가로축에서 표현되는 입원일수는 투자된 자원들의 근사치이다.[20]

---

20) 심근경색을 위한 초기의 입원 일수들은 명백하게 후기의 입원 일수보다 더 많이 의료자원들을 소비하기 때문에 근사치(approximation)로 표현된다. 그래프는 경제학자들의 자원 단위들의 감소하는 주변적인 유용성 개념을 드러낸다. 더 많이 투자될 수록, 행해진 선에 대해 인상적인 추가는 더 적어진다.

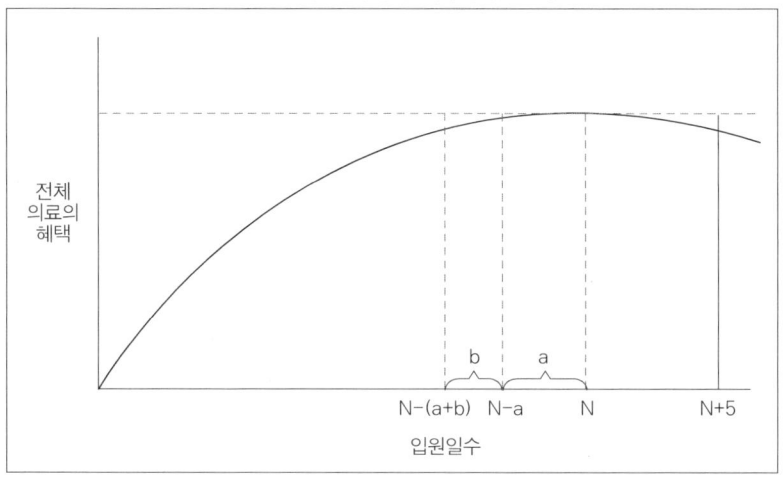

〈표 7.2〉 입원일수당 총 혜택에 대한 도식

세로축은 실행된 전체 의료의 선이 표현되었다. 곡선은 의료 투자의 초기 단위들이 이후보다 더 효과적임을 보여준다. 초기의 투자는 후기 투자 단위들보다 더 선하다. 만약 더 많은 날 동안 투자를 지속한다면, 결국 더 이상의 선은 없게 될 것이다. 곡선은 평평하게 될 것이다. 통계적으로 장기간 입원하는 환자는 실제로 해악을 경험하게 될 것이다. 의료원성 감염(iatrogenic infection)[21]과 다른 병원에서 기인되는 해악들이 곡선을 아래로 향하게 하는데, 환자를 위해 행해진 전체 선은 실제로 감소하게 된다.

② 히포크라테스적(환자 수혜적인) 유용성 원칙의 객관적 형태

놀라운 점은 개별 임상의에 의해 주관적으로 평가되었던 환자 복지의 목적으로부터 동료 검사(peer review)와 결과 연구(outcome research)를 통한 효

---

21) 역주, 의사의 부주의로 생기는 감염을 의미한다.

과에 대한 더 객관적인 측정으로의 변화는 쓸모없는 의료적인 치료를 제거함으로써 의료자원을 아끼는 부작용이 있는 반면, 환자를 위한 전체의 선은 실제로 증가된다. 입원일에 대한 외부의 강렬한 이용자에 대한 동료 심사 제한을 부과하는 것은 입원일을 동료 합의로 되돌아가게 이끌 것이다.

〈표 7.2〉에서 N으로 표시된 입원일수는 객관적인 순 의료 혜택에 근접한다. 의료(care)를 동료심사에 의해 이 수준으로 이끄는 것은 주로 환자의 복지를 객관적으로 증진시키는 수정된 히포크라테스적 관심에서 동기화되었지만, 의료자원들은 부수적으로 절약된다. [물론 동료 심사 또한 의료자원들을 충분히 누리지 못하는 자들을 인지할 것이다. 주도적인 환자 복지에 기인한 동료 심사는 그러한 경우에 비용을 증가시킬 것이다. 순 비용절감(net saving)은 충분하지 못한 치료보다는 과도한 치료(overtreatment)에서 더 많이 절감될 것이다.] 그 관심사는 아직도 환자 중심이다. 그 것은 환자의 복지에 초점이 맞추어진다. 히포크라테스적 혜택과 함께 비용 억제는 부가적인 혜택(fringe benefit)인 것이다.

③ 자율성의 원칙

복지에 대한 환자의 평가는 동료 심사의 합의와 동일하지는 않을 것이다. 환자는 의료 혜택으로서 고려되는 것과는 합리적으로 다르다. 환자는 의료 혜택보다는 다른 요인들을 고려할 것이다. 고령의 환자는 집에서 음식을 하거나 손자들을 보기 원하여 집으로 퇴원하기를 심사숙고할 것이다. 환자는 동료 심사자들이 실제로 의료 혜택이 되도록 결정하는 것을 사양할 것이다.

합리적인 사람은 그가 거절하려고 하는 치료에 의료자원들을 소진하기를 원하지 않는다. 환자들은 자신의 얼굴 절반이 암으로 침식될 때 필사적으로 암 수술을 거부하며, 혼수상태(comatose)로 남겨질 확률이 절반이 되는 인공심장을 거부하며, 그리고 무의식적이며 부패되는 몸에 산소를 공급하는 산소호흡기를 거부한다. 환자들이 아니라고 말할 때, 의료적 전문지식의 합의가 치료 개입에 호의를 보일 때라도 그들에게 치료를 강요하면서 가치 있는 자원들을 허비하는 것은 어리석은 일이다.

만약 우리가 자율성의 원칙을 결석(calculus, 結石)[22]에 추가한다면 우리는 혜택받기를 원치 않는 환자에게 혜택을 주는 것은 도덕적으로 잘못이라는 결론에 이른다.

히포크라테스적 유용성의 객관적 형식으로의 변동과 자율성 원칙을 추가한 결과는 수정된 히포크라테스적 원칙이다. 이는 만약 환자(또는 대리자)가 제공된 치료를 거부하지 않는다면 의료적 혜택에 대한 주관적 판단보다는 객관적 기준에 따라서 환자에게 혜택을 주는 원칙이다.

이러한 수정된 히포크라테스적 공식은 아직도 환자 중심적이다. 그러나 그것은 이제 환자의 복지뿐 아니라 권리에도 초점을 맞춘다. 그것은 수정된 히포크라테스적 혜택뿐 아니라 자율성에 근거한다. 우리는 또 다른 부가적 혜택을 가진다. 만약 100명 중 일부 심근경색 환자가 일부 미미한 정도의 입원을 사양한다면, 평균 입원일수는 더 줄어든다. 추가적 치료의 총계는 〈표 7.2〉에서의 간격에 의해 상징화될 수 있었던 거절이 될 것이다. 평균 입원일수는 N-a 수준으로 되돌려질 것이고, 비용은 더 줄어들게 된다.

자원 분배의 문제는 자율성의 원칙이 자유로운 통제(free reign)를 갖게 함으로 단순하게 표현될 수 있다. 어떤 이들은 의료서비스 자원 분배의

---

22) 역주, 몸 속의 분비물에 포함되어 있는 염류가 이물(異物)의 표면이나 작은 결정괴(結晶塊) 둘레에 가라앉아 붙어서 돌같이 단단해진 것이다.

문제는 자유시장에 그 해결책을 맡길 것을 제안하였다. 의료서비스 기금 부족에 대한 염려 대신에, 그들이 갖고 있는 자원으로 스스로 지불하게 하든지 아니면 이용할 수 있는 범위를 사전에 규정하는 개인 보험에 들게 함으로 자신들의 의료서비스를 스스로 지불하는 개인적인 기금 마련 시스템으로 나아갈 수 있다. 물론 일부 사람들은 이러한 자유시장 체제 하에서 매우 부적절한 의료서비스를 받게 될 수도 있다. 그러나 순수한 자유주의자들은 이러한 결과들을 기꺼이 취하려 할 것이다. 그들은 일부 사람들의 불행이 없을 수 없으며, 그렇지 않다면 그 또한 불공평하다고 주장한다.[23] 개인들은 자애(charity)에 의해 동기화되어 도움을 제공하겠지만 거기에는 의료서비스에 대한 어떤 권리나 자격도 없다. 이것은 순수하게 자율성에 이끌려진 건강 서비스 시스템(autonomy-driven health care system)이 될 것이다.

그러나 도덕적 현실은 단지 자율성의 원칙에 기반을 둔 자원 분배에 대한 이러한 접근을 그 누구도 완전하게 받아들이지 않을 것이다. 세계의 모든 나라는 일부 건강관리 서비스들에 대한 자격을 인정하고 있다. 심지어 미국은 의료보험(Medicare), 저소득층 의료보장제도(Medicaid), 군 의료보험 시스템(CHAMPUS), 그리고 응급조치를 위한 병원에 접근할 권리 등을 통하여 자격을 인정하고 있다. 의문점은 윤리 원칙이 이러한 자격의 근거이다. 이 장에서 이미 말했던 바에 근거하여 두 가지 대안적인 사회윤리적 원칙들이 거론된다.

---

23) Engelhardt, 1996.

(2) 사회적 수준에서의 윤리 원칙들

우리는 이제 시스템의 비대한 부분을 도려낼 것이다. 만약 환자 복지라는 명목으로 외부인을 약화시키면서(lowering) 자율성을 부여한다면, 상환 수준을 능가하는 비용들이 남을까? 히포크라테스적 유용성이나 자율성 모두 더 이상 도움이 될 수 없다. 입원일을 개별적 책임의 수준에 초점을 맞추었던 임상의들은 그들이 해야 하는 만큼 삭감되었다고 말할 것이다.

그리하여 원칙들은 개별 환자들, 즉 개별 임상의나 더 객관적인 기준들에 의해서 평가된 환자의 의료복지와 환자의 자율성에 더욱 초점이 맞추어지게 되었다. 의사들은 이러한 상황에 꽤 평온하였다. 그들은 〈표 7.1〉의 위쪽 절반 부분의 개별 환자를 다루는 원칙들을 이용하였다. 이제 대부분의 임상의들은 지출을 평가하기 위한 객관적인 기준들로의 전환과 환자의 자율성 존중 양자를 수용한다. 아직도 의료자원들은 모두에게 혜택을 베풀면서 요구되는 치료를 위해 지불하기에는 충분하지 않다. 사실 자원이 부족한 세상에서 일부 의료서비스들은 지나치게 보잘것없고, 지나치게 주변적이거나 또는 기본적인 의료 보험으로 해결하기에는 지나치게 비용이 많이 드는 것으로 간주될 것이다.

실제적인 혜택에 대한 객관적인 증거가 없는 치료들과 환자에 의해 요청되지 않았던 치료들이 제거된다면, 심근경색을 위한 포과수가제(DRG) 사례에서, 일부 절감은 누적될 것이다. 자료를 제공했던 병원 집단들에서 환자 일 인당 약 1,000달러의 비용이 이러한 삭감에 의해 절약될 것이라고 평가되었다. 그것은 평균 9만 달러의 비용을 삭감하는 것이다. 그러나 임상의들과 환자들이 유용하며 바람직하다고 동의한 것과 상환 사이에는 아직도 환자당 약 2,000달러의 차이가 난다.

제기되는 윤리적 의문은 주변적으로는 혜택이 되는 반면 비용이 많이 드는 의료(care)를 실행해야 할 것인지에 대한 것이다. 〈표 7.2〉그래프에서 b에 의해 표시된 범위의 의료를 생각해보자. 정의하자면 이러한 서비스들은 혜택적이다. 그것들은 큰 혜택을 제공하지는 않지만, 동료 검사와 객관적인 결과 측정은 부작용의 위험과 혜택에 대한 희망이 고려된 연후에, 환자와 전문적 동료 검사자 양자로 하여금 조금은 혜택이 되는 균형 위에서 그것들을 고려하도록 이끈다. 그러나 그것들은 혜택과 비교하면 비용이 많이 든다. 의사의 관점으로 보면 그것들은 혜택이지만, 환자의 관점으로 보면 요청되는 것(desirable)이다. 그러나 사회의 관점으로 보면 이러한 서비스들은 주변적이며, 불충분한 돌봄이 된다. 의료자원들은 다른 곳에서 더 효과적으로 사용될 수 있을 것이다. 아마도 그것들은 다른 곳에서 더 공정하게 사용될 수도 있을 것이다. 이러한 종류의 결정을 위해서, 우리는 사회적이라고 명명된 윤리적 원칙들인 〈표 7.1〉 아랫부분으로 옮겨갈 필요가 있다.

자신들의 보험체계를 계획하는 자들의 관점에서 채택될 필요가 있는 선택들을 고려해보자. 그들은 주변적으로 혜택적인 의료를 지불할 보험을 원할까? 한 예로, 전이성의 유방암(metastatic breast cancer)을 위한 골수이식을 고려해보자. 현재로는 그것은 성공적이지 못한 다른 치료를 시도하여 환자들의 생존 가능성을 향상시키는 실험적 치료법이다. 다른 한편으로 아직까지 혜택이 되리라는 어떤 명확한 증거도 없으며, 약 10만 달러의 비용이 든다. 그들이나 사랑하는 가족이 유방암에 걸릴 것이라고 알기도 전에(병에 걸릴 일반적 가능성은 알지만), 의료보험을 계획하는 합리적인 사람이 이러한 치료에 대비하여 보험에 들기 원할까? 만약 유방암을 치료하기 위한 골수 이식이 보장되지 않는다면, 의료자원들은 일부 다른 선한 요인(다른 의료적 치료나 기금이 다른 이들이나 비의료적 선을 위해 사용될 수 있는 더 낮은 보험 프리미엄을 위해)을 위해 사용될 수 있음을 주목하라.

우리는 어떤 다른 삶의 영역에서 이상적 치료를 주장하지는 않는다. 우리는 주거 마련, 음식 또는 교육의 이상적 수준들을 위해 기금을 모으지는 않는다. 거의 확실하게 우리는 주변적인 혜택과는 상관없이 가능한 혜택적이고 요청되는 모든 의료서비스를(공적이거나 사적인) 기본 보험 보장의 한 부분으로서 기금화해서는 안 된다. 비록 우리가 어떤 이들을 위해 그들이 원하는 어떤 혜택들을 제공한다는 점을 인식하더라도, 기본적인 건강관리 계획에서 우리는 성형수술, 개인적인 심리분석, 또는 외국에서의 불임치료를 위하여 기금을 조성하지는 않을 것이다. 마찬가지로 우리는 매우 낮은 혜택에 대한 정보나 결과들에 대한 낮은 가능성을 산출하는 것들을 포함하는 온갖 검사나 치료를 위해 기금을 마련하지 않아야 한다. 혜택이 되고 요청되는 모든 의료서비스를 기금화하는 것은 다른 삶의 영역의 이상(ideal)에서 멀리 벗어나는 비용을 초래하게 된다. 보험 프리미엄과 상환은 이러한 모든 것을 고려해야 한다. 만약 우리가 삶에서 다른 선들을 위해 의료자원들을 남겨두기 원한다면, 가능한 혜택적인 모든 의료를 위해 상환하기를 원치 않는다. 우리는 심지어 혜택적이고 요청되는 모든 치료를 위해서도 상환을 원치 않는다. 어떤 치료는 만약 그것이 혜택적이더라도 심지어 그것이 환자에 의해 요청되었더라도 제공되지 않아야 한다. 한계를 정하기 위해 우리는 어떤 사회윤리적 원칙을 사용해야 하는가 하는 문제만 유일하게 남는다.

심근경색을 위한 노인의료보험 상환의 경우에서, 기금화는 b로 지정된 범위에서 치료를 제거하기 위하여 지점의 왼쪽(N-a)으로 어느 정도 옮겨감으로써, '곡선이 휘어지는 것(backing down the curve)'을 요구할 것이다. 그러나 이러한 주변적으로 혜택적인 권리의 총량과 제거되어야 할 요청된 치료를 규명할 명백한 지점이 없음이 분명하다. 사회적 유용성과 정의는 상이한 대답을 제공하게 된다. 그들 자신의 보험 범위(insurance coverage)를 계획하는 합리적인 사람들이 유방암을 치료하기 위하여 골수 이식을 포함하기를 원하는지는 명확하지 않다. (더 낮은 프리미엄이거나 그들이 더 높게 가치 평가하는 어떤 것을 위한 일부 추가적인 기금을 제공하면서) 다른 이들에게는 허용범위가 제공되지 않는 반면 아마도 일부 보험 계획의 이용자들에게는 허용범위가 포함될 것이다.

① 사회적 유용성

심근경색 환자들을 위한 제한된 상환의 경우에서, 사회적 공리주의자들은 심근경색 환자들을 위해 할 수 있었던 선의 최대 총량으로부터 왼쪽으로 옮겨가면서 〈표 7.2〉에서처럼 곡선이 휘어지게 된다. 주변적인 자원이 어느 지점에서 더 많은 선을 소비하게 되는 한, 그들은 서비스들을 계속해서 제거할 것이다. 이는 마치 어떤 다른 환자들에게 또는 어떤 다른 방법으로 그것이 소비되는 것처럼, 주변적인 의료자원들은 심근경색 환자들에게 그만큼의 선을 소비하는 지점에서 멈추게 된다. 수학적으로 만약 세로축(N 지점)에서 가장 높은 지점이 B_{MAX}로 지정된다면, 그것들은 그 경사도가 어떤 다른 곡선에서 어떤 다른 목적을 위한 비용을 표현하는 것보다 심근경색 환자들을 위한 곡선의 경사도가 가파르거나 더욱 가파르게 되는 지점에서 왼쪽으로 이동하게 될 것이다. 이것은 사회적 공리주의자가 사용하는 접근이다. 그것은 비용-혜택 분석 배후에서 조종하는 생각이다. 사회적 공리주의자들은 얻을 수 있었던 대안적인 혜택과 주변적인 건강 자원들에 소비하는 돈을 동일시하려 한다. 오리건 건강서비스위원회는 저소득층 의료보장제도 기금(Medicaid dollars)에 대한 가능한 용도들을 최초로 등급매겼을 때 정확하게 이러한 과정을 행하였다. 그들은 가장 효과적인 용도들을 규명하려 했고, 그것을 가장 높은 등급으로 매겼다. 비효율적인 용도들은 두 종류가 있다. 심지어 그것들 없이도 매우 잘 할 수 있을 법한 환자들을 위한 서비스들(예로 심근경색 환자들을 위한 후기의 입원일들)과 (말기 AIDS 환자들과 같은) 너무 병이 심각하여 서비스들이 거의 도움이 되지 못하는 환자들을 위한 서비스들이다. 그러나 위원들(commissioners)과 다른 이들이 이 리스트를 보았을 때, 그들은 도덕적으로 받아들일 수 없는 결과임을 발견하였다. 위원회의 자료에 따르면 치료하기에 불충분하였던 일부 환자들은 도덕적 요청을 지니는 것으로 보였음에도 불구하고, 정의의 요구에 의해 최상으로 특징지어진다고 주장하였다.

② 정의

심근경색 환자들을 위한 제한된 자금 분배의 경우에 정의에 기초한 이론가들(최소한 정의란 필요에 기반하여 분배할 것을 요구하는 것으로 해석하는 자들)은 〈표 7.2〉의 곡선이 심근경색 환자들이 다른 환자들보다 더 궁핍하게 되거나 상태가 심각하게 나쁜(worst off) 지점으로 기울어질 것이다. 분배체계에서 다른 환자들이 상태가 심각하게 되는 한, 이러한 정의에 기초한 이론가들은 자금을 심각한 상태의 환자들에로 전환시킬 것이다. 물론 만약 포괄수가제가 타당하게 고안되고 심각한 환자들을 위하여 자원들을 사용할 목적이라면, 상환은 그러한 목적을 성취하는 데 근접하게 배열될 수 있을 것이다. 만약 7,100달러가 심근경색 환자들을 다른 이들보다 심각한 상태가 되지 않도록 하는 데 요청되는 총량이라면, 정의에 가장 우선성을 부여하는 자들에 따르면 완전한 상황은 있을 수 있다.

만약 심장학 분야가 글로벌 예산(global budget, 즉 가정하여 전체 환자 그룹 가운데서 총 수입을 분배하는 것)을 운용한다면, 이러한 접근은 어떻게 그 환자들 가운데서 분배하는가의 문제가 아직도 남는다. 만약 시스템이 정의의 원칙을 윤리적 위임으로 편입시킨다면, 유용성을 극대화하는 기반 위에서 부서의 글로벌 예산(department's global budget)을 분배하는 것은 잘못될 것이다. 사회적 유용성과 정의의 화해가 요청된다.

(3) 자원 분배를 위한 사회윤리적 원칙들 사이의 갈등 화해

도덕 원칙들 가운데 갈등을 화해시키는 다양한 방법들이 있다. 하나의 원칙에 절대적 권한을 부여하는 방법, 갈등하는 주장들을 균형 잡는 방법, 갈등하는 주장들을 어휘적으로 등급 지우는 방법, 그리고 균형 잡는 것과 등급 지우는 것을 결합하는 방법 등이 있다. 한 원칙의 사용이나 갈등하는 원칙들을 어원적으로 등급 지우는 방법들은 상대적으로 정직하다. 그러나 균형 잡기에 대한 여러 가지 다른 접근들이나 균형 잡기와 등급 지우는 것과의 결합은 모두 가능하다. 실제적 비용 상수(constant)에 대한 이상적인 비용들에 대한 비율을 주장하려는 사람은 실제적 혜택 상수에 대한 최대한의 가능한 혜택의 비율을 주장하거나 상태가 나쁜 환자들에게 가능한 혜택의 더 큰 비율을 비례적으로 제공하려고 한다. 그러한 방법들은 수학적 개념으로 설명될 수 있다.

① 각 환자를 위한 이상적 비용 상수의 비율을 주장하는 것

먼저 하나의 접근은 어떤 주어진 건강관리 서비스(병원, 임상, 또는 포괄수가제)를 위하여 이상적 치료 비용들(〈표 7.2〉에서 N지점)을 결정하는 것이 될 것이다. 그리고 이상적 기금에 대한 이용 가능한 예산의 비율을 취하고 이상적 의료자원들의 부분을 각 환자에게 제공하는 것이다. 이것은 일반적으로 가장 큰 필요를 요청하는 환자들에게 가장 큰 의료자원들을 제공하는 것이지만, 정의의 절대적 우선성을 회피하게 되며 그리하여 상태가 심각한 환자들에게도 일부 서비스들을 제공하게 된다. 이것은 사회적 유용성과 정의를 균형 짓는 하나의 방법이 될 것이다. 수학적 개념에서 모든 사람의 실제적 비용들(C_{ACTUAL})은 이상적 비용들(C_{MAX})의 상수 비율이 되어야 하는데, 그 비율은 실제적으로 이용가능한 이상적 예산의 비율이다. 각 사람에 대한 것은 다음과 같다.

$$\frac{C_{ACTUAL}}{C_{MAX}} = K(상수)$$

그것은 가장 심각한 환자에게 모든 의료자원들을 집중시키는 것은 매우 비효율적임을 인식하는 동시에 각 사람에게 필요로 하는 서비스들의 동일한 부분을 제공하는 의미에서 각 사람을 동등하게 다루는 것이다. 그리하여 만약 이상적 자금의 80%가 이용 가능하다면, 모든 사람은 그가 사용할 수 있는 서비스들의 80%를 받게 될 것이다. 물론 건강관리 자원을 지닌 주변적인 유용성이 감소하므로, 이상적인 자원의 80%를 제공하는 것은 서비스의 이상적 수준으로 제공받을 수 있는 가능한 혜택의 80%보다는 일반적으로 더 많이 제공받아야 한다.

② 각 환자들을 위한 최대한의 혜택 상수의 비율을 주장하는 것

심지어 더욱 만족스러울 수 있는 이러한 접근의 세밀한 고안이 있다. 그 예로 만약 모든 사람이 자신들의 이상적 자원들에 대해 동일 비율로 치료받는다면, 모든 사람이 동일한 정도의 성취를 이룰 수 없을 것이라는 것을 알게 된다. 그러므로 우리는 모든 이에게 최대한의 이용 가능한 자원들을 동일 비율로 제공하는 대신에, 최대한의 혜택을 모든 이에게 동일 비율로 제공하려고 노력할 수 있다. 이는 수학적으로 다음과 같다.

$$\frac{B_{ACTUAL}}{B_{MAX}} = K(상수)$$

상수는 이용 가능한 자원들에 의해 결정된 비율이다. 먼저 우리가 건강 자원의 혜택(benefit from health resources)이 더 많은 자원이 확장될 때 감소되는 경향이 있음을 깨닫게 될 때, 최대한으로 유용한 자원들 중 용인 가능한 부분(심근경색의 경우, 약 79%인 9,000달러 중 7,100달러)만을 갖는 시스템은 최대한 가능한 혜택 중 매우 높은 비율, 아마도 98%나 99%의 높은 비율을 제공할 수 있을 것이다. 여기서 도덕적 논리는 유용성은 적절한 치료로 효율적으로 도움받을 수 있는 의료적으로 심각한 상태의 환자들을 위해 일부 자원들이 사용되도록 허용하는 반면, 그들 모두는 최대한 가능한 혜택을 동일 비율로 받는다는 의미에서 정의는 모든 환자들을 동등하게 취급함으로 성취된다는 것이다.

③ 상태가 심각한 환자들에게 비례적으로 가능한 혜택들을 큰 비율로 제공하는 것

이타주의적 정의의 옹호자들은 이미 호전된 환자에게 아직도 너무 많

은 의료자원들을 제공함으로써 혜택의 비율을 지속적으로 극대화하려고 한다. 정의에 찬성하여 균형 잡으려는 가능한 대안은 상태가 나쁜 환자들에게 가능한 혜택을 비례적으로 더 비중 있게 제공하는 것이다. 이미 꽤 건강한 환자와 의료적으로 매우 궁핍한 환자가 그의 이용 가능한 의료적 혜택을 동일 비율로 얻게 되는 경우 지나치게 많은 자원들을 요구하는 것으로 보일 것이다. 이러한 상황은 수정될 수 있다. 한 예로, 관리자는 궁핍한 환자가 치료 이전의 궁핍 정도와는 역비례적으로 가능한 최대한의 혜택을 받을 수 있도록 각각의 환자를 위한 실제적 혜택의 비율을 규정함으로써 유용성과 정의를 균형 맞추려 할 것이다.

$$\frac{C_{ACTUAL}}{C_{MAX}} = \frac{K}{WB_{BEFORE}}$$

WB_{BEFORE}는 치료 이전 개별 환자의 복지(well being)와 동일하다.[24]

4) 분배 결정에서의 임상의의 역할

부족한 의료자원의 분배에 대한 논의에서 제시되어야 할 최종 질문이 있다. 의료자원을 절약하는 것이 환자 곁에 있는 임상의의 목적이 되어야 하는가? 두 가지의 선택이 가능하지만 그 어느 것도 대단히 매력적이지는 않다. 하나의 선택은 임상의로 하여금 비용 삭감에 대한 결정자로 만드는 것이다. 다른 하나의 선택은 임상의들로 하여금 비용 고려에서

---

24) 이러한 전략의 더 많은 탐구를 위해서는 Veatch, 1994를 보라.

어떤 개입도 면제시키는 것이다.

(1) 임상의를 비용 삭감의 결정자로 만들기

임상의를 사회의 비용-억제 행위자로 만드는 것은 장점이 있다. 임상의들은 분배 시스템에서 비대한 곳을 아는데, 그곳을 삭감할 수 있다. 이러한 선택은 관료들을 결정 외부로 거리 두게 하는 장점이 있다. 어떤 임상의들은 자신의 환자들을 위해 배타적인 행위자가 되는데, 그렇게 함으로 그들이 주변적으로 혜택적인 의료서비스들을 제거하는 결정에 자유하게 함으로써 그들의 전통적 헌신을 이제는 포기할 것을 옹호한다. 실제로 그들은 개인윤리 원칙에서 사회윤리 원칙으로 옮겨가기 위해 로비를 벌이고 있다.

임상의들이 비용-억제 행위자의 역할을 하도록 요구하는 데 대한 매우 심각한 반대가 있다. 첫째, 의사들은 체계적으로 잘못된 곳의 비용을 삭감하게 된다는 실용적인 반대가 있고, 둘째, 의사는 새로운 도덕적 역할을 취할 수 있다는 원칙에 입각한 반대가 있다.

① 의사의 편견을 포함하는 문제들

혜택과 해악으로 고려되는 것을 결정하는 것은 복합적이며, 주관적인 업무라는 것을 우리는 3장에서 보았다. 배급자로서 행위하는 것은 불가피하게 갈등하는 재화들을 균형 잡는 것(trade off)을 포함한다. 임상의들은 체계적으로 이례적인 방법으로 균형을 유지할 수 있다. 한 예로, 어떤 균형은 심사숙고되었던 의료적 돌봄의 가치를 다른 의료적 선들의 가치와 비교하는 것을 요구할 것이다. 심근경색 환자를 위한 추가 입원일은 건강한 아기를 위한 클리닉(well baby clinic)을 기금화하거나 또는 암 환자들을 위한 통증완화를 제공하면서 알츠하이머 환자를 위해 집에서 간호하는 별도의 일수와 균형 잡혀야 한다. 심장학자들은 이러한 균형을 이례적으로 이루어야 한다고 주장할 것이다. 다른 전문인들이 그들이 제공하는 서비스에 특별한 가치를 주목하는 것처럼, 그들은 심장학에 지나치게 우선성을 부여할 것이다. 만약 주변적이라면, 우리가 실제의 혜택(real benefit)을 제거할 것이라는 점을 상기해보자. 자신의 생애를 하나의 특정 의료 서비스에 헌신해왔던 전문인은 다른 의료적 서비스로 제공된 가치와 비교하여 그 서비스가 얼마나 많은 가치를 제공하는지를 결정하는 데 빈약한 입장에 서게 된다. 임상의들은 이러한 업무에서 편향될 수밖에 없다. 그들은 사악하지는 않다. 이러한 종류의 편견은 전문화의 본성 안에 단순히 내재된 것이다. 사람들은 그들이 제공하는 서비스에 이례적인 가치를 둔다. 외과의들은 수술을 하려 할 것이며, 방사선 전문의들은 방사선 치료를 선호하고, 종양학자들은 약물치료를 선호한다. 이들 중 어느 누구도 자신들의 의료서비스를 다른 이들을 위해 희생해야 할 때를 결정하는 위치에 놓여서는 안 된다.

마찬가지로 임상의들이 사회의 감시자로서 행위하게 된다면 의료적 비용과 가치를 비의료적인 것들과 비교할 것이다. 그들은 기금이 의료나 교육, 주거 또는 식료할인 구매권(food stamp)을 위해 소비되는 것이 더 나은지를 결정해야만 한다. 또한 그들이 이러한 문제에 균형 잡힌 입장에 서기를 기대할 수는 없다. 모든 전문가들은 편향될 수밖에 없다. 이는 최소한 임상의를 비용-억제 행위자로서 이용하는 데 대한 비판가들의 주장이다.

마지막으로 감시자 역할은 갈등하는 윤리 원칙들과 이론들 사이에 선택을 하도록 요구할 것이다. 다양한 전문가 집단들이 다양한 윤리 원칙들에 대한 예측 가능한 선호(predictable preferences)를 갖는다는 증거가 늘고 있다. 역사적으로 결과론자들(consequentialists)이었던 의사들은 결과론적인 원칙들을 선호하는 경향이 있다. 그들에게 의료자원 분배에 대한 결정이 강요될 때, 그들은 정의보다 사회적 유용성에 특별한 우선성을 부여한다. 다른 전문인들은 다른 성향을 가질지 모른다. 한 예로 성직자와 변호사들은 의무에 기반을 둔 윤리 원칙들을 강조하려는 경향이 있다는 일부 증거가 있다. 그들은 정의에 더 큰 강조점을 두려 한다. 명백하게 윤리 원칙의 선택은 의료 전문가에 기반하여 이루어지지 않는다.

임상의들은 갈등하는 의료적 재화들(medical goods) 가운데, 즉 의료적 재화들과 의료 외부에서 기인되는 갈등하는 재화들 사이에, 또는 갈등하는 윤리 원칙들 가운데 단순하게 선택할 근거가 없다. 그럼에도 가장 고상한 의도를 지닌 임상의에게는 이례적인 성향(atypical fashion)으로 균형 잡도록 기대될 수 있다.

② 환자 중심 윤리(Patient-Centered Ethic) 포기의 문제

임상의를 비용-억제 행위자로 이용하는데 대한 두 번째 반대가 있다. 전통적으로 환자를 위한 변호자로서 임상의의 역할은 히포크라테스적이고 온정주의적이었다. 그러한 윤리가 더욱 의무 기반의 인격존중의 윤리로 대체될 때, 임상의의 역할은 아직도 환자 중심으로 남는다. 이는 이제 환자의 이익뿐 아니라 권리에도 기여하지만 환자는 아직 중심이 된다. 임상의도 의료자원의 분배와 같은 사회윤리적 이슈들에 대하여 책임을 져야만 하는가?

우리는 실제로 임상의들로 하여금 환자 옹호자로서의 역할을 포기하도록 요구하기를 원할까? 특별히 만약 그들이 첫째 위치에서 부정확하게 균형 맞추려는 것으로 보인다면, 임상의를 환자 옹호 역할에서 제외시키도록 하는 것이 더 낫지 않을까? 임상의로 하여금 의료자원 분배 업무를 하도록 요구하는 것은 사실상 그에게서 대기실 벽에서 히포크라테스 선서(또는 환자의 혜택을 위한 다른 선서)를 제거하고 다음과 같은 암시로 대체하는 것이다.

여기에 들어오는 모든 분들에게 알려드립니다. 나는 일반적으로 당신의 이익에 기여하겠지만 주변적으로 혜택적이거나 고가의 치료일 경우, 나는 비용-억제 행위자로서 사회에 기여하기 위해서 당신을 포기할지도 모릅니다.

(2) 임상의를 사회윤리에서 면제시키는 방법

다른 대안은 임상의를 규범적 사례를 위하여 사회윤리에서 면제시키는 것이다. 이러한 선택은 주관적인 히포크라테스 윤리로의 회귀를 의미하지는 않는다. 그것은 여전히 의료적 효과에 대한 객관적인 평가를 요구할 수 있다. 또한 환자의 자율성 존중과 권리를 요구할 수 있다. 그러나 그것은 의사를 환자를 위한 옹호자로서 충성스럽게 머무르도록 자유하게 함으로써, 주변부에 있는 환자를 포기하는 업무에서 의사를 면제시켜주는 것이다. 그것은 임상의를 피고의 변호사(defense attorney)[25]와 동일한

---

25) 역주, 변호사가 의뢰인이 죄가 있다고 믿더라도 의뢰인에게 충성하는 것이 윤리적인 의무라는 것이다.

높은 도덕적 소명으로 끌어올리게 된다. 법률에서, 시스템은 전체 시스템이 공정한지 알기 위해 다른 행위자들(검사, 판사 그리고 배심원)에 의존한다.

이러한 접근에 대한 당연한 귀결은 만약 의사들이 사회윤리적 업무를 행하지 않는다면, 누군가는 반드시 해야만 한다는 것이다. 만약 모든 바람직하고 혜택적인 건강 서비스들이 기본적인 건강보험 프로그램을 통하여 기금화될 수 없다는 것이 정확하다면(어떤 이에게는 최소한도로 혜택적이며 지나치게 비용이 많이 들어 다른 서비스들이 도덕적 우선성을 가지게 될 경우), 보험 한도를 제한하는 계획을 통하여 그리고 선정된 대표자들을 통하여, 전체 사회는 어떤 서비스들이 기금화될 수 없는 낮은 우선성을 갖는지를 도덕으로 결정해야 할 것이다. 누군가는 사회의 윤리 원칙들을 건강관리 프로그램과 결합시키는 데 부담되는 도덕적 책임을 져야만 한다. 만약 임상의가 잘못된 방식으로 일하는 것이 예견된다면 그리고 환자를 돌보는 데 있어서 사회윤리적 자원 분배의 의무와 양립되지 않는 특정한 도덕 의무를 지녀야 한다면, 사회 구성원들은 다른 이들이 이러한 책임을 지도록 해야 할 것이다.

3. 장기 이식

의료윤리가 필연적으로 사회적인 두 번째 영역은 장기 이식이다. 이식의 윤리는 일반적으로 세 가지 이슈들을 포함한다. 신체 부분을 옮기는 근본적인 도덕성, 장기 조달의 윤리, 그리고 분배의 윤리이다. 이러한 모든 것은 사회의 도덕적 논쟁을 포함한다.

1) 이식 행위는 '하나님 노릇하기'인가?

근본적인 도덕적 이슈는 인간 신체의 일부를 한 사람에게서 다른 이에게로 옮기는 것이 용인될 만한 인간 행위를 넘어서는 방식으로 '인간의 기본 본성을 조작하는 것인가'라는 것이다. 논쟁은 인간 아닌 동물에서 장기들을 가져올 때 악화된다. 어떤 사람은 장기 이식을 심리학적으로 혐오스러울 뿐 아니라 도덕적으로 그리고 종교적으로도 의문시된다고 여긴다. 그럼에도 주요 서양 종교 전통들 모두는 장기 이식, 심지어 심장

(전통적이며, 낭만적으로는 '영혼의 자리'인)을 포함하는 이식을 지원한다. 근대 의학적 개입들이 인간에게 도덕적으로 용인 가능한 것을 넘어서는 것인지에 대한 근본적인 문제는 8장의 주제이다.

2) 장기의 조달

이식을 위한 장기의 조달(procurement)은 더욱 일상적이지만 역시 논쟁적인 이슈가 되었다. 조달은 개인의 사회에 대한 관계에 대하여 더욱 직접적인 의문을 제기한다. 어떤 주석가들은 병든 인간의 장기들은 죽은 자에게는 아무 쓸모가 없기에, 이식뿐 아니라 연구, 교육 그리고 다른 의료적 치료를 포함하여 사회의 선한 목적들을 위하여 자연스럽게 사용되도록 국가의 소유로 되어야 한다고 주장하였다. 일부 국가는 동의 없이도 장기를 적출할 수 있게 합법화되었는데, 이는 명시된 명백한 반대가 없는 개인이나 가족의 동의 없이도 가능하게 되었다. 이러한 실천은 일상적인 구조(routine salvaging)라고 한다.[26] 일부 라틴, 스칸디나비아반도 그리고 아시아 국가들이 법으로 정하고 있다. 그러나 미국, 영국, 그리고 다른 영어권(anglophone)과 독일어권 국가들은 장기 기증 모델이 유지되어왔다. 그들은 개인이 국가에 대해 권리를 가지며, 이러한 권리들은 사체에 대한 통제로 확장된다는 믿음에 의존한다. 그러므로 장기는 그 장기가 취해지는(또는 그의 대리자의) 사람의 동의하에서만 조달될 수 있다. 이러한 관점은 자유주의 서양 정치철학의 개인주의를 반영한다. 정보에 근거한 동

---

26) Dukeminier and Snaders, 1968.

의(informed consent)의 원칙들과 헌신과 진실 말하기와 연관된 신실성의 인격존중 원칙들은 이러한 국가들에서 장기 조달을 통제한다.

3) 장기 분배

오늘날 가장 드라마틱하고 논쟁적인(contested) 사회윤리적 이슈들 중 일부는 이식을 위한 부족한 장기를 분배하는 윤리적 문제이다. 현재 미국에서 장기를 기다리고 있는 사람은 6만 4,000명이 넘는다. 공급은 불가피하게 부족하며 예측 가능한 미래(최소한 인공 장기나 동물 장기가 더욱 일상화될 때까지)를 위해 준비되어야 할 것이다.

생명을 구하는 의료자원의 공급이 부족할 때, 자원 분배의 사회윤리는 중요하다. 만약 순수하게 자유주의적인, 자유시장 분배가 받아들여질 수 없다면, 오직 두 가지의 잠재적인 지배 원칙들인, 사회적 유용성과 정의의 원칙만이 있다는 점이 분명하다.

사례 7.2 조직 유형에 따라 장기를 분배하는 것

장기공유를 위한 연방조직(UNOS-The United Network for Organ Sharing)은 미국에서 이식되는 장기를 분배하기 위하여 합법적인 권한을 지닌다. 분배를 위한 유일한 기반은 가장 많은 혜택을 얻게 될 것으로 예측되는 환자들에게 장기를 제공하는 것이다.

신장(kidney)의 경우, 신장 이식의 성공은 조직 항원의 HLA 조직이식거부 정도에 의존하는 것으로 알려졌다.[27] 일치될 수 있는 가능한 항원이 여섯 개 있다. 더 많이 일치할수록 이식 성공률이 더 높다. 그리하여 만약 우리가 이식 생존률을 극대화하기 원한다면, 우리는 기증자와 가장 근접하게 HLA 일치를 보이는 대기자 명단의 환자에게 신장을 제공하는 것이다.

그러나 모든 인종 집단들이 기증자 풀(pool)에서 동일한 일치 가능성을 지닌 기증자들을 갖지는 않는다는 것을 알게 된다. 특별히 미국에서 코카서스인들(Caucasians)은 통계적으로 어떤 그룹보다 가장 근접하게 일치된다. 이러한 이유는 복합적이다. 중산층들(그들 중 코카서스인이 더욱 많은)은 장기를 더욱 기꺼이 기증한다. 어떤 소수 집단들은 장기 이식을 가장 많이 필요로 한다. (예로, 흑인 가운데 높은 고혈압 발병률은 그들이 신장을 가장 많이 필요로 한다는 것을 의미한다.) 게다가 심지어 기증에 대한 의사(willingness)와 필요가 동일함에도 인구의 대다수인 코카서스인들은 근접한 일치 기회를 더 많이 갖게 될 것이다. 그 결과는 만약 우리가 이식 생존률을 극대화하려면, 분배는 흑인들과 다른 소수 집단들의 희생을 담보로 백인들에게 호의를 베풀려는 경향을 가진다. 의문은 "인종적 집단들 가운데 동등하지 않은 분배는 그럴듯한 결과들 중 하나라는 것을 알면서 이식 생존의 가능성을 여전히 최대화하기 원할 것인가"라는 점이다. 게다가 다른 사회적 통계들은 이식 생존의 연수를 통계적으로 향상시키는 데 사용될 수 있을 것이다. 남자들은 여자들보다 약간 낫고, 젊은이들이 늙은이들보다 나으며, 중산층 환자들이 최하층 환자들보다 낫다. 그리하여 이식 생존의 연수를 통계적으로 극대화하는 정책은 선호적으로 젊은이, 백인, 중산층, 남자들에게 장기를 제공하게 될 것이다.

그러한 정책이 이식 생존의 연수에서 측정된 순 혜택(net benefit)을 극대화함을 보여줄 수 있는 반면, 그것은 명백하게 불공평하고, 불평등한 정책으로 보일 수 있다. 만약 그 목적이 질병을 가진 모든 환자들에게 장기를 제공받을 기회를 동등하게 주려는 것이라면, 우리는 접근에 더 큰 공평을 보증하기 위해

---

27) 역주, HLA(human leucocyte antigen)는 사람의 주요 조직적합성 항원계를 의미한다. HLA는 class I 항원과 class II 항원이 2군으로 나뉜다.

분배 공식의 조정을 원하게 될 것이다. 이것은 일치 기준에 의해 보다 적게 호의를 얻는 자들이 장기를 제공받을 더욱 공평한 기회를 갖게 될 것이라는 것 (그렇게 하는 것은 이용 가능한 신장을 얻어 이식 생존의 전체 연수를 어느 정도는 더 낮추게 되더라도)을 보증하기 위해서 대기 목록에서의 시간과 다른 요소들에 대한 고려를 제공할 수 있다.

---

(1) 사회적 유용성

사회적 유용성을 극대화하는 원리에 의해서만 분배하는 윤리는 최소한 우리가 빈약한 일치의 단점을 극복하기 위해 조직 거부에 대한 통제를 충분히 배울 때까지는 HLA 일치 정도에 근거한 분배를 명백하게 선호할 것이다. 만약 빈약한 일치가 실패를 보장하고 좋은 일치가 성공을 보장한다면, 윤리적 문제는 심각하지 않을 것이다. 그러나 면역억제 약물의 시대에, 빈약한 일치와 좋은 일치 사이의 차이는 단지 미미하다 (marginal) — 작은 비율은 1년간의 이식 생존에서의 차이를 가리킨다. 그럼에도 불구하고, 만약 혜택이 예상되는 이식 생존의 연수로 측정된다면, 사회적 공리주의자는 HLA 일치의 기반 위에 분배하기를 선호할 것이다. 이식에 관여하는 외과 의사들은 윤리학에서 그들의 전통적인 결과론과 양립하는 분배를 위한 기반으로서 HLA 일치와 이식 생존의 다른 전조들 (predictors)을 불가항력적으로 지원하게 된다.

(2) 정의

(장기 분배와 연관된 의사가 아닌 수많은 사람들을 포함한) 부족한 의료자원들의 분배에서 정의의 원칙을 중요시하는 자들은 HLA 일치가 부가적으로 예견된 이식 생존을 증가시킨다는 것을 보여주는 자료에 의해 자연스럽게 흔들리지 않는다. 특별히 장기 이식과 같은 공적인 프로그램과 연관하여, 모든 사람들은 그들의 유전자가 인종, 성(gender), 또는 HLA 패턴을 통제하든 아니든 간에, 그들의 유전적 구성(기질 makeup)에도 불구하고, 이러한 혜택에 대하여 동일한 권리를 지녀야 한다고 주장한다. 그들은 대기 시간, 혈액형 그리고 적합한 장기를 찾을 기회를 감소시키는 외국의 조직(foreign tissue)에 대한 사전 공개를 위한 표시와 같은 요소들에 무게를 더함으로써 더욱 동등한 접근을 제공하기 위하여 장기 분배의 공식으로 조정하려는 경향이 있다.

장기 공유를 위한 연방 네트워크(UNOS) 윤리위원회는 이러한 문제에 직면하였다. 다른 이들이 정의에 우선성을 부여하려는 경향이 있는 반면 일부 구성원들(주로 의사들)은 분배를 위한 기반으로서 신장 분배를 위한 우선성을 사회적 유용성에 두려는 경향이 있었다. 신장은 분배에 적절한 다양한 요소들을 위한 각 후보에게 점수를 부여함으로 분배되었다. 어떤 점수들은 좋은 조직 일치와 같은 예견된 의료적 유용성과 연관된 이유로 정해질 수 있다. 다른 점수들은 대기 시간, 의료적 응급 정도 또는 외국의 조직을 위한 항체의 높은 수준과 같은, 분배에서 정의를 상향시키려는 것으로 정해질 수 있다.

(3) 사회적 유용성과 정의를 균형 잡기

원칙이 우선성을 부여하는지에 대한 문제를 해결하지 못했던 UNOS 윤리위원회는 타협에 이르렀다. 그들은 분배에 있어서 절반은 의료적 유용성에 대한 고려에, 그리고 나머지 절반은 정의에 대해 고려하는 정책을 채택하였다.[28] 분배공식은 의료적 유용성과 정의 사이의 갈등하는 주장들을 균형 잡기 위해 여러 차례 조정되었다. 마찬가지로 간(liver)의 분배를 둘러싼 공적 논쟁은 수요에 기반을 둔 정의에 기초하여 우선성을 부여하려는 자들과 공리주의적 관심을 더욱 선호하는 자들 사이의 논쟁으로 이해될 수 있다. 외과가 우세한(surgeon-dominated) UNOS는 전통적으로 첫째 분배대상으로 지방 이식센터들을 선호하였다. UNOS 당국은 지방의 분배는 더 멀리 떨어진 센터에 있는 일부 심각한 환자들이나 더욱 절망적인 상태의 환자들은 이식받는 데 많은 어려움이 있다는 것을 알고 있었음에도, 지방 센터에 첫째 우선권을 부여하는 것은 장기 조달을 독려하고 조달에서부터 이식까지의 시간(기대되었던 이식 프로그램의 혜택을 극대화하려는 것과 연관된 근거들)을 줄이게 되리라고 믿었다. 가장 심각한 환자(즉, 정의가 기반이 된 관심)를 위해 더욱 공평한 접근을 선호하는 일반인들(nonphysicians)은 분배를 바꾸도록 압력을 행사하여, 비록 그들이 멀리 떨어져 있고 어느 정도 더 낮은 전체 혜택이 기대되더라도 가장 심각한 환자가 먼저 장기를 얻도록 하였다. 연방 정부는 최근 UNOS에 사회적 유용성에 입각한 공식보다 정의의 원칙에 더 충실한 공식으로 재조정하여 분배를 변경하도록 지시를 내렸다. 외과 의사들은 그러한 분배방식은 혜택을 더 적게 산출하리라고 예견하면서 항의하였다. 윤리적 원칙을 선택하는 것은 누

---

28) Burdick, Turcotte, and Veatch, 1992.

가 살고 누가 죽는지를 포함하는 매우 실천적인 문제를 결정하는 것임은 명백하다.

4. 인간 주체를 포함하는 연구

　의료윤리가 불가피하게 사회적이 되는 세 번째 영역은 인간 주체를 포함하는 연구이다.[29] 환자에게 혜택이 된다면 무슨 일이든지 하는 히포크라테스적 윤리에 전적으로 헌신하는 의사가 인간 주체를 포함하는 모든 연구는 비윤리적이라는 관점에 논리적으로 동의하고 있다는 것은 인상적이다.

1) 연구와 혁신적인 치료의 구별

　여기에서 진정한 연구와 혁신적인 치료 사이를 구분하는 것은 중요하다. 역사적으로 환자가 표준적인 치료에 대해 응답할 수 없는 상황일 때, 의사들은 소위 혁신적인 치료를 하게 될 압력을 느끼게 된다. 역사적으로 새로운 혁신적인 치료들은 어떤 체계적인 과학적 계획이나 의도 없

---

29)　Katz, 1972; Veatch, 1987; Levine, 1988.

이 시도되었다. 그 목적은 환자를 도우려는 것이었다. 위험은 황당한 대안을 받아들이는 대가로 간주되었다. 의료 연구는 19세기만 소급하더라도 매우 최근의 현상이다. 그 목적은 환자에게 혜택을 주려는 것이 아니었다. 사실 만약 하나의 치료가 혁신적이든 표준적이든지 간에 그럴듯하게 환자의 이익이라면, 어떤 결과가 초래되는 임상시험에 환자를 포함하는 것은 비윤리적일 것이다. 의료 연구는 연구 주체에게 혜택을 주려는 목적이 아니라 사회의 혜택을 위해 일반화될 수 있는 지식을 산출할 목적으로 수행된다. 무작위로 선택된 대상 그룹들을 두 가지의 상이한 치료로 배치시키는 연구는 연구 중에 있는 결정적인 가변적 연구를 분리하는 데 이상적이다. 연구자들은 두 종류의 치료 중에서 어느 쪽이 선호되는지를 정직하게 알지 못할 때(그들이 소위 '무관심 지점' 또는 '평형'에 있을 때)만 도덕적으로 정당화된다. 그러한 상황에서 환자를 무작위로 디자인하여 놓는 것은 연구의 시초에 어떤 것이 우위에 있다는 것을 믿을 근거가 없기 때문에 표준치료를 단순히 받는 것과 비교해서 환자에게 이점이 될 수가 없다.

인간 주체들을 포함하는 의료 연구는 이 책의 앞 장에서 논의되었던 모든 윤리적 기준들에 부합해야 한다. 잠재적인 연구 주체에게 4장에서 논의했던 기준들을 충족시키는 정보에 근거한 동의(informed consent)가 적절하게 제공되어야만 한다. 주체의 자율성은 존중되어야 한다. 만약 연구 주체(subject)에 대해 사적인 정보가 수집될 경우, 충실(fidelity)의 원칙에서 근거한 비밀유지(confidentiality)의 규칙이 수반되어야만 한다. 진실(veracity)의 원칙은 탐구자들이 연구 주체를 정직하게 다룰 것을 요구한다. 그리하여 연구 주체에 대한 의도적인 기만 위에 이루어졌던 심리학적 연구들은 오랫동안 논쟁이 되었다. 자비와 해악금지의 전통적인 개인 중심적인 원칙들의 기반 위에서, 연구 주체에 대한 위험은 최소화되어야 한다. 그러나 여기에서 의료 연구는 전통적인 임상 의료(clinical medicine)와는 분리된다. 사전에 그들에게 혜택이 되리라고 알려질 수 없는 과정 가운데서 인간 주체들을 해악으로부터 보호할 명백한 방법은 연구하는 것을 방지하는 것이다. 만약 표준치료가 필적할 만한 것으로 생각될 경우에(만약 연구자가 사전에 시험치료가 표준치료보다 더 낫거나 아니면 더 나쁘다는 것을 믿을 근거를 갖지 않는 경우) 그 주체는 단순하게 연구하지 않음으로서 항상 보호되어야 할 것이다. 이 점은 일반인 주체들에 대한 연구의 경우에 더욱 명백한 진실이다. 만약 의료 연구가 정당화된다면, 개별 수준에서 접근하는 것보다 윤리 원칙에 호소함으로써 이루어져야 할 것이다.

2) 인간 주체를 포함하는 연구를 위한 사회윤리

(1) 사회적 유용성

인간 주체들을 포함하는 연구를 위한 표준적인 가이드라인들에 대한 검토는 인간에 대한 연구를 정당화하기 위해 우선되며 최소한의 조건은 그들이 어떤 다른 방법으로도 얻을 수 없는 가치 있는 지식을 사회에 산출할 희망을 제공하리라는 믿음을 항상 드러내는 것이다. 첫 번째 기준은 연구가 사회적 유용성의 원칙에 의해 지원받아야만 한다는 것이다. 히포크라테스적 유용성(환자의 혜택과 해악을 중심 관심사로 두는)은 연구를 정당화하지 않을 것임은 명백하다. 추구되는 것은 환자의 복지가 아니라 보편화 가능한 과학적 지식이기 때문이다.

(2) 인격존중

뉘렘버그 규약은 사회적 유용성이 인간 주체를 포함하는 의료 연구를 정당화하는 유일한 기준은 아니라는 것임을 명백히 한다. 우리가 4장에서 본 것처럼, 그것은 자기-결정이나 윤리 이론에서의 자율성에 강한 헌신을 제공한다. 인간 주체에 대한 연구의 윤리를 요약하는 뉘렘버그 이후 가장 중요한 문서는 생명의료와 행위 연구에서의 인간 주체 보호를 위한 미국 국가위원회의 벨몬트 보고서[30]이다. 이 보고서는 세 가지의 윤리 원칙을 수립했다. 자비의 원칙(혜택뿐 아니라 해악을 피할 의무들을 포함하여 만약 그것이 사회적 유용성이 된다면 치료하는), 인격존중 그리고 정의의 원칙이다. 인격존중으로부터 그것은 동의 신조(consent doctrine)를 수립했을 뿐 아니라 비밀유지(confidentiality)에 대한 헌신을 발전시킬 수 있었다.

(3) 정의

정의의 원칙으로부터 벨몬트 보고서는 주체들을 모집하는 데 공정함을 보증하는 의무를 인식하였다. 어떤 연구도 저소득층(low-income) 환자들의 병동이나 감옥, 정신 병원, 또는 주체 선택에서 불공평함을 제공하게

---

30) The Belmont Report of the U.S. National Commission for the Protection of Human Subject of Biomedical and Behavioral Research, 1978.

될 다른 기관들에서 인간 주체들을 모집할 수 없다(그 연구의 본질이 오직 이러한 인간 주체들이 참여하는 것을 요구하지 않는 한). 더욱 최근에, 정의의 원칙은 인종적이고 성적인 차이를 넘어 인간 주체들에 대한 연구결과가 적용될 수 있도록 모집되어야 한다고 요구되어 왔다.

정의 원칙의 또 다른 옹호자들은 정의의 요구가 한 걸음 더 나아가야 할 것을 주장하였다. 다음 사례를 고려해보자.

사례 7.3 **연구 디자인에서의 정의**

수년 전 주요 의료센터의 연구자들은 유독성(toxicity)에 대한 여러 화학치료의 대상자들을 시험하고, 약물 결합의 효과에 대해 처음으로 평가하려고 했다. 약제(agent)들 중 하나인 제암제(methotrexate)[31]는 심각한 부작용을 일으킬 수 있지만, 많은 양을 복용(high dose)하는 데 대한 프로토콜(protocol)은 제암제를 중성화시키는 것으로 알려진 류코보린(leucovorin)[32]을 다음날 복용하도록 하였다. 제암제는 병원에서 21일마다 제공되었다. 논쟁은 인간 주체(피실험환자)가 류코보린을 집에서 복용할 수 있도록 처방될 수 있는가에 대한 것이었는데, 집에서는 우발적으로 환자가 위험에 처하거나 의도적으로 복용하는 것을 건너 뛸 수 있는데 이는 치명적인 실수가 된다.

병원에서 류코보린을 투여할 것을 주장하는 자들은 환자들이 그들의 약을 복용하게 된 날을 포함하여 매 21일 중 3일간 입원하게 된다면 환자들이 더욱 안전할 것이라고 주장하였다. 그들은 그것이 더욱 신중하게 과학을 통제하는 길임을 강조하였다. 연구자들은 복용 총량(amount of medication)과 복용 시간의 더 나은 통제를 주장하였다. 그들은 또한 연구자들이 류코보린 복용 거절의 수단으로 인해 부주의하게 자살하지 않도록 관심 가졌다.

---

31) 역주, 백혈병 치료제이다.

32) 역주, 암을 치료할 때 사용하는 약물의 일종이다.

다른 한편 가정에서 류코보린 복용을 허용하기를 주장하는 자들은 환자들이 병원에 머무는 매 21일 중에서 3일 동안 그들로 하여금 내원하게 하는 부담을 강조하였다. 어떤 이는 환자들은 특별히 병들었기 때문에, 가능한 한 그들에게 편안하고 안락한 연구 디자인을 가져야 할 특별한 요구를 갖는다고 주장했디. 그들이 기정에서 약을 복용하는 위험부담을 아는 한, 그를이 그렇게 하도록 허용되어야 하는지 아니면 그들이 병원에 와야 하는지에 대한 선택권이 주어져야 한다. 가장 안전한 과정은 최상의 과학이지만, 그러한 장점은 일부 인간 주체들에게는 이미 매우 궁핍한 삶에 추가적인 부담이 될 수 있다.[33]

만약 이러한 연구를 안내하는 유일한 윤리 원칙이 사회적 유용성이라면, 연구 디자인이 선택되어야 하는 것은 명백해 보인다. 매 21일 중 3일 동안 환자를 입원시키는 것은 연구 주체를 더 잘 통제하고 근접한 모니터링을 보증한다. 게다가 그것은 환자들이 구제 약제(rescue agent)를 복용하지 않게 될 위험에서 환자들을 더 잘 보호하는 듯 보인다. 만약 집에서 복용할 경우 전문 의료인이 류코보린의 투약을 위해서 환자의 집으로 와야 하기에, 병원에서의 복용이 더 저렴할 것이다. 공리주의적 관점으로 본다면 병원에서의 복용이 더 현명한 선택으로 보인다.

그러나 이들은 매우 심각한 환자들이다. 그들에게 매 21일 중 3일의 입원을 요구하는 것은 심각한 부담으로 보인다. 많은 환자들은 합법적으로 집에서 머물기를 선호하게 될 것이며, 병원에서나 연구자의 감시하에서가 아닌 상태로 류코보린을 복용하는 것을 선호할 것이다. 만약 인간 주체가 심각한 환자(worst off) 가운데 있다면(그들이 호전될 수 있듯이) 정의에 대

---

33) 사례는 Robert M. Veatch, "사례연구-암 화학치료에서의 위험 떠안기(risk-taking)", IRB(8~9월 1979), 4-6에 근거하였다.

한 필요에 기반한 이론(needs-based theory of justice)을 지지하는 자들은 그렇게 하는 것이 사회적 유용성을 극대화하지는 않더라도 자신들의 이익을 얻기 위해 특별한 요구를 가질 것이라고 결론내리게 된다. 특별히 만약 필요에 기반한 이론을 지지하는 자들은 환자의 자살 위험에 대한 관심을 최소화시키고, 자기-결정에 강한 헌신을 갖는다면, 도덕적으로 올바른 포로토콜은 가정에서 복용하는 것이라고 결론내릴 것이다. 비록 가정에서의 복용은 사회적 유용성을 희생시키게 될지라도 그것은 특별히 필요로 하는 사람들의 복지를 향상시킬 것이다.

3) 인간 주체 연구에서 원칙들 사이의 갈등해결

만약 인간 주체에 관한 연구에서 성패가 달린 사회적 유용성과 다른 윤리 원칙들이 갈등하게 된다면 그 갈등을 어떻게 해결할 수 있겠는가? 지금까지는 익숙한 문제이다. 갈등에 있는 원칙들이 상호 간에 균형 잡혀야 한다고 믿는 자들은 그 어느 원칙들에게도 우선성을 주지는 않을 것이다. 확장하자면, 그들은 최소한 극단적 사례에서 사회적 유용성은 자율성과 정의의 요구보다 더 중요하게 되는[그러한 피실험 주체들은 그들의 동의 없이 또는 심지어 그들의 구술적 반대(vocal objections)에도 징집되는] 데까지 논리적으로 헌신하게 된다. 매우 소수의 사람들이 의료 연구에서 강제적인 참여를 지원한다는 사실은 사회적 유용성과 자율성을 균형 잡기는 윤리적으로 의심스럽다고 믿는 사람들에 의해서 인용되었던 증거의 단편들이다.

대안은 어떤 원칙들을 다른 원칙들 위에 절대적인 우선성을 부여하는 것이다. 만약 원칙적으로 자율성에 절대적 우선성이 주어진다면, 피실험 주체는 그렇게 하는 것이 사회에 얼마나 혜택이 되든지 간에 그들의 의지에 반하여 결코 징집될 수는 없다. 비록 이론가들이 종종 그러한 입장이 정당화되기 어렵다는 것을 지적함에도 불구하고, 그것은 의료 연구에서 강제적인 참여의 경우에 작용하는 규칙에 실제로 가장 근접하다. 강제적인 참여가 지지될 실제 상황(real-life situation)을 상상하기는 어렵다.

제암제 연구의 경우에, 정의 또한 유용성을 극대화하는 호소들과 갈등하는 것처럼 보인다. 많은 사람들은 잠재적인 사회적 혜택을 극대화하기 위해서 연구를 단순하게 고안하는 전략에 반하여 최소한 정의를 어떤 곳에 제공하려고 한다. 어떤 이는 심각한 상태의 환자(worst off)의 이익은 자율성과 비슷한 절대적인 우선성이 주어져야만 한다고 주장하게 된다. 그리하여 둘 또는 더 많은 의무가 기반이 된 원칙들이 갈등하게 될 때만 그들은 서로 간에 균형 잡히게 된다. 그리하여 한 예로, 만약 연구가 가장 심각한 환자의 이익을 도모하기 위하여 개인의 자율성을 최소한으로 파괴하는 방법으로 강제적인 참여를 포함한다면, 자율성과 정의 사이의 갈등이 있게 될 것이며 그들은 결국 서로 간에 균형 잡히게 될 것이다.

만약 어떤 원칙들은 만족스럽지만 다른 원칙들은 만족스러울 수 없다면, 인간 주체에 대한 연구에서 어떤 일이 일어나야 할지에 대한 가이드라인이나 법적인 고려에 대한 명백한 토론이 없다는 것이 현저하다. 실례로, 수용 가능한 연구에 대한 일곱 가지 기준이 제도적 심의기구(institutional review board)를 위한 연방정부의 가이드라인으로 제시되었다. 사회에 대한 혜택과 해악으로부터 피실험 주체와 사회 양자에 대한 보호와 관련되는 것뿐 아니라 자발적인 동의, 신실성의 보호, 그리고 정의를 요구하는 것을 포함하여, 하나의 기준은 일곱 가지 모두를 충족시켜야 한다고 가정된다.

그러나 어떤 사람들은 그것들이 '균형 잡혀(on balance)' 만족되는 것만을 요구하는 것으로 해석한다. 만약 모두가 만족되어야 한다면, 자율성과 정의의 원칙들은 히포크라테스적 원칙뿐 아니라 사회적 유용성의 원칙들에도 적용된다. 의료자원의 분배와 장기 이식에서처럼, 다양한 정책들과 실천들은 이러한 문제들의 해결 방법에 의존하게 될 것이다.

• **무관심 지점(Indifference point)**

임의추출된 임상적 시험(randomized clinical trials)을 포함하는 연구에서, 연구자들은 하나의 치료가 다른 치료들에 비해 선호되리라고 믿을 근거를 정직하게 갖지 않는 상태. 임의추출된 임상적 시험들은 검사자가 무관심 지점일 때만 일반석으로 뉸리적이라고 믿는다(종종 임상적 균형이라고 불린다).

• **혁신적 치료(Innovative therapy)**

표준치료가 비효과적으로 믿어지는 경우, 치료는 종종 임상의들과 비전문가(laypeople)에 의해 사용되었다. 그 목적은 일반화시킬 수 있는, 과학적 지식의 산출이 아니라 환자의 혜택을 위해 그럴듯한 것은 무엇이든지 시도한다. 연구와 비교하라.

• **정의(Justice)**

사람들을 비슷한 상황에서 동등하게 대우하는 한, 행위는 도덕적으로 옳다는 원칙. 정의에 대한 다양한 이론들은 자원들을 정의롭게 분배하기 위해서 다양한 기반들을 제공한다. 예로, 이타주의적 정의는 필요에 기반을 둔 건강관리를 분배하게 된다. 사회적 유용성과 비교하라.

• **연구(Research)**

진보하는 과학(advancing science)의 목적을 위한 과학적 지식의 체계적인 추구. 의료에서 인간 주체들을 사용하는 연구 개입들은 피실험 주체의 혜택으로 나타나겠지만 그것이 목적이 아니다. 인간 주체들을 이용하는 윤리적으로 받아들여질 수 있는 연구에 있어서 연구 개입으로부터의 혜택은 사전에 알 수 없다.

• **사회적 유용성(Social utility)**

모든 집단들이 영향받게 될 혜택과 해악을 고려하면서, 대안적으로 더 많은 선한 결과들(net good consequences)을 산출한다면 그 행위나 규칙이 도덕적으로 옳다는 원칙이다.

참고문헌

• 사회윤리 이론

Bentham, Jeremy. 1967. "An Introduction to the Principles of Morals and Legislation." Pages 367-390 in *Ethical Theories: A Book of Readings*, edited by A. I. Melden. Englewood Cliffs, N.J.: Prentice-Hall.

Engelhardt, H. Tristram. 1996. *The Foundation of Bioethics*, 2nd ed. New York: Oxford University Press.

Mill, John Stuart. 1967. "Utilitarianism." Pages 391-434 in *Ethical Theories: A Book of Readings*, edited by A. I. Melden. Englewood Cliffs, N.J.: Prentice-Hall.

Rawls, John. 1971. *A Theory of Justice*. Cambridge, Mass.: Harvard University Press.

Shelp, Earl E., ed. 1981. *Justice and Health Care*. Dordrecht, Holland: D. Reidel Publishing.

Veatch, Robert M. 1986. *The Foundation of Justice: Why the Retarded and the Rest of Us Have Claims to Equality*. New York: Oxford University Press.

• 부족한 의료자원의 분배

Baker, Robert, and Martin Strosberg. 1992. "Triage and Equality: An Historical Reassessment of Utilitarian Analyses of Triage." *Kennedy Institute of Ethics Journal* 2 (June): 103-123.

Bayer, Ronald, Arthur L. Caplan, and Norman Daniels, eds, 1983. *In Search of Equity: Health Needs and the Health Care System*. New York: Plenum Press.

Blank, Robert H. 1988. *Rationing Medicine*. New York: Columbia University Press.

Callahan, Daniel. 1990. *What Kind of Life: The Limits of Medical Progress*. New York: Simon and Schuster.

Daniels, Norman. 1985. *Just Health Care*. Cambridge, England: Cambridge University Press.

Degrazia, David. 1991. "Grounding a Right to Health Care in Self-Rspect and Self-Esteem." *Public Affairs Quarterly* 5(October): 301-318.

Green, Ronald M. 1976. "Health Care and Justice in Contract Theory Perspective." Pages 111-126 in *Ethics and Health Policy*, edited by Robert M. Veatch and Roy Branson. Cambridge,Mass. Ballinhger Publishing.

Kaplan, R. M., and J. W. Bush. 1982. "Health-Related Quality of Life Measurement for Evaluation Research and Policy Analysis." *Health Psychology* 11: 61-80.

Menszel, Paul. 1990. *Strong Medicine: The Ethical Rationing of Health Care*. New York: Oxford University Press.

Morreim, E. Haavi. 1991. *Balancing Act: The New Medical Ethics of Medicine's New Economics*. Dordrecht, The Netherlands: Kluwer Academic Publishers.

Oregon Health Services Commission. 1991. *Prioritization of Health Services: A Report to the Gorvernor and Legislature*. n.p.: Oregon Health Services Commission.

President's Commission for the Study of Ethical Problems in Medicine and Biomedical and
Behavioral Research. 1983. *Securing Access to Health Care*, Vol.1. Washington, D.C.:
U.S. Government Printing Office.

Strosberg, Martin A., I. Alan Fein, and James D. Carroll. 1989. *Rationing of Medical Care for the
Critically Ill.* Washington, D.C.: The Brookings Institution.

Strosberg, Martin A., Joshua M. Weiner, and Robert Baker, with I. Alan Fein. 1992. *Rationing
America's Medical Care: The Oregon Plan and Beyond.* Washington, D.C.. The
Brookings Institution.

Veatch, Robert M. 1980. "Voluntary Risks to Health: The Ethical Issues." *Journal of the American
Medical Association* 243(January 4): 50-55.

Veatch, Robert M. 1984. "Autonomy's Temporary Triumph." *The Hastings Center Report* 14,
No. 5 (October): 38-40.

Veatch, Robert M. 1986a. "DRG and the Ethical Reallocation of Resources", *Hasitngs center
Report* 16, No. 3(June): 32-40.

Veatch, Robert M. 1991. "Justice and the Right to Health Care: An Egalitarian Account." Pages
83-102 in *Rights to Health Care*, edited by Thomas J. Bole III and William B. Bondeson.
Dordrecht, The Netherlands: Kluwer Academic Publishers.

Veatch, Robert M. 1994. "Healthcare Rationing through Global Budgeting: The Ethical Choices."
Journal of Clinical Ethics 5, No. 4 (Winter): 291-296.

• 장기 이식

Burdick, James F., Jeremiah G. Turcotte, and Robert M. Veatch. 1992. "General Principles
for Allocating Human Organs and Tissues." *Transplantation Proceedings* 24, No.
5(October): 2226-2235.

Dukeminier, Jesse, and David Sanders. 1968. "Organ Transplantation: A Proposal for Routine
Salvaging of Cadaver Organs." *New England Journal of Medicine* 279: 413-419.

Fox, Renée C., and Judith P. Swazey. 1992. *Spare Parts: Organ Replacement in American
Society.* New York: Oxford University Press.

Moss, Alvin H., and Mark Siegler. 1991. 'should Alcoholics Compete Equally for Liver
Transplantation?' *Journal of the American Medical Association* 265: 1295-1298.

Task Force on Organ Transplantation. 1986. *Organ Transplantation: Issues and
Recommendations.* Washington, D.C.: U.S. Department of Health and Human Services.

• 인간 대상을 포함한 연구

Katz, Jay. 1972. *Experimentation with Human Beings*. New York: Russell Sage Foundation.

Levine, Robert J. 1988. *Ethics and Regulation of Clinical Research*, 2nd ed. New Haven, Conn.:Yale University Press.

U.S. National Commission for the Protection of Human Subjects of Biomedical and Behaviioral Research. 1978. *The Belmont Report: Ethical Principles and Guidelines for the Protection of Human Subjects of Research*. Washington, D.C.: U.S. Government Printing Office.

Veatch, Robert M. 1987. *The Patient as Partner-A Theory of Human-Experimentation Ethics*. Bloomington, Ind.: Indiana University Press.

8장

생명에 대한 인간의 통제:
유전학, 출생기술,
그리고 인간 본성 조작

이 책에서 이미 논의되었던 주제들은 유전학과 생식기술(reproductive technologies)에서의 새로운 발전과 긴밀히 연관된다. 자율, 동의, 진실, 환자와 의사 관계에서의 신실, 그리고 부족한 자원들의 분배와 같은 주제들은 여기에서도 적용된다. 우리는 이제 유전병을 진단하고 후손의 특질(characteristics)에 대해서 장래의 부모에게 조언하는 것뿐만 아니라, 결함이 있는 유전자를 고치기 위해서 인간에게 새로운 유전적 자질을 삽입하는 것과 심지어는 인간 종의 본성을 향상시킬 힘까지도 지니게 되었다. 이러한 기술들이 인간에게 사용될 때, 다른 의료적 치료에서와 마찬가지로 환자나 환자 대리인의 동의가 필요하게 된다. 게다가 우리는 시험관(test tube)에서 새로운 생명을 창조하여 난세포(egg cell)를 공급한 여인의 자궁뿐만 아니라 다른 여인의 자궁에서 새롭게 생겨난 배아를 이식시킬 능력도 갖추고 있다. 이식은 난자를 제공한 여인에게 신생아(newborn infant)를 되돌려주겠다는 대리모(recipient)의 약속과 함께 이루어지거나(소위 대리모 과정이라 불리는), 또는 임신 여성이 태아의 유전 형질(makeup)이 자신과 관계없는 신생아를 보유하고 양육하는 것에 대한 이해와 함께 이루어질 수 있다. 이러한 방식으로 난자를 제공하는 과정은 종종 난자 기증이라 불린다. 비밀유지의 약속들이나 신생아 양도에 대한 약속들이 이행되는 데 있어서, 약속 이행의 윤리는 다른 의료 관계에서와 마찬가지로 제기된다. 선이식(preimplantation)과 자궁 진단에서의 발전은 낙태 논쟁에서 제기되었던 동일한 이슈를 제기하게 된다. 만약의 경우 배아와 태아의 생명을 언제 종결시키는 것이 윤리적인가? 그것은 우리로 하여금 살인회피 원칙의 의미를 다시 다룰 것을 요구한다. 출생과 연관되는 이러한 모든 새로운 기술들은 매우 큰 비용이 든다. 예를 들어, 체외수정시술(in vitro fertilization)은 한 생명을 출생시키기 위해 평균 7만 2,000달러의 비용이 든다.[1] 그리하여 이러한 기술들을 사용하는 것은 어떤 다른 건강관리-분배 갈등(health care-rationing controversy)에서 제기된 의료자원 분배에서의 정의와 연관된 동일한 이슈들을 제기한다.

하지만 이러한 유전학과 출생기술의 맥락에서 특별한 강도를 가지고 제기된 의료윤리에 대한 추가적인 차원도 있다. 인간은 종의 본성을 조작해야만 하는가? 그것은 본성의 수동적인 부분이 되거나 아니면 보다 적극적인 통제자가 되는 인간의 바람직한 역할인가? 그것은 프랑켄슈타인 신화에서 묘사된 방법으로 창조에 관여하거나 인간 자신의 목적을 위하여 본성을 맡아 형성하려고 하는 인간의 바람직한 역할인가? 이 장은 새로운 유전학과 출생기술의 윤리를 탐구하면서 이러한 더욱 기본적인 철학적 주제들에 초점을 맞출 것이다. 이러한 폭넓은 주제들은 앞 장에서 논의되었던 윤리 원칙들에 대하여 의료윤리에서의 더욱 전통적인 규범적 논쟁들을 가로지른다.

---

1) Peter J. Neumannm Soheyla D. Gharib, and Milton C. Weinstein, "체외수정시술에서 성공적인 분만의 비용," *New England Journal of Medicine* 331(1994). 239-243.

1. 피조물과 창조자로서의 인간

1) 하나님 노릇하기로서의 의료 조작

　M. W. 쉘리(Mary Wollstonecraft Shelley)가 1817년에 프랑켄슈타인 이야기를 만들었을 때, 그녀는 '근대의 프로메테우스'라는 부제를 달았다.[2] 그리하여 그녀는 인간이 된 진흙 모형(clay figure)을 빚었을 뿐 아니라 인간들에게 유용하도록 하늘로부터 불을 훔쳐, 이전에는 결코 갖지 못했던 힘을 인간들에게 주었던 그리스 신의 전설에 귀 기울였다. '하나님 노릇하기(playing God)'의 은유는 생명 혁명의 시대에 상식이 되었다.[3] 이 은유는 인간이 자신의 본성을 재구성하거나(remolding) '재창조'하는 데서 타당

---

[2]　요약된 이야기는 매우 읽을 만한 가치가 있다. Mary Wollstonecraft Shelley, Frankenstein; 또는 The Modern Prometheus(New York: Collier Books, 1961).

[3]　이러한 주제들을 다루는 수많은 책들은 그러한 은유를 적절하게 갖고 있다. R. C., Sproul, ed, *Playing God: Dissecting Biomedical Ethics and Manipulating the Body*(Grand Rapids, Mich.: Baker Books, 1997); Gerald A. Larue, *Playing God: Fifty Religions' Views on Your Right to Die*(Wakefield, R. I.: Moyer Bell, 1996); Ted Peters, *Playing God?: Genetic Determinism and Human Freedom*(New York: Rouledge, 1997); June Goodfield, *Playing God: Gentic Engeering and the Manipulation of Life*(London: Sphere Books, 1977); Thomas J. Scully, and Celia Scully, *Playing God: The New World of Medical Choices*(New York: Simon and Schuster, 1987).

한 한계를 초극하는 것을 두려워하는 사람들에 의해 사용되었다. 이러한 비판들은 유전 공학과 새로운 인간 존재의 '제작(manufacture)'이나 '조작(fabrication)'이 우리로 하여금 의료의 일반적 임무(생명을 살리고, 질병을 치유하고, 고통을 경감시키는)를 넘어서게 한다고 주장한다.[4] 그들은 우리가 종을 바꾸는 경계에서 너무 급진적인 나머지 근본적 본성을 변화시키게 된다고 믿는다.

비판의 기저에 흐르는 의문은 이러한 급진적 변화들을 추구하는 것이 윤리적인가이다. 보수적인 종교 전통에 영향받은 주석가들은 인간은 실수하기 쉬운 유한한 피조물이라고 주장했다. 그리하여 그들은 인간에 의해 주도된 변화들은 궁극적으로 나쁘게 되리라고 두려워하는 비관주의자로 되는 경향이 있다. 그들은 원자력의 위험, 환경 재앙들, 그리고 끔찍한 잘못을 초래한 의료 실험들을 지적한다. 그들의 가정은 인간 종에서의 근본적 변화들은 결국은 매우 해로운 생물학적 결과를 빚게 된다는 것이다. 또 다른 반대는 더 근본적인 이슈에 대한 결과의 심각함을 넘어선다. 즉 인간은 본성을 변화시키기 위해서, 과학지식을 사용하는 데 있어서 어느 정도까지인지에 대한 도덕적 한계가 있다는 것이다. 그들은 인간이 금지된 지식의 열매를 먹음으로써 죄를 범했다는 성서적 창조 이야기에 담긴 종교적 상징주의를 지적한다.

---

4)   이러한 관점의 강력한 초기 언급을 위해서는 Ramsey, 1970을 보라.

2) 지구에 대한 지배권 갖기

다른 사람들은 다른 종류의 도덕적 직관을 가진다. 그들은 결국 "인간의 과학 사용은 인류의 상황을 드라마틱하게 향상시켰으며, 질병과 싸울 뿐 아니라 자연을 개선하기 위해서 과학지식을 사용할 도덕적 의무를 지닌 '공동-창조자'로 언급하는 종교적 은유를 끌어들인다"고 주장한다. 그들은 인간의 생식과 인간의 실존을 더 진보적이고, 합리적이며, 계획적으로 선택한다.[5] 이러한 더 낙관적이고 개입적인 지지자들은 인간이 땅에 대한 지배권을 갖고 '복종시켜야' 한다는 성서의 창조 이야기를 지적하는 종교적 상징을 사용하였다. 이 장에서 우리의 기본적 관심은 유전학과 출생기술에서의 개입들은(하나의 관점에 의존하면서) 인간 본성의 기반을 조작하거나 합리화하는 데 대한 권위의 한계 여부에 있다.

---

[5] 이러한 개입찬성주의적 위탁(pro-interventionist commitment)의 드라마틱한 실례는 Flectcher, 1974를 보라.

2. 유전학과 인간생식의 통제

1) 유전학

수 세기 동안 인류는 부모가 어느 정도는 그들 후손의 특질에 영향을 끼친다는 모호한 생각을 했었다. 19세기 오스트리아의 식물학자이면서 사제인 멘델(Johann Gregor Mendel)이 발견하면서 확증된 유전학은 자녀에 대한 부모의 생물학적 영향을 이해하는 단초를 제공하였다.

20세기 초 질병과 정신적 무능(incapacity)의 유전에 대한 모호한 개념들은 독일 나치에서의 인종학살정책뿐 아니라 미국 30개 주에서 강제적 불임법(compulsory sterilization laws)을 선도하는 유전학 운동을 이끌었다. 1927년 미국 대법원의 벅 대 벨(Buck vs. Bell) 판결(274 U.S.200)에서, 유전학 운동으로 강하게 영향 받았던 홈스(Holmes) 판사는 '정신박약은 3대만으로 충분하다'고 잘못 선고하였다.

(1) 유전 상담(genetic Counseling)

이러한 순진하고 가끔은 혼동된 유전학 이해는 초기의 의료윤리에서 애석한 일(sorry chapter)을 파생시켰던 사회의 유익을 지지하기 위해 개인 권리의 도덕적 종속과 결합되었다. 하지만 1960년대 말에 유전학의 복잡성은 명료해지기 시작했다. 게다가 사회의 유익에 대한 초점은 의료 개입의 동기가 인간 고통의 예방이라는 더 전통적인 의료적 관점으로 점차 대체되었다. 처음 이러한 변화는 부모들에게 자신들의 유익과 자녀의 유익을 고려하여 생식적인 선택을 할 과학적 기반을 제공하였다. 1960년대 미국에서의 합법적 낙태는 산모의 생명과 건강을 위협하고 성폭행, 근친상간 그리고 '태아 기형'을 포함하는 경우에만 제한되었다. 그래서 더 완전한 과학적 정보와 더 권리 기반적인 윤리뿐만 아니라 임신을 지속할 것인지에 대한 최소한의 적절한 선택을 허용하는 법이 있었다.

이후, 유전 상담은 잠정적으로 유전병의 위험에 있거나 후손이 감염될지도 모르는 개인이나 부부에게 이용 가능한 정보를 제공하는 영역으로 점차 변화하게 되었다. 테이삭스병[6], 낫적혈구 망막병증(sickle-cell anemia), 또는 낭포성 섬유증(cystic fibrosis, 纖維症)과 같은 염색체의 열성 유전병과 같은 경우에, 그 부모는 발병할 질병을 대비하여 결함 있는 유전자를 복제해야만 한다. 이는 심지어 결혼 이전에 가족력에 이러한 질병을 지닌 사람들은 자신들이 질병을 일으키는 유전자의 복제물을 갖고 있는가를 알아보기 위해 검사를 받을 수 있음을 의미한다. 만약 양 부모 모두 그 유전자를 가지고 있다면, 그들은(불임, 피임, 또는 다른 전략 등을 통해) 아이 없이 지

---

6) 역주, 가족성 흑내장성(黑內障性) 백치. 특히 유대계 · 동유럽계 소아에 있으며, 점차 시력을 잃게 된다.

넬지, 또한 만약 태아의 유전적 상태가 자궁 내에서(in utero) 검사될 수 있다면, 임신을 종결할지에 대해서 상담받을 수 있다.

유전 상담은 또 다른 조건을 위해서도 사용될 수 있다. 헌팅턴병(舞蹈病)[7], 내성장망막모세포종(retinoblastoma), 그리고 다발신경섬유종증(neurofibromatosis)과 같은 염색체 우위의 조건들(autosomal dominant conditions)은 만약 유전자의 단일 복제만 존재한다면 그 자체로 표현된다. 그리하여 감염된 한쪽 부모도 질병을 유전시킬 수 있다. 만약 잘못 조치되면 치명적일 수 있는 눈의 종양인 내성장망막모세포종의 경우, 최소 한쪽 눈의 외과적 제거는 죽음을 예방할 수 있겠지만, 환자의 시력이 위태롭거나 전혀 볼 수 없게 될 수도 있다. 헌팅턴병은 전염된 사람이 30세 전후가 되기까지는 발현되지 않지만, 결국에는 조기 사망에 이르게 하는 진행성 근육 경련을 남긴다. 이는 포크송 가수 우디 거스리(Woody Guthrie)가 겪었던 질병이었다. 감염된 사람의 자녀가 감염 유전자를 보유할 확률은 50%이다. 증상(symptom)이 성인이 되기 전까지는 나타나지 않기 때문에, 이미 감염된 사람은 자신이 감염되었다는 사실을 알기도 전에 종종 생식되어 후손에게 유전된다. 지금은 헌팅턴병의 위험에 대한 검사가 가능하기에, 생식을 선택할 수 있다. 하지만 자신이 그 병을 지니고 있는지의 여부는 검사 과정을 통해서 알 것이다. 어떤 이들은 건강한 사람은 그들이 어떻게 죽게 될 것인지 사전에 알아서는 안 된다고 주장한다. 다른 이들은 위험에 처한 사람들은 심지어 그들이 아직 어릴지라도 이러한 정보를 알아야 하고, 그들이 결혼, 경력, 그리고 삶의 여러 선택들을 이에 근거하여 계획할 수 있어야 한다고 주장한다.

우리는 또한 다운 증후군(Down syndrome, trisomy-21) 같은 염색체 조건을 검

---

7) 역주, 만성 유전성 무도병으로 30대에 많이 발병하는 희귀 유전병이다.

사할 수 있는데, 이러한 검사는 정신 지체의 정도를 다르게 하거나 아마도 심장이나 소화기관과 에드워드 증후군(trisomy-18)[8]과 연관된 신체적 문제를 수반하여 급속도로 쇠약해지고 치명적인 질병에 이른다. 이들은 종종 수정되는 동안에 염색체가 결합되는 과정에서 비정상적으로 발생되므로 부모들에게서 전해지는 것은 아니다. 다른 경우에는 부모 또한(다운 증후군 사례처럼) 그 조건을 가질 수도 있다. 부모가 염색체 이상일 때, 검사하여 그 조건을 규명할 수 있다. 비록 부모가 비정상적인 요소를 지니고 있지 않다고 하더라도, 태아의 염색체를 검사하여 감염된 태아의 낙태 여부에 대한 선택이 가능하다. 일부 염색체의 이상은 성과 직결되는데(sex-linked), 일반적으로 남성만 감염된다. 뒤센형 근이영양증(筋異營養症,(Duchenne muscular dystrophy)[9]과 같은 이러한 조건들 중 일부는 매우 심각하다. 색맹과 같은 경우는 매우 미미하다. 종종 태아기의 검사만이 태아의 성감별이 가능하다. 일반적으로 남성만 감염되므로, 가족력을 지닌 모든 남자 태아들을 낙태하는 것은 감염된 영아의 출생을 막을 수 있다. 하지만 이것 또한 그 시기에 절반이나 되는 정상적인 남아를 낙태한다는 것을 의미하는 것이다.

유전 상담의 맥락에서 선택하는 것은 낙태, 수정 규칙, 정보에 근거한 동의, 신실, 생명유지의 지지, 그리고 의료자원의 할당에 대한 결정의 전

---

8) 역주, 에드워드 증후군(Edwards syndrome, Trisomy-18)은 1960년 영국 의사인 J. H. 에드워드에 의해 18번 상염색체가 원인으로 밝혀졌다. 신생아 8,000명당 1명 정도의 빈도로 발병하는 유전병이며, 18번 염색체가 3개이므로 2n=47개의 염색체를 가지며 남녀 모두에게 나타날 수 있다. 이는 정신박약 증세를 나타내며, 입과 코가 작고 심장이 기형이다.

9) 역주, 뒤센형(Duchenne型) 근이영양증은 빈도가 높고 반성 열성유전(伴性劣性遺傳)이며, 원칙적으로는 남자에게만 증세가 나타난다. 일반적으로 5세 무렵에 이 병이 나타나며, 초기에는 주로 허리의 근육에 발병하여 허리의 힘이 약해진다. 이 때문에 기립(起立)과 보행이 늦어지거나, 잠자리에서 특유한 모습으로 일어서거나(登攀性起立), 허리를 흔들면서 걷는 걸음걸이(오리걸음) 등을 통해 이 증상을 발견할 수 있다. 10세를 전후하여 기립이나 자력보행(自力步行)이 불가능해지며, 20세 정도가 되면 이로 인한 심부전(心不全), 호흡기감염 등으로 사망한다.

통적인 윤리 문제뿐만 아니라 자녀들의 유전적 형성을 선택해야 하는지의 여부 등이다. 예를 들어, 어떤 이들(자신들의 헌팅턴병의 상태에 대해 미리 알기를 거부하는)은 비록 그들의 자녀가 그 유전자가 유전될 50%의 확률을 가지는지의 여부를 알지 못한 채 생식에 대한 결정을 내리게 되더라도, 그들이 질병의 위험에 처해 있는지 알지 못한 채 그 질병이 발현하도록 두는 것이 더 '자연스러우며' 타당하다고 믿는다. 다른 이들은 한 개인의 유전적 상태에 대한 무지 가운데서 생식을 택하는 것은 무책임하다고 주장한다. 개인들이 태아의 성과 유전적 상태를 알아야만 하는가 또는 전통적인 접근을 채택하여 이러한 정보가 주어질 때까지 기다려야 하는가에 대하여 비슷한 논쟁이 존재한다.

성직자나 의사와 같이 예비 부모에게 전문적으로 충고하는 유전 상담자들(genetic counselor)과 다른 이들은 유전 상담이라는 맥락에서 도덕적 선택에 직면하게 된다. 그들에게 근본적인 질문은 고객들과 어떻게 상호작용해야 하는가이다. 많은 이들은 그들이 '비지시적이어야(nondirective)' 한다는 입장을 취한다. 다시 말해, 그들은 고객들에 대한 그들 자신의 도덕적 관점을 전달하려 하지 않아야 된다는 것이다. 대신에 그들은 고객들에게 과학적, 사회적, 심리적 정보를 제공하고 평가적 선택은 그들의 몫으로 남겨두어야 한다고 주장한다. 이들 상담자들은 어떤 것을 선한 결과로 고려할지 결정하는 것이 얼마나 어렵고 주관적인가에 대해 3장에서 제기되었던 주제를 잘 알고 있다. 그래서 그들은 고객들이 가치판단과 윤리적 선택을 스스로 행사하도록 함으로써 고객의 자율성에 우선권을 부여한다.

하지만 이러한 가치중립적 위치는 점차적으로 문제시된다. 현대 과학철학은 가치중립성은 불가능하다고 주장하는데, 즉 상담자(counselor)의 가치는 상담자가 전달하는 정보에 불가피하게 투사되어, 어떤 정보가 제공되기에 충분히 중요한지를 결정하는 것은 상담자의 입장에서는 어떤 가치판단이 필연적으로 요구되기 때문이다. 게다가 어떤 평가들은 명백한 선택을 취하는 듯 보이므로 많은 이들이 그것들에 대해 하나의 의견으로 피력하지 못하는 것은 비윤리적이라고 여기게 된다. 예를 들어, 부모는 태아가 선호하는 성이 아니기 때문이라거나 또는 색맹과 같은 사소한 의료 조건을 갖기 때문이라는 단순한 이유로 태아를 낙태시키기로 결정할 수 있다. 그들은 에드워드 증후군과 같이 두렵고 고통스러우며, 치명적인 상황에도 불구하고, 아이를 낳겠다고 선택할 수도 있다. 많은 유전 상담가들은 그러한 선택 중 어느 쪽도 명백한 잘못으로 간주되기에 더 직접적인 상담을 요구하게 된다. 이러한 상황에서 지시적이어야 하는지를 결정하는 것은 낙태와 자율성에 대한 개인의 견해뿐 아니라 생명의 가장 신비스럽고 중요한 과정에 간섭하는 것에 대해 어떻게 느끼는가에 의존할 것이다.

이러한 토론은 유전적 상담의 미래에 대해 심각한 문제를 제기한다. 만약 상담가들이 완벽하게 중립적일 수 없고, 일부의 선택은 명백하게 비도덕적이어서 선한 양심으로도 자신들의 못마땅함을 억누를 수 없다면, 상담받는 예비 부모들과 다른 이들은 상담가들의 과도하고 왜곡된 영향으로부터 어떻게 그들 자신들을 보호할 수 있을까? 유전 상담가의 도덕적 신념이(비록 그들이 그러한 상담의 도움 없이는 자신들의 문제를 결정할 수 없다고 하더라도) 왜 자율적이고 자기 결정적인 도덕 행위자로 간주되는 피상담자들의 결정에 결정적이어야 하는지는 분명하지 않다. 하나의 접근은 상담가가 그들의 상담이 불가피하게 가치관을 포함하게 될 것이라는 것을 깨달을 때까지, 가능한 한 공정하고 편견이 없도록 노력해야 한다는 것이다.

만약 피상담자들이 모든 상담은 가치판단을 전달하는 것이라고 이해한다면, 그리고 만약 상담가가 자신의 관점을 개방적으로 표현한다면, 내담자들은 상담자가 실제적 정보의 유용성(availability)뿐만 아니라 가치의 양립가능성(compatibility)에 근거하여 상담하는 상담자와 기관을 선택할 수 있다. 중요한 결정을 위해 그들은 의도적으로 가치관이 전혀 다른 상담가를 찾으면서, 다른 의견을 듣기 위하여 다른 상담가를 찾을지도 모른다. 전통적인 가톨릭 신자들은 먼저 그러한 전통 안에서 조언을 얻을 것이고, 그리고 나서 그 메시지가 얼마나 다른가를 알아보기 위해 가치관이 전혀 다른 충고자를 찾을 것이다. 비록 이러한 조언자들은 '그 사실(just the facts)'만을 제시하려 하며, 최소한 어떤 경우에는 가능한 한 공정하게 제시하려 할지라도, 메시지는 매우 상이할 수밖에 없다.

(2) 유전자 검사

유전자 검사(genetic screening)는 유전적 충고의 절차를 새롭고 더 체계적인 수준으로 수행한다. 수많은 유전적 조건들을 위해, 혈액검사나 간단하고 저렴한 다른 절차를 이용함으로써 개인이나 그 후손에게 유전 질환을 일으키는 유전자의 유무를 검사할 수 있다. 그래서 전구성원들에 대한 검사가 가능하다. 최초의 검사는 낫적혈구망막병증(sickle-cell disease)을 위한 유전 검사를 위해 아프리카계 미국인에게, 그리고 테이삭스 유전자 검사(Tay-Sachs genes)는 러시아계 유대인(Ashkenazi Jews)에게 실행되었다. 검사를 통해 예비 부모들은 결혼이나 수태 전에 각자가 질병 유전자를 보유하는지 알게 된다. 만약 그들이 가장 단순한 열성 조건이라면, 아이들 네

명 중 한 명이 질병을 갖게 되고, 네 명 중 두 명은 유전자의 단일 복제(a single copy)를 갖게 되는데, 그들이 그 병을 갖지는 않지만, 그들의 자녀들에게로 유전될 수 있다는 것을 의미한다.

그러한 검사는 전체 공동체를 대상으로 하기 때문에, 검사를 가치중립적으로 제안하는 상담가들에게는 어려운 일이다. 만약 문제시되는 질병이 매우 심각하고 예방할 가치가 있다는 입장이 아니라면, 전 지역을 대상으로 하는 프로그램의 비용과 노력을 옹호할 수 없다. 게다가 검사가 진행되었던 수많은 초기의 상황들은 소수의 인종 공동체를 포함하였으며, 부부의 임신을 제한하거나 감염된 태아를 낙태하도록 권유하기도 하였다. 이러한 제안들은 그 집단의 미래 세대의 중요한 구성원들을 제거하려고 고안된 캠페인을 연상시켰다. 좀 더 과격한 주석가들은 이를 일종의 대량학살이라고 언급했다. 더욱 최근에 유전자 검사는 소수가 아닌 백인(nonminority caucasian)에게 감염되는 낭포성 섬유증(cystic fibrosis)[10]과 페닐케톤뇨증(PKU, phenylketonuria)[11]과 같은 질병에 용이하다. 하지만 검사가 지

---

10) 역주, 염소 수송을 담당하는 유전자에 이상이 생겨 신체의 여러 기관에 문제를 일으키는 선천성 질병이다. 상염색체 열성으로 유전되는 질병으로 1930년대에 처음 발견되었으며, 환자는 기본적으로 폐와 이자 등에 있는 점막 생성 세포의 결함을 갖는다. 체내에서 점액이 너무 많이 생산되어 폐와 이자에 이상이 발생하기 때문에 소화효소가 소장에 도달할 수 없다. 또한 염분이 점막 생성 세포를 투과하지 못해서 두껍고 끈적거리는 점막이 만들어진다. 이것이 해당 장기의 기능을 방해하여 호흡과 소화작용에 문제가 생긴다. 이 두꺼운 점막 때문에 쉽게 세균에 감염되고, 이로 인해 당뇨병이나 간 질병, 낮은 수정률 등의 증세가 생긴다. 염분이 높은 땀을 흘리고, 생식기관의 이상을 동반하기도 한다. 주로 백인에게 많이 나타난다. 치료는 점막을 얇게 하거나 감염의 위험을 줄이는 것을 목적으로 한다. 현재 이 질병을 일으키는 CFTR 유전자를 정상 유전자로 바꾸어주는 유전자 치료법과 효소를 공급해 주는 치료법이 연구되고 있다.

11) 역주, 선천성의 효소계 장애에 의하여 단백질의 대사장애를 일으키는 정신지체의 특수한 형태이다. 필수 아미노산의 하나인 페닐알라닌에서 비필수 아미노산인 타이로신으로의 산화를 촉진하는 효소인 페닐알라닌하이드록실라아제가 선천적으로 결여되어 있기 때문에 혈중에 페닐알라닌이 증가하고 오줌 속에 페닐케톤인 페닐피루브산이 배출되므로 이 이름이 붙었다. 1934년에 처음 보고되었는데, 보고자의 이름을 따서 펠링병(病)이라고도 한다. 상염색체성 열성유전을 하는데, 남녀의 차이는 없으나 혈족결혼에 의하여 많이 발생한다. 발병 빈도는 정신지체인의 0.7~0.8% 정도이며, 인종적인 차이가 있다고 한다. 정신지체의 정도가 높고, IQ(지능지수)는 거의가

속되는 데 대한 의심과 우생학에 대한 우려는 여전히 남는다.

과거 몇 년 이내에, 특별한 유전 검사는 유방암과 대장암의 특정 형태들과 같은 심각한 질병 위험군에 처한 사람들을 규명할 수 있는 증거가 용이해졌다. 유방암을 위한 BRCAI 유전자와 같은 특별한 유전자는 양측 유방절제를 통한 예방과 같은 극단적 과정에 의해서만 치료될 수 있는 질병에 개인이 감염되기 쉽다고 믿었다. 가족샘 폴립증 대장암(familial polyposis colon cancer)과 같은 다른 조건들에 대한 유전자들은 성인기 질병이 발현되기 이전인 어린 시절에 발견될 수 있다. 정기적인 관찰(monitoring)은 질병의 초기 발현 확인을 취약하게 하는 유전자를 지닌 사람들에게 이루어질 수 있다.

유전자 실험(testing)과 검사(screening)는 취약한 유전자를 지니고 있거나 심지어 보균자 상태로 확인된 개인에게는 심각한 사회적 문제를 제기한다. 보험회사가 그러한 유전자를 지닌 사람을 차별하거나 고용주가 의료 보험 비용이 증가하리라는 이유로 그들을 고용하기를 거부할 수도 있다는 우려가 증가하고 있다. 더욱 더 미묘한 것은 그러한 유전자를 보유하고 있음을 아는 것은 낙인찍히거나 낮은 자존감을 갖게 할 수도 있다는 것이다. 어떤 이들은 한 개인의 유전적 구성(makeup)에 대해 알지 못하는 것이 나으며, 그래야 차별이나 사회심리적 부수 결과(sequellae)의 위험을 피할 수 있다고 주장한다. 다른 이들은 검사가 유용하다는 것은 알지만, 자신이 감염되었는지의 여부에 대해 알지 못하는 것은 질병의 위험에 처한 자들에게 스트레스를 줄 것이라고 믿는다. 유전적 차별의 위험이 유전자 검사를 막지는 못할 것이다.

---

50 이하이다. 멜라닌 형성이 나쁘므로 피부는 흰색이고, 모든 체모(體毛)도 적갈색을 띠며, 공막(鞏膜)의 색은 푸른색을 띤다. 1953년에 저(低) 알라닌식(食)을 투여하면 정신지체의 예방에 효과를 나디낸다는 보고가 있었는데, 이것이 확인되어 유일한 치료 및 예방법이 되었다.

(3) 인간 게놈 프로젝트

유전자 검사와 유전적 개입의 잠재성은 미국 의회가 공식적으로 인간 게놈 프로젝트를 약속했던 1990년에 확대되었다. 국제 유전 연구 계획국(part of an international genetic research initiative)은 30억의 비용과 최소 15년의 시간이 소요될 것으로 예상했었다. 그 목표는 인체 내의 5만~10만 개의 모든 유전자의 위치를 규명하고, 적절하게 유전자들을 진단하고 변형시켜 개입하는 것이다. 그 프로젝트는 '정복하고 다스리라'는 관점을 믿는 사람들에게는 이상향(utopia)이지만, 반대하는 자들(antitampering school)에게는 최악의 악몽이다.

우리는 문제가 되는 유전자를 제거하고 대체하거나 그러한 충격에 대응할 다른 치료요법을 제공하기 전에 문제되는 유전자를 진단할 수 있기 때문에, 낙태를 윤리적으로 수용할 수 없다고 믿는 사람들은 인간 게놈 프로젝트에 대해 크게 우려한다. 다른 한편, 기술에 대한 낙관주의자들은 유전적 자원에 대한 의료적 문제들을 차례로 해결할 가능성을 보고서, 그리함으로 사람들을 건강하게 하고 고통과 의료비용의 획기적인 절감에로 이끌 것이라고 예견한다. 더욱 현실적인 사람들은 많은 질병은 그 원인이 유전자에 있지 않고, 대부분은 복합 유전자(polygenic)로서 많은 유전자들을 포함하고 있다고 이해한다. 이는 유전자들이 수많은 암, 심장병, 뇌졸중 그리고 노인성 질환과 같은 주요 만성 질환을 전달하기 위해서 어떻게 상호작용하는가를 의료학자들이 결정하게 될 것을 의미한다. 바람직하지 못한 상태로 위험을 증가시키는 동일 유전자가 동일하게 매력적이지 않은 결과를 예방하거나 혹은 완화시키는 데 본질적이라는 것을 우리가 발견하게 될 것이다.

윤리학적인 관점에서 핵심 질문은 그 목적(인간 게놈에 대한 완전한 지식)이 추구의 이상적 가치(ideal worthy)인지 아니면 악의(malicious), 즉 그들에게 적합한 지식 너머로 인간을 데려가 접근되지 않은 채 최상으로 남겨졌던 의료적 개입을 위한 가능성을 여는 프로메테우스적인 탐구가 될 것인지의 여부이다.

(4) 유전공학

'정복하고 다스리라'는 입장을 취하는 대다수의 궁극 목표는 소위 유전공학을 포함시킨다. 유전자 상담과 유전자 검사는 주로 문제가 있는 유전자를 규명하여 그들의 전이를 방지하는 데 전념하는 반면, 유전공학은 직접적이고 공격적이다. 유전공학은 적절한 유전 정보를 삽입하고 궁극적으로 문제를 일으키는 유전자를 제거함으로써 나쁜 유전자의 영향을 극복하려는 것이다. 초창기의 유전공학은 중요한 효소를 생산하는 유전자와 같이 소실된 유전자를 보충하는 노력에 국한되었다.

① 치료 vs. 강화

궁극적인 목표는 소실된 유전자를 보충하는 것뿐만 아니라 유해한 유전자를 규명하여 제거하는 것이다. 도덕적으로 중요하게 고려할 점은 치료(therapy)와 강화(enhancement) 사이의 구별이다. 일부 사람들은 명백하게 질병으로 확인될 수 있는 조건들, 즉 사람들이 부정적으로 평가하고 정상 상태라고 생각하는 데서 이탈한 육체적 조건들을 가진다. 아래 기술된 것은 인간에게 시도된 유전자 치료를 처음 공식적으로 문서화한 치료적 개입의 실례이다.

사례 8.1 **아데노신 탈아미노효소 결핍증**(Adenosine Deaminase Deficiency, ADA병)

의사들은 아산디(Ashanthi Desilva)라는 어린 소녀의 병의 원인에 대해 난처해 했다. 그녀와 부모가 소아과 의사 소렌젠(Ricardo Sorensen) 박사를 찾아간 날 그 녀의 운명은 바뀌었다. 소렌젠 박사는 즉각 아산디의 상태가 심각한 합성 면역 부전증(SCID: severe combined immunodeficiency)으로 알려진 희귀한 유전자 장애라 는 것을 인식했다. 소수의 사람들이 SCID를 앓게 되지만, 그는 그의 다른 환자 인 신디아(Cynthia Cutshall)도 이 병에 걸렸기 때문에, 아산디의 병을 알아보았던 것이다. 사실 아산디가 소렌젠 박사를 방문했던 날, 신디아는 의사의 진료실을 막 나오려던 참이었다. 이 만남은 그들의 생명을 위협했던 질병과 의료 역사를 만든 치료를 통하여 연결된 두 소녀의 긴 우정의 시작을 예고하였다.

아산디와 신디아는 그들의 세포를 아데노신 데아미나제 효소(enzyme adenosine deaminase)[12] 또는 ADA 효소의 생산을 막는 유전적 변이를 물려받았던 것이다. 이 효소는 인간의 면역 반응에 매우 중요하다. 만약 이 효소가 없으면, 평범한 감기와 같은 경미한 전염에도 치명적일 수 있다. 그들의 짧은 삶을 통해, 아산 디와 신디아는 지속적으로 전염의 위험과 저하된 면역체계와 직면하였다. 그 러한 상황은 국립 보건원(National Insitutes of Health, NIH)의 과학자인 앤더슨(French Anderson)이 잠재적 치료로서 유전자 치료로 알려진, 급진적으로 새로운 기술을 적용하기로 결심했을 때 바뀌었다. 보균자(carriers)로 바이러스 분자를 사용함으 로써, 앤더슨은 기능적인 ADA 유전자를 아산디와 신디아에게 삽입하였다. 그 는 그들의 백혈구에 삽입된 기능적인 유전자들이 필수적인 ADA를 생산하여 그들의 면역기능을 회복시키리라고 기대했다.

이 기술은 인간 주체에 사용된 적은 없었지만, 앤더슨은 낙관적이었다. 다양

---

12) 역주, 아데노신탈아미노 효소, 즉 핵산 분해 경로의 효소 중 하나로서 약어로 ADA라고 한다.

한 검토위원회의 수차례의 숙고를 거친 후에, 그는 치료를 진행할 것을 허락받았다. 실험 결과는 놀라웠다. 검사는 아산디와 신디아의 면역체계가 놀랍게 향상되었음을 보여주었다. 두 소녀는 정기적으로 생명을 제공하는 유전자를 받기 위해서 NIH로 돌아갔다. 하지만 다음 단계는 기능적인 유전자를 골수에 있는 줄기세포에 삽입하는 것이었다. 줄기세포는 면역체계의 모세포이며, 만약 그들이 기능적인 유전자를 계속 보유하게 되면, 아산디와 신디아의 몸은 건강한 기반 위에서(더 이상의 NIH로 가거나 더 이상의 ADA 결핍이 없는) ADA를 생산할 수 있을 것이다. 만약 그 기술이 적용되면, 아산디와 신디아의 질병은 영원히 사라질 것이다. 하지만 의료 과학에 대한 그들의 공헌은 끝났다고 볼 수 없을 것이다. 그들의 치료는 수많은 다른 유전적으로 파생된 질병에 대한 잠재적 치료의 수문을 열었을 뿐이다.[13]

이와 반대로, 강화는 정상적인 건강한 신체를 향상시키는 것을 포함한다. 어떤 사람들은 정상적인 수명을 첨가하거나 정상적인 인간의 특성들을 고려한 부분을 향상시키고 싶어할 것이다. 아마도 그들은 더 즐거운 성격을 지니거나 식욕을 줄이고 싶을 것이다. 이런 것들은 유전적 변형에 맞지 않은 복합 유전자의 특성으로 밝혀질 가능성이 많다. 하지만 어떤 조건들은 단순 효소의 원인이 되는 단일 유전자로 조절될 수 있다. 우리는 세로토닌과 같이 단일한 신체의 물질대사를 화학적으로 변화시키는 약물들이 인성과 체중에 중요한 영향을 끼칠 수 있다는 것을 최근에 알아냈다.

치료와 강화의 차이는 어떤 이가 '정상적인 건강(normal health)'이라고 부르는 가상적 지점(hypothetical point)에 달려있다. 사람들을 이 지점까지 이끄

---

13) Larry Thompson(1993), "The First Kids with New Genes," *Time*, June 7, pp. 50-53 참조.

는 것은 치료로 간주될 수 있는 반면에 이 지점을 넘게 되면 강화로 간주될 것이다. '치료'를 제공하는 것은 의미심장한 지원을 낳지만, 강화는 더 많은 논란거리로 간주된다. 게다가 이 둘을 구분하는 지점은 규정하기가 어렵다. 예를 들어 키가 작은 사람의 가계에서 태어나거나 그 자신이 키가 작은 사람은(그의 조상과 비교하여) 정상이라거나 아니면(가족 이외 다른 사람들과 비교하여) 비정상적으로 키가 작다고 간주될 것인가? 단신의 여성은 비슷한 키의 남성처럼 '비정상적으로' 간주될까? 자신의 딸이 그녀의 남자 형제만큼(뛰어난 농구 선수가 될 만큼 키가 큰) 키가 자라기를 원하는 부모들은 치료를 추구하는 것으로 생각될까 아니면 강화를 추구하는 것으로 생각될까?

심각한 유전병 치료의 단순한 사례들은 가장 큰 동정심을 유발한다. 유전자 간섭을 꺼리는 사람들조차도 ADA 결핍 증세를 보이는 아산디와 신디아를 동정할 수밖에 없다. 다른 한편으로, 강화는 '정복하고 다스리는' 것을 주장하는 사람들 가운데서조차 우려를 유발한다. 예를 들어 전체 인구 가운데 일부 사람들이 강화에 참여하게 되면, 다른 이들은 경쟁하기 위해 그들을 따라해야 하는 압력을 받게 되리라는 것이다.

② 체세포 변이 vs. 생식세포 변이

유전공학 논쟁에서의 두 번째 도덕적 차이 또한 중요하게 여겨진다. 지금까지, 유전병을 지닌 환자들에게 유전자를 주입하려는 시도는 새로운 유전 물질을 체세포에 삽입하는 것이었다. 만약 성공한다면, 그 노력이 치료받은 개인에게만 영향을 끼치지만, 환자의 후손들에게는 영향을 미치지 못한다는 것을 의미한다. 그 환자의 생식세포는 여전히 유전적 결함을 지니게 될 것이다. 환자의 후손도 비슷하게 감염될 것이다. 일부 열성 염색체 조건(autosomal recessive conditions)의 경우, 두 번째 유전자가 질병 발생 이전에 배우자에게서 요구되는 경우, 변화되지 않은 채 생식세포를 남겨두는 것은 즉각적인 문제가 되지 않는다. 하지만 우성 조건에서는 문제가 된다. 더욱 적극적인 의료 개입을 주장하는 진영은 한 세대에서 다음 세대로 유전되지 않도록 문제되는 유전자를 영구적으로 제거할 것을 주장한다. 이것은 체세포가 아니라 난자나 정자를 고정시키려는 시도이기 때문에 때때로 생식계(germ-line) 유전자 치료 또는 생식세포 유전자 치료(reproductive cell gene theraphy)라고 부른다.

이러한 생식세포 유전자 치료는 잠재적으로 체세포 치료보다 더 위험하다. 만약 새로운 유전자를 삽입하거나 감염된 유전자를 대체하는 것이 신체적으로(somatically) 이행되고 그 효과가 예상외로 해롭다면, 문제는 오직 한 세대에만 발생하게 된다. 반대로 생식세포 치료의 경우, 만약 변화를 역전시키기 위한 추가적인 유전자 치료가 없다면, 그 문제는 미래 세대에도 계속될 것이다. 생식 유전자 변이는 이미 동물 연구에서 수행되어왔다. 'shiverer'라는 쥐의 품종(strain)은 그들의 신경 조직에 기본적인 단백질인, 미엘린(Myelin)[14]이라는 성분이 부족하게 사육되었는데, 'shiverer'라는 쥐는 이러한 단백질의 생산을 맡는 유전자가 없다. 연구자들은 필요한 유전자를 'shiverer'라는 쥐의 접합체(zygotes)에 미세 주사했다. 적어도 하나의 사례에서, 유전자는 다음 세대에게로 전달된 후손에 성공적으로 통합되었다(Walters and Gage Palmer, 1997, 60-61). 연구자들, 윤리학자들 그리고 사회적 조언자들은 이제 인간을 대상으로 한 이와 유사한 생식계 유전자 변이를 시도할 가능성을 심각하게 고려하기 시작했다.

---

14) 역주, 수초(髓鞘)를 조직하는 지방성의 물질이다.

2) 새로운 생식기술들

유전학에 대한 논의와 밀접하게 연관되어 새로운 생식기술에 대한 긴장감이 새롭게 대두되고 있다. 여기서 본성(nature)에 대한 간섭을 염려하는 사람들과 인간의 합리적 통제를 선호하는 사람들 사이의 갈등이 높은 수위에 이르고 있다.

(1) 인공수정

생식 수단에 대한 인간의 통제에 대한 이 시대의 이슈들은 더 오래된 기술에 뿌리를 두고 있다. 수 세기 동안 남성 불임과 남성에게 전염된 유전병(male-transmitted genetic disease)에 대한 관심은 남편보다는 정충 세포(sperm-cells)의 어떤 요소에 의존하는 것으로 알려져 왔다. 정충은 어떤 인공 수단 — 예를 들어 AID(artificial insemination by donor, 기증자에 의한 인공수정) 또는 남편의 정자가 생명력은 있지만 다른 문제들이 발생한 경우, AIH(artificial insemination by the husband, 남편에 의한 인공수정) — 에 의해 모체로 들어가게 된다. 의심할 여지 없이, 남편보다 다른 이의 정자를 사용하는 것이 남편이 그에 대해 알거나 모르거나 간에 NID(natural insemination by donor, 기증자에 의한 자연수정)에 의해 행해져왔다.

이러한 모든 방법들은 '자연스럽지 못한 것으로서' 일부 전통 윤리에 의해서 거부되어왔다. 그들의 관심은 어떤 의미에서 수정은 혼외를 의미하는, 제3자가 포함된다는 사실에 부분적으로 방향지어진다. 그러나 그들 중 일부는 심지어 AIH(남편에 의한 인공수정)조차 반대한다. 이러한 관점은 모든 성관계는 '자연스러워야' 한다는, 즉 자연법(natural moral law)에 부합해야 한다는 주장을 견지하는 가톨릭 교회의 입장이다. 성관계는 결혼의 자연스러운 혹은 합당한 목적을 성취하기 위해 지켜져야 하는데, 그것은 생식과 연합의 기능 양자를 포함한다. (후자는 종종 '남자와 여자의 결합'으로 언급된다. Ashely and O'Rourke, 1989: 250) 이러한 견해에 따르면, 모든 성 행위는 반드시 이러한 양 기능 모두에 개방되어야 한다(그래서 인공적 출산 통제는 '부자연스러운 것이므로' 금지된다). 더욱 최근의 해석은 생식이 불가능한 성행위의 수용 가능성을 인정한다. 이러한 관점의 지지자들은 임신을 조절하는 주기피임법(rhythm method)을 도덕적으로 받아들이고, 일부는 경구피임약(oral contraceptive)의 사용을 수용하는데, 이러한 방법들은 성관계에 인위적이거나 도덕적으로 받아들일 수 없는 장벽을 두는 것은 아니라고 주장한다. 그럼에도 불구하고, 이러한 전통을 견지하는 사람들은 생식기능이 실현될 경우에, 최소한 성관계가 이루어지는 결혼 관계라는 맥락 안에서만 이러한 방법들이 사용되어야만 한다고 주장한다. 게다가 인위적 장벽을 두거나 생식과 통합기능의 인위적 분리를 포함하는 의도적인 조작은 여전히 용납될 수 없다(Sacred Congregation for the Doctrine of the Faith 1987). 이것은 인위적 출산 통제뿐 아니라 자연적 성교를 포함하지 않는 어떤 생식 행위들도 용납될 수 없음을 의미한다.

물론, 이러한 전통 외의 대다수가 생식의 도덕성이 이른바 이러한 자연적 목적들에 부합하는지의 여부에 의해 결정된다는 주장을 공유하지는 않는다. 다양한 정도로, 그들은 '인공적'으로 호칭되는 다양한 기술들[차단피임법(barrier methods of contraception)[15], 피임, 남편의 정자를 이용한 인공수정과 기증자의 정자를 이용한 인공수정]을 수용해왔다. 인공수정에 대한 결정을 포함하는 도

---

15) 역주, 콘돔 등을 이용하여 정자의 접근을 차단하는 피임법을 의미한다.

덕적 선택은 생식 과정에 대한 꿈도 꾸지 못했던 조작이 출현하기 시작하는 그 다음 10년으로 확대되었다.

(2) 시험관 수정(In Vitro Fertilization)

변화는 거슬러 올라간다. 1978년 7월 25일, 이른바 세계 최초의 시험관 아기인 루이스 브라운(Louise Brown)이 태어났다. 패트릭 스텝토(Patrick Steptoe) 박사와 로버트 에드워드(Robert Edwards) 박사는 여성의 난소에서 난자를 제거하여 이것을 페트리 접시(Petri dish)[16]에 있는 정액과 수정시키는 기술을 개발했다.[17] 우선 그 과정이 부르는바, 시험관 수정은 기혼 부부의 불임을 치료하는 데 독점적으로 사용되었다.

시험관 수정 초창기에, 도덕적 이슈 중 하나는 어느 정도까지 동의 없이 인간 주체를 대상으로 연구를 진행할 수 있는지에 대한 논쟁이었다. 이처럼 기발한 방식으로 존재하게 된 아기들은 트라우마(정신적 충격)의 위험성이 있는 듯 보였다. 우리는 그들이 심각한 기형을 지니지 않으리라고 확신할 수는 없었다. 비판가들은 그 과정이 시험관 수정을 하지 않았다면 생존하지 않을 아기의 혜택을 위한 것이라고는 말할 수 없다고 주장했다.

현재, 이 기술로 수백 명의 영아가 출생했다. 그러한 염려는 많이 감소했지만 더 근본적인 염려는 여전히 존재한다. 시험관 수정이 생명의 시

---

16) 역주, 세균 배양 따위에 쓰이는, 둥글넓적한 작은 접시.

17) 패트릭 스텝토(Patrick C. Steptoe)와 로버트 에드워드(Robert G. Edwards), "인간 배아의 재이식 이후의 출생," *Lancet,* No. 8085(1978): 366.

작에 대한 인간의 조작을 너무 멀리 가게 한 것인가? 인간 생명의 세대 (the generation of human life)는 전통적으로 인간의 손에서 많이 벗어난 것을 신비스러운 것으로 생각해왔다. 어떤 사람들은 그것이 당연히 그러해야 할 방법이라고 믿는다. 그들은 수정을 인간의 통제 아래 두는 것을 오만 (hubris)으로 간주하는데, 문자적으로는 생명을 밖으로 꺼내어 그 과정을 유리관에 두는 것이라는 것이다.

시험관 수정은 생식을 성관계와 분리시켰을 뿐만 아니라, 인간의 통제를 위한 본질적인 기회를 허용하였다. 이제 그것은 의사로 하여금 이식을 위해 가장 바람직한 것을 선택하도록 허용하여, 여러 개의 난자를 수정하는 표준 실행(standard practice)이 되었다. 선이식 유전자 실험 (preimplantation genetic testing)이 곧 시행될 것이다. 잉여 배아는 폐기되거나, 나중에 사용하기 위해 냉동되거나, 검사를 위해 양도하거나, 다른 불임 부부에게 기증될 것이다. 제조(manufacture), 생산([re]production) 그리고 위조 (fabrication)의 은유들은 생명에 대한 거의 신성한 질(sacred quality)을 지닌 과정에서의 조작과 개입을 드러내기 위해 비판가들에 의해 사용되었다. 그 동안에 그러한 노력을 지지하는 집단은 다스리고 지배하는 이미지로 상징화된 가치를 지적하였다. 그들은 생명 자체에 대한 인간 통제의 세대가 불임뿐만 아니라 질병을 제거할 기회를 계획하고, 선택하고, 향상시키는 합리화에서 궁극적인 승리가 될 것이라고 본다.

(3) 대리모

일단 시험관 수정기술이 발전되었다면, 기혼 부부에게 그것의 사용을 제한할 기술적인 이유는 없다. 동일 기술은 정자 기증자의 도움으로 미혼자들과 레즈비언 커플들을 위해 사용될 수 있을 것이다. 수정된 난자를 그것을 취한 여성에게 이식하게 될 기술적 근거가 없다는 사실은 더 큰 논쟁거리였다. 대리모는 배아를 착상시키는 데 이용될 수 있다. 그들은 난자를 제공한 여성과 그녀의 배우자에게 새 아기를 돌려주는 데 동의할 것이다. 대리모는 의료적 근거(자궁이 임신을 지속시키지 못하는 여성이나 임신으로 위험에 처하게 되는 사람들을 위한)나 편의를 위한 근거(임신을 원치 않는 여성을 위한)로 이용될 수 있다. 난소가 부족하지만 임신을 원하는 여성은 배우자에 의해 수정되고 그녀에게 이식될 '기증된' 난자를 받을 수 있다. 그리하여 비록 유전적으로 그녀의 것이 아닐지라도, 그녀에게 착상시킨 태아를 임신하여 성장시킬 수 있다. 그러한 모든 과정들은 점점 더 평범하게 되었다. 사실, 한 아이의 착상과 출생(creation and birth)에 적어도 다섯 명의 '부모'가 있을 수 있다. 정자를 제공한 남자, 난자를 제공한 여자, 수정된 난자를 임신한 여성, 그리고 출생한 아이의 양육을 책임지는 부부.

사례 8.2 메리 베스 화이트헤드의 사례

윌리엄(William)과 베티 스턴(Betsy Stern)은 아이를 갖고 싶었지만, 스턴 부인은 자신의 아이에게 유전되어 위험하게 악화될지 모른다고 믿는 의학적 조건들 때문에, 그녀 자신의 아기를 임신하지 않기로 결정했다. 1985년 2월, 스턴 씨는 메리 베스 화이트헤드(Mary Beth Whitehead) 양이 스턴 씨의 정자를 인공수정하여 자녀를 출산하는 데, 1만 달러를 지불하기로 동의하는 대리 계약에 서명했다. 그녀는 아이를 출산한 후에 스턴 부부에게 양도하고 스턴 부부가 법적인 부모가 되는 데 동의했다.

1986년 5월 27일 여자 아기가 태어났다. 화이트헤드 양은 아기를 사라(Sara)

라고 불렀다. 스턴 부부는 아기를 멜리사(Melissa)라고 불렀고, 결국에 법정은 그 아기를 아기 M이라고 불렀다. 출생 이후에, 화이트헤드 양은 친권(parental right) 양도를 거절했다. 그녀의 책《한 엄마의 이야기 A Mother's Story》에서 메리 베스 화이트헤드는 출산 이후 스턴 부부와의 대면을 철회했다.

나는 베티 스턴을 보며 생각했다. '베티, 저는 이 아이를 팔지 않겠어요. 저는 사실 이 아이가 내 아이가 아니라고 믿었을 때 이 일을 시작했어요. 모두가 당신의 아이라고 확신했지만, 내가 임신과 출산의 고통을 겪은 후 아기를 보았을 때, 이 아이는 나의 아기며, 당신들의 아이가 아니라는 것을 깨닫게 되었어요.[18]

그 다음 달, 메리 베스 화이트헤드와 당시 그녀의 남편 릭과 스턴 부부와의 사이에 연속 대면이 있었다. 아기는 화이트헤드 양이 그녀를 데리고 자신의 집이 있는 뉴저지에서 플로리다로 도망치기 전까지 출생 이후 짧은 기간 동안만 스턴 부부의 소유였다. 결국 경찰이 아기를 붙잡았고, 아기는 스턴 부부에게 되돌아갔다.

하지만 싸움은 여기서 끝나지 않았다. 비록 스턴 부부의 보호에 머물렀고 '사라'나 '멜리사'일지라도, 오랜 법적 투쟁은 아이의 양육권을 누가 소유하는가를 결정해야 했다. 1987년 3월 31일, 뉴저지 고등법원은 아기 M은 그녀의 아버지 윌리엄 스턴의 단독 양육권하에 있다고 결정했다. 메리 베스 화이트헤드의 친권은 종결되었다.

스턴 씨는 자신의 권리가 파기되었다고 주장하면서 소송했다. 그는 자신이 헌법 14조의 변경으로 동등한 보호를 거부당했다고 주장했다. 그는 인공수정을 위해 정자를 제공한 남자는 법적으로 자신이 친권을 양도한 것이므로, 여성도 동등하게 취급되어야 한다고 주장했다. 그 논쟁은 여성이 대리모로서 친권

---

18) Loretta-Schwartz-Nobel의 Mary Beth Whitehead, *A Mother's story: The Truth about the Baby M Case*(New York: St. Martin's Press, 1989), p. 22.

을 양도하기로 임신 이전에 서명했던 계약에 저촉되는지가 중심이다.

궁극적으로 지방법원의 의견을 검토했던 뉴저지 주의 고등법원은 궁극적으로 아기 M의 양육권을 스턴 부부에게 부여했지만 동등한 보호 주장은 기각했다. 그리하여 대리모 계약 체결은 확실히 손상되었다. 메리 베스 화이트헤드의 친권은 회복되었고, 그녀는 나중에 [독립법원 결정(separate court decision)에서] 감독되거나 간섭받지 않는 '자유로운' 방문 특권을 허락받았다. 앞으로의 사례들에서, 친권을 양도하는 계약에 대해 자신의 생각을 변경하는 대리모가 양육권을 얻을 수 있는 가능성은 여전히 남아 있다.[19]

대리모와 연관된 관계의 복잡성이 증가하면서, 도덕적 논쟁 또한 증가한다. 단지 두 사람만이 과정에 개입될 때는 동기가 분명하다. 심지어 AID에서조차, 제3자가 포함되자마자, 그 사람의 도움을 촉발시킨 보상에 대한 의문이 제기된다. 정자 기증자들은 항상 대가를 지불받지만, 난자나 임신을 위해 자궁을 제공한 여성들은 왜 보상을 받을 수 없는가에 대한 논쟁이 일어난다. 시기, 부담, 개입되는 위험에서 현저한 차이점이 있다고 주장되지만, 그러한 사실이 보상을 다소간 정당화하는 것을 의미하는지는 분명하지 않다. 현재, 자궁을 제공하는(또는 메리 베스 화이트헤드가 했던 것처럼 자궁과 난자를 함께 제공하는) 대리모에게 대가를 지불하는 시장은 문제가 많은 것으로 간주되며, 일부 사법권 내에서는 실제로 금지된다. 보상을 배제하는 것은 특히 가난한 여성을 덜 강제적으로 참여하도록 결정하게 하지만, 다른 사람의 혜택을 위해서 상당한 부담을 지는 여성들을 위해서는 공정함에 대한 의문 또한 제기된다.

---

19) 이 요약은 In re Baby M, 109 NJ 396, 537 A. 2d 1277(1988); Lauritzen, 1993; Whitehead, *A mother's story*에 기초하고 있다.

대리모 계약을 둘러싼 논쟁에서의 중심 이슈는 대리모로 동의한 여성이 원래 생후 부모가 되기로 한 사람에게 아이를 양도하기로 한 서약을 따라야 할 도덕적으로나 법적으로 의무가 있느냐는 것이다. 화이트헤드의 사례는 드라마틱하게 이슈가 된다. 구속력 있는 계약을 형성하기 위해 의사결정능력이 있는 인격의 권리에 헌신한 자들은 대리모에게 그들의 서약을 취소하도록 허용하는 정책은 불공정하다고 간주한다. 4장에서의 용어로, 약속에 대한 충실의 의무가 있는가를 그들은 묻는다. 대리모 계약의 옹호자들은 그들이 그러한 약정을 하기 전에, 정신적으로 결정능력이 있고 안정된 것을 보증하는 검사를 해야 한다고 주장하지만, 일단 계약이 체결되면 그들은 이를 지킬 도덕적 의무가 있다고 주장한다. 그렇게 하지 않는다면 아이가 그들의 자녀로서 양육될 것이라고 이미 약속했고, 그 약속에 기초하여 정서적, 사회적 그리고 심리적 헌신을 서약했던 남성과 여성 양자에게는 불공정하게 될 것이기 때문이다.

비판가들은 그러한 옹호에 만족하지 않는다. 그들은 대리모가 되기로 동의한 여성은 종종 낮은 사회경제적, 교육적 지위에 있다고 지적한다. 대리모에 대한 대가는 때때로 그러한 사람들에게는 사실상 강제적인 성격을 띤다. 게다가, 임신은 단순한 사업상의 거래가 아니다. 아이를 임신하는 것은 엄청난 감정적 부담을 지는 것이다. 임신한 여성과 여성의 몸 안에 있는 태아 사이에는 예상치 못한 유대가 생긴다. 그들은 여성들이 임신 이후에 자신이 낳은 아이를 양도할 계약을 지속할 수 있을지에 대해 재평가하고 결정할 일정 기간의 시간이 필요하다고 주장한다. 이 논증이 지닌 한 가지 문제는 적어도 이러한 관점에서, 비록 그들이 정신적으로 자기결정능력이 있는 성인일지라도, 여성들이 독특하다고 주장하는 것처럼 보이며, 그들의 통제를 넘어 비합리적이며 감정적 요소가 없는 자율적이며 합리적인 규약을 이행할 수 없다는 것이다. 계약에 대한 자율성과 권리와 의무에 대한 옹호자들은 집단으로서의 여성들은 그들의 임신에 대한 감정적 충격조차 예상하지 못하는 자들의 볼모가 될 수 없다고 주장한다. 결국, 그 논쟁은 생명의 시초에 대한 육체 밖에서의 조작(extracorporeal manipulations)의 합법성을 의심하는 자들에 의해 강한 반발이 있었다.

(4) 복제

생명의 과정에 대한 기술적 조작이 더 이상 프로메테우스적일 수 없다고 믿기 시작할 때, 스코틀랜드의 과학자들이 양을 복제했다는 뉴스가 전해졌다. 복제는 생존하는 피조물의 세포로부터 그 염색체(chromosomal material)와 함께 핵을 취하여 다른 피조물의 적출된 난자세포나 다른 세포에 이식하는 유기체의 무성생식이다. 한 번의 전기 충격으로 이렇게 조작된 세포는 성장하여 새로운 존재로 발전할 잠재성을 지닌다. 변이가 없다면, 결과로 생겨난 피조물은 오랜 전에 앞서 존재했던 것과 유전적으로 동일한 복제물이 될 것이다. 마치 일란성 쌍둥이와 같지만, 복제는 그것이 유전적으로 결정되는 한 생물학적 미래를 관찰할 수 있다는 결정적 차이가 있다.

물론 특히 인간의 경우, 그의 유전자(genes)보다는 피조물(creature)이 더 낫다. 존재는 환경, 시간과 장소, 양육에 의해 형성된다. 그러므로 비록 유전적 복제이더라도 그 유전적 부모와는 완전하게 동일하지는 않을 것이다. 하지만 이 장에서 우리가 추적하고 있는 우려들(인간 본성에 대한 변경과 그 합리적 통제에 대한 우려들) 때문에, 이러한 무성생식은 부분적으로 논쟁의 여지가 있다. 심지어 유전자의 미래를 보는 것은 더 전통적인 유기체 발달의 신비스러운 미지로부터의 급진적 변화인 것이다.

복제는 특별히 특정 역할에 적합한(전사, 지성인, 성적 대상) 사람들의 다양한 복제물을 생산하는 망령(specter)을 일으킨다. 실제로, 그러한 멋진 신세계(Brave New World)[20] 기업의 기회는 요원한 듯 보인다. 인간 가운데 만약 공감이 필요하다면, 복제의 농업적 적용과 일부 비일상적인 적용이 더 그럴듯하다. 하나의 가상 시나리오는 아마도 아이를 낳기 위해 오랜 기간의 시도 후에, 마침내 임신하여 아기를 갖게 된 한 쌍의 커플이 있다. 부모 중 한쪽 또는 다른 쪽이 생식할 수 없게 된 후에, 그 아기는 사고로 심각하게 다쳤다. 아이가 죽어가고 있을 때, 그 부부는 유전적으로 동일한 다른 아이를 낳을 유일한 기회는 죽어가는 아기를 복제하는 것이라고 깨닫는다. 거기에 포함된 기술은 최소한 천체물리학이나 핵물리학에서의 연구와 비교하면 비교적 간단하다. 그들은 아마도 부부에 대한 동정심뿐 아니라 과학적 호기심과 이기심으로 동기화된 어떤 생식 의료 전문가를 설득하여, 다른 아이를 복제하려고 할 것이다.

실제 논쟁은 확실히 과학적이거나 법적이지 않다. 그것은 윤리적이다. 복제에 대한 이슈는 혜택과 해악을 구성하는 것이 무엇인가에 대한 결정을 포함하는데, 부모가 복제를 추구하는 데 대한 선택의 자율성을 가지는지, 복제 행위에 앞서 수혜자가 부모도 아니고 아무도 아닐 때 복제의

---

20) 역주, 올더스 헉슬리의 소설 제목이다. 멋진 신세계는 자연과학의 힘으로 모든 인간이 가지는 고유한 개성을 제거한 대신에 영원불멸의 쾌락과 안락 그리고 육체적 정신적 고통(병, 애증, 증오, 두려움, 슬픔)에서 벗어날 수 있는 세계를 제공한다. 또한 신세계의 인간들은 인공수정으로 태어나며, 수정 단계에서부터 어른이 될 때까지 지속적인 행동조절을 받는다. 헉슬리는 이 소설에서 인간성과 개성의 상실이 가져오는 획일적인 인간 군상(群像)을 아주 냉소적이지만 사실적으로 표현하고 있다.

위험이 정당화될 수 있는지, 그리고 의료자원들이 그러한 생식기술에 정당하고도 공정하게 기여하는지에 대한 결정을 포함한다. 그러나 복제 논쟁은 이 책의 대부분과 20세기 후반의 의료윤리 논쟁의 대부분을 지배해 온 윤리 원칙에 대한 의문을 제기하는 의미에서 근본적으로 윤리적이다. 이 장에서의 다른 기술뿐 아니라 복제는 그것들이 우리로 하여금 어떤 의료기술들이 생명의 바로 그 과정들에 대한 도덕적으로 용납 가능한 인간의 조작을 넘어서는지의 여부를 결정하도록 강제하기 때문에, 대중의 상상을 사로잡았다. 그것이 바로 우리로 하여금 히포크라테스적 윤리(그 기원에서는 주관적이거나 또는 더욱 최근에는 객관적인 형태인)와 자유주의 정치철학의 인격존중의 윤리 사이의 논쟁을 넘어서도록 이끄는 질문이다. 그것은 우리로 하여금 개인윤리와 사회윤리 사이의 긴장(사회적 공리주의의 혜택을 극대화하는 윤리이거나 아니면 사회정의의 분배 기반의 윤리이거나)을 넘어서게 이끈다. 궁극적으로 의료윤리는 환자와 의사, 전문인뿐 아니라 일반인들이 다양한 윤리 원칙들 가운데 선택하는 것을 다루도록 할 뿐 아니라, 인간의 역할이 종(species)을 재창조하는 것이 되어야 할지를 결정하도록 강요할 것이다.

- **유전자 강화(개선, Gene enhancement)**
개인의 정상적인 유전적 구성을 향상시키려고 디자인된 유전공학이다.

- **유전자 요법(Gene therapy)**
유전적으로 기인된 의료 문제를 바로잡고자 디자인된 유전공학이다.

- **유전공학(Gene engineering)**
부적합한 유전자를 제거하거나 더 적합한 유전자를 삽입함으로써, 나쁜 유전자의 효과를 극복하고 개인의 유전적 구성을 개선하려는 유전적 간섭이다.

- **유전자 검사(Gene screening)**
개인들을 유전병이나 보균자 상태로 의심이 들게 만드는 어떤 유전자를 소유한 사람들을 확인하려는 목적을 위해 유전병에 위험이 있는 집단에 대한 검사이다.

- **생식계열 유전자 치료 또는 강화(Germ-line gene therapy or enhancement)**
생식세포 즉 생식에 포함되는 세포들을 목표로 한 유전자 치료 또는 강화. 목적은 그 효과가 후세대에로 전달되는 것이다.

- **인간 게놈 프로젝트(The Human Genome Project)**
인체 내의 5만에서 10만 개의 유전자 모두의 위치를 규명하려는 목적을 가진 국제 유전자 조사 계획. 미 국회는 완성하는 데 15년이 걸릴 것으로 예상했던 1990년에 이 프로젝트에 대한 지지를 공식적으로 약속했다.

- **시험관 수정(In vitro fertilization)**
난자가 여성의 체외에서 정자에 의해 수정되어 일반적으로 자궁에 이식하는 의료 과정. '시험관'은 '유리 안(in glass)'을 의미하는 라틴어이다. 이런 이유로, '시험관 아기 테스트(test tube baby)'라는 대중적 표현이 있다. 사실, 실험 설비의 다른 부분들이 보통 사용된다.

- **체세포 유전자 치료 또는 강화(Somatic cell gene therapy or enhancement)**
생식에 포함되지 않는 체세포를 목표로 한 유전자 치료 또는 강화. 목적은 그 효과가 다음 세대에 전달되지 않도록 하는 것이다.

- **대리모(Surrogate motherhood)**
다른 여성이 양육 부모가 되는 의도를 가지고 한 여성이 다른 여성을 위해 아기를 낳는 방식. 이것은 다른 여성의 난자에 대한 시험관 수정이 뒤따르는 배아의 이식이나 대리모에 대한 인공수정을 포함할 수 있다.

참고문헌

Alpern, Kenneth D., ed. 1992. *The Ethics of Reproductive Technology*. New York: Oxford University Press.

Ashley, Benedict M., and Kevin D. O'Rourke. 1989. *Healthcare Ethics: A Theological Analysis*, 3rd ed. St. Louis: The Catholic Health Association of the United States.

Bayles, Michael D. 1984. *Reproductive Ethics*. Englewood Cliffs, N.J.: Prentice-Hall.

Cohen, Cynthia B., ed. 1996. *New Ways of Making Babies: The Case of Egg Donation*. Bloomington, Ind: Indiana University Press.

Fletcher, Joseph. 1974. *The Ethics of Genetic Control: Ending Reproductive Roulette*, Garden City, N. Y.: Anchor Books.

Gostin, Larry, ed. 1990. *Surrogate Motherhood: Politics and Privacy*. Bloomington, Ind.: Indiana University Press.

Heyd, David. 1992. *Genetics: Moral Issues in the Creation of People*. Berkley: University of California Press.

Holzman, Neil A. 1989. *Proceed with Caution: Predicting Genetic Risks in the Recombinant DNA Era*. Baltimore: The Johns Hopkins University Press.

Hull, Richard T. 1990. *Ethical Issues in the New Reproductive Technologies*. Belmont, Calif.: Wadsworth Publishing.

Kitcher, Philip. 1996. *The Lives to Come: The Genetic Revolution and Human Possibilities*. New York: Simon and Schuster.

Lauritzen, Paul. 1993. *Pursuing Parenthood: Ethical Issues in Assisted Reproduction*. Bloomington, Ind.:Indiana University Press.

Murray, Thomas H., Mark A. Rothstein, and Robert F. Murray Jr. 1996. *The Human Genome Project and the Future of Health Care*. Bloomington, Ind.: Indiana University Press.

New Jersey Commision on Legal and Ethical Problems in the Delivery of Health Care. 1992. *After Baby M: The Legal, Ethical and Social Dimensions of Surrogacy*. Trenton. N.J.: New Jersey Commission on Legal and Ethical Problems in the Delivery of Health Care.

Ramsey, Paul. 1970. *Fabricated Man*. New Haven, Conn.: Yale University Press.

Robertson, John A. 1994. *Children of Choice: Freedom and the New Reproductive Technologies*. Princeton. N.J.: Princeton University Press.

Sacred Congregation for the Doctrine of the Faith. 1987. "Instruction on Respect for Human Life in Its Origin and on the Dignity of Procreation." *Origins* 16, No. 40(March 19): 698-711.

UNESCO, International Bioethics Committee. 1995. *Proceedings 1995*. Paris: UNESCO.

Walters, LeRoy, and Julie Gage Palmer. 1997. *The Ethics of Human Gene Therapy*. New York: Oxford University Press.

Whitehead, Mary Beth, with Loretta Schwartz-Nobel. 1989. *A Mother's Story: The Truth About the Baby M Case*. New York: St. Martin's Press.

부록

히포크라테스 선서

나는 의술의 신 아폴론과 아스클레피오스, 휘기에이아, 파나케이아, 그리고 모든 남신과 여신의 이름으로 나의 능력과 판단에 따라 이 선서와 이 계약을 이행할 것을 맹세합니다.

나는 이 의술을 나에게 가르쳐준 스승을 나의 부모와 동등하게 여기고 나의 삶을 스승과 동역하며, 만약 그가 경제적으로 궁핍할 때 나의 것으로 그와 나누며, 그의 자손들을 나의 형제와 동등하게 여겨 만약 그들이 의술을 배우기를 원한다면 그들에게 보수나 계약 없이 가르칠 것이며, 내 아들들과 스승의 아들들, 그리고 의료법에 따라 계약에 서약하고 선서한 학생들에게만 교범과 강의와 다른 모든 가르침을 전하지만, 다른 이들에게는 전하지 않겠습니다.

나는 나의 능력과 판단에 따라 환자에게 혜택을 주기 위해 섭생법을 적용할 것이며, 환자들을 해악이나 부정의로부터 보호하겠습니다.

나는 어떤 요청을 받더라도 치명적인 약을 결코 주지 않을 것이며, 그 효과에 대해서도 말하지 않을 것입니다. 마찬가지로 나는 여성에게 낙태를 위한 해결책[1]을 제공하지 않겠습니다.

나는 순수함과 경건함으로 나의 삶과 의술을 지키겠습니다.

나는 칼을 사용하지 않을 것이며, 결석으로 고통받는 환자라도 그 일에 종사하는 사람에게 맡기겠습니다.

나는 어느 집을 방문하든지 환자에게 혜택을 주기 위해 갈 것이며, 고의적인 부정의와 상해를 삼가고, 특별히 그들이 노예든 자유민이든 여자들이나 남자들과 성적 접촉(성관계)을 삼가겠습니다.

내가 환자를 치료 과정이나, 또는 심지어 치료 과정 외에 그들의 삶에 관해 보거나 들은 것은, 그것이 외부로 알려져서는 안 되는 사안이라면, 알려지지 않도록 비밀을 지키겠습니다.

이제 내가 이 선서를 지키고 어기지 않는다면, 내가 나의 삶과 의술에 대해 모든 사람들로부터 명성이 담긴 명예를 허락하시고, 만약 내가 선서를 어기고 거짓으로 맹세한다면 나에게 그 반대를 주소서.

---

1) 또는 낙태용 페서리.

Hippocratic Oath

I swear by Apollo Physician and Asclepius and Hygieia and Panaceia and all the gods and goddesses, making them my witnesses, that I fulfill according to my ability and judgement this oath and this covenant:

To hold him who has taught me this art as equal to my parents and to live my life in partnership with him, and if he is in need of money to give him a share of mine, and to regard his offspring as equal to my brothers in male lineage and to teach them this art if they desire to learn it without fee and covenant: to give a share of percepts and oral instruction and all the other pupils who have signed the covenant and have taken an oath according to the medical law, but to no one else.

I will apply dietetic measures for the benefit of the sick according to my ability and judgement: I will keep them from harm and injustice.

I will never give a deadly drug to anybody if asked for it, nor will I make a suggestion to this effects. Similarly I will not give to a woman an abortive remedy. In purity and holiness I will guard my life and my art.

I will not use the knife, not even on suffers from stone, but will withdraw in favor of such men as are engaged in this work.

Whatever houses I may visit, I will come for the benefit of the sick, remaining free of all interntional injustice, of all mischief and in particular of sexual relations with both female and male persons, be they free or slaves.

What I may see or hear in the course of the treatment or even outside of the treatment in regard to the life of men, which on no account one must spread abroad, I will keep to myself holding such things shameful to be spoken about.

If I fulfill this oath and do not violate it, may it be granted to me to enjoy life and art, being honored with fame among all men for all time to come: if I transgress it and swear falsely, may the opposite of all this be my lot.

미국의료협회 의료윤리 원칙⁽¹⁹⁸⁰⁾

서문

의료직은 기본적으로 환자에게 혜택을 주기 위하여 발전된 윤리적 언명에 기여해왔다. 이러한 전문직의 일원으로서 의사는 환자뿐만 아니라 사회에, 다른 건강 전문인과 자신에게 책임을 자각해야만 한다. 미국의료협회에 의해 채택된 아래의 원칙들은 법률이 아니라 의사에게 명예스러움의 본질을 정의내리는 행위의 기준이다.

1. 의사는 동정심과 인간 존엄성에 대한 존중을 가지고 유능한 의료서비스를 제공하기 위해 헌신해야 한다.
2. 의사는 환자들과 동료들에게 정직해야 하며, 성격이나 능력이 결여된 의사들이나 오만과 기만적인 의사들을 폭로하는 데 힘써야 한다.
3. 의사는 법을 존중해야 하며 환자의 최상의 이익과 정반대되는 요구들을 변경시키기 위한 책임 또한 자각해야 한다.
4. 의사는 환자, 동료, 그리고 나이 많은 건강 전문인의 권리를 존중해

야 하며, 법의 제약 내에서 환자에게 신뢰를 주어야 한다.

5. 의사는 지속적으로 공부하고, 과학적 지식을 적용하고 발전시키고, 환자, 동료들, 그리고 공공에 적절한 정보를 이용 가능하게 하며, 협의를 얻고, 드러낼 때 다른 의료 전문인들의 재능을 사용해야 한다.

6. 의사는 적절한 환자 진료의 공급에서, 응급한 경우를 제외하고는, 누구에게 제공되는지, 누구와 결부되어야 할지에 대한 선택에 자유로워야 하며, 그리고 의료서비스를 제공하는 환경도 자유로워야 한다.

7. 의사는 공동체의 향상에 공헌하게 될 행동에 참여할 책임을 자각해야 한다.

Principles of Medical Ethics(1980) of the American Medical Association

Preamble

The medical profession has long subscribed to a body of ethical statements developed primarily for the benefit of the patient. As a member of this profession, a physician must recognize responsibility not only to patients, but also to society, to other health professionals, and to self. The following Principles adopted by the American Medical Association are not laws, but standards of conduct which define the essentials of honorable behavior for the physician.

I. A physician shall be dedicated to providing competent medical service with compassion and respect for human dignity.

II. A physician shall be deal honestly with patients and colleagues, and strive to expose those physicians deficient in character or competence, or who engage in fraud or deception.

Ⅲ. A physician shall respect the law and also recognize a responsibility to seek changes in those requirements which are contrary to the best interests of the patient.

Ⅳ. A physician shall respect the rights of patients, of colleagues, and of older health professionals, and shall safeguard patient confidences within the constraints of the law.

Ⅴ. A physician shall continue to study, apply and advance scientific knowledge, make relevant information available to patients, colleagues, and the public, obtain consultation, and use the talents of other health professionals when indicated.

Ⅵ. A physician shall, in the provision of appropriate patient care, except in emergencies, be free to choose whom to serve, with whom to associate, and the environment in which to provide medical services.

Ⅶ. A physician shall recognize a responsibility to participate in activities contributing to an improved community.

역자후기

　의료기술의 획기적인 발전은 인간의 수명을 연장시켰을 뿐 아니라 생명의 시작과 죽음까지도 인위적으로 통제하는 계기가 되었다. 생명공학기술을 통하여 보다 유능하고 탁월한 유전자를 지닌 아이를 얻을 수 있게 되었고, 또한 의료기술의 도움으로 보다 건강하면서도 장수를 누릴 수 있게 되었다.

　하지만 의료기술의 발전으로 인하여 예기치 못한 다양한 윤리적 문제점들도 함께 발생하게 되었다. 과거에는 심장이 멈추면 죽음으로 간주되었지만 이제는 심폐소생장치의 도움으로 소생이 가능하게 되었다. 그리하여 뇌사를 죽음으로 보아야 한다는 주장이 제기되었다. 뇌사의 경우도, 뇌 전체의 기능이 불가역적으로 상실된 상태를 죽음으로 간주할지 아니면 대뇌의 기능만 상실된 경우라도 죽음으로 보아야 할지에 대해서도 논란이 분분하다. 이러한 상황에서 의사나 보호자나 법적 대리인이 환자의 생사 여부에 대한 결정에서 무엇을 가장 우선순위로 여겨야 할지 곰곰이 따져 보아야 한다.

최근 한국 사회에 존엄사에 대한 논의가 활발하게 진행되고 있다. 보라매 병원 사건(1997. 12)은 우리나라에서 존엄사가 법적인 문제로 다루어지게 된 시초가 된 사건이었다. 이 사건은 보호자가 의사의 의학적 권고에도 불구하고 치료를 요하는 환자의 퇴원을 간청하자, 담당 전문의와 주치의가 치료 중단 및 퇴원을 허용하는 조치를 취함으로써 환자를 사망에 이르게 하였다. 이에 따라 보호자, 담당 전문의 및 주치의가 부작위에 의한 살인죄로 기소되었다. 이 사건을 계기로 존엄사를 둘러싼 법학, 의학, 종교적 논의가 본격화되는 계기가 되었다.

김 할머니 사건(2008. 2. 18)은 환자가 폐암의 발병 여부를 확인하기 위해 세브란스 병원에서 기관지 내시경을 이용한 폐종양 조직검사를 받던 중 과다출혈로 인하여 심정지가 발생한 사건이었다. 2008년 11월 법원은 '환자의 의사표시가 있었을 때 회복 불가능한 식물인간 상태에 빠진 환자의 인공호흡기를 떼어도 된다'는 판결을 내렸다. 국내에서는 처음으로 존엄사를 인정하는 판결이 되었다.

또한 김수환 추기경이 연명치료를 거부하고 자연스럽게 죽음을 맞이했던 것은 '품위있는 죽음' 또는 '존엄한 죽음'에 대한 국민적인 관심을 높이는 계기가 되었다. 이러한 사회적 분위기에 편승하여 시민단체들은 성명서 혹은 입법청원을 내기도 했고, 국회에서는 '존엄사법'을 발의하는 등 사회적 논의가 점점 가속화되고 있다.

이 책은 존엄사와 연관된 다양한 윤리적 문제점들에 대하여 깊이 있는 이해를 제공하고 있다. 죽어가는 환자에 대하여 적극적인 죽임인지 아니면 죽도록 방치함인지, 또한 이미 개입된 고가의 특수 치료 장치들을 이제는 철회해야 할 것인지, 아니면 아직 이러한 장치를 시도하지 않은 위급한 환자에 대해서 의료적 개입을 보류해야 할지 심각하게 고민하게 된다. 또한 의식불명의 상태인 의사결정능력이 없는 환자들의 경우, 사전에 생전유언이나 사전지시서를 남겼는지 아니면, 생전유언이나 사전지시서를 남기지 않았는지에 따라 윤리적인 판단 척도가 달라질 수 있다. 또한 가족이나 다른 대리자가 환자의 입장에서 대리 판단을 할 때 고려해야 할 다양한 논점들이 있다. 저자는 유형에 따라 환자들을 다각도로 분류하면서 고려해야 할 윤리적·법적 원칙들을 세심하게 고찰하고 있다.

의료현장에서 판단해야 할 가장 중요한 고려점은 환자에게 최상의 유익이 되어야 한다는 원칙이다. 저자는 이 점을 강조하기 위해 히포크라테스 선서를 새롭게 조명하면서 의료행위에서 환자에게 혜택을 주는 것이 어떤 의미를 지니는지를 고찰하고 있다. 이를 위해 다양한 실제적인 사례들을 소개하면서 의료현장에서 직면하게 되는 다양한 윤리 문제들을 심도 있게 풀어가고 있다.

저자는 먼저 의료윤리의 출발점을 히포크라테스 선서에서 시작하고 있다. 히포크라테스 선서에 담긴 의료윤리의 핵심 가치를 '환자 중심의 윤리', 즉 의료행위의 궁극 목적은 환자에게 혜택을 제공하고, 해악은 피하려는 의도에서 실행되어야 함을 강조한다. 다시 말하면 의사의 주요 관심은 항상 환자에게 최상의 유익이 되는 것을 기준으로 삼아야 한다는 것이다. 환자에게 최상의 혜택을 주어야 할 의무는 실제 의료현장에서는 단순하지 않은 문제이다. 환자에게 대한 혜택과 해악에 대한 기준은 무엇이며, 누가 이러한 평가를 하게 될 것인지, 또한 그러한 평가과정에서 발생하는 문제점들은 어떻게 해결될 수 있는가는 단순하지 않기 때문이다. 또한 환자의 자율성 존중, 신의, 진실, 그리고 정의의 원칙 등과 같은 다양한 의료윤리의 원칙들이 함께 고려될 때 히포크라테스 선서의 원칙이 어떻게 적용되어야 할지에 대해서 논의하고 있다.

저자는 죽음판정에서 도덕적 지위의 기준을 논하고, 환자에게 혜택을 배품과 해악을 피함에 있어서 요청되는 문제들은 어떤 것들이 있는지 상세하게 소개하고 있다. 또한 의사들이 의료행위에서 환자의 인격을 존중한다는 것이 어떤 의미를 지니는지, 환자의 자율성을 존중하기 위해서는 어떤 점을 우선순위에 두어야 하는지를 고찰하고 있다. 또한 이와 연관하여 장기 이식과 관련된 의료자원의 분배와 연관된 문제를 다루고, 인간생명에 대한 통제가 어떤 윤리적 문제점을 지니는지 소개하고 있다.

비치 교수는 생명의료윤리 분야와 간호학 분야, 그리고 임상의료 분야에서 탁월한 연구업적을 지닌 학자임에도 아직 번역된 책들이 없던 차에 용기를 내어 이 책을 소개하게 되었다. 저자는 오랫동안 의대생과 대학원생들을 상대로 생명윤리를 강의하면서 논의하였던 다양한 이슈들을 일반인들이 쉽게 이해할 수 있도록 설명하고 있다. 생명윤리의 기초에서부터 실제 의료현장에서 제기될 수 있는 윤리적인 논점들을 상세하게 소개하면서 일반 독자들이 쉽게 이해할 수 있도록 배려하고 있다. 이러한 특징은 각 장의 말미에 생명윤리와 연관된 핵심용어들을 정리하여 독자들이 생명윤리를 쉽게 이해할 수 있도록 배려하고 있는 점에서도 잘 드러난다.

역자 또한 일반 독자들이 보다 쉽게 이해할 수 있도록 관련 용어들과 윤리적 논점들을 역주로 추가하였다.

이 책을 흔쾌히 출판해주신 북코리아의 이찬규 사장님께 감사의 마음을 표한다. 저자의 본뜻이 역자의 부족으로 인해 잘못 전달되었거나, 모호한 부분이 있다면 모두 역자의 학문적 깊이의 부족으로 알고 널리 용서를 구한다.

이 책을 통해 생명윤리를 더욱 깊이 이해하고, 실제 삶의 현장에서 직면하게 되는 다양한 윤리적 난제들에 대한 귀중한 통찰과 지침이 되었으면 하는 바람이다.

저자소개

Robert M. Veatch

현재 조지타운 의과대학(Georgetown University) 교수이며, *Kennedy Institute of Ethics Journal*의 편집자(senior editor)이다.

Purdue University에서 약학으로 학사 학위를 받고, University of California Medical Center에서 약리학(M.S, pharmacology)으로 석사학위를 받은 후, 하버드 대학에서 B.D, M.A. 그리고 의료윤리로 박사학위(Ph.D)를 받았다.

1970년 이후 해스팅 센터(Hasting Center)에서 일하면서 컬럼비아 대학에서 의료윤리 프로그램을 발전시켰고, 유니온 대학(Union College)과 알바니 의과대학(Albany medical college)에서 강의한 바 있다.

1980년 이후 조지타운 대학(Georgetown University)에서 그리고 1990년 이후에는 성 조지타운 의과대학(St. Georgetown University)에서 의료윤리를 강의하면서 바젤(Vasser), 브라운(Brown), 다트머스(Dartmouth)와 조지타운(Georgetown) 대학 등에서 강의하고 있다.

그는 카렌 퀸란(Karen Ann Quinlan) 사례가 발생했을 때 법적 조사과정에서 윤리적 조언을 했으며, 무뇌아(anencephalic)인 Baby K의 사례에서는 직접 증언에 참여하기도 하였다.

저서로는 *Death, Dying, and the Biological Revolution*(New Haven: Yale University Press, 1976), *Value-Freedom in Science and Technology*(Missoula, MT: Scholars Press, 1976), *Case Studies in Medical Ethics*(Cambridge, MA: Harvard University Press, 1977), *A Theory of Medical Ethics*(New York: Basic Books, 1981), *Ethical Issues in Death and Dying*(Upper Saddle River, NJ: Prentice-Hall, Inc, 1997), *Transplantation Ethics*(Washington, DC: Georgetown University Press, 2000), *Disrupted Dialogue: Medical Ethics And The Collapse Of Physician-Humanist Communication*(1770-1980) (Oxford Univ Press, 2005) 등이 있다.

그는 Creighton University(1999)과 Union University(2004)에서 명예박사학위를 받은 바 있으며, 의료윤리에서의 사례연구로 미국의료작가협회(National Medical Writers Association)에서 상(National Book Award)을 받기도 하였다.

또한 Georgetown University에서 연구경력상(the Research Career Achievement Award, 2005), 그리고 2008년에는 Lifetime Achievement Award(American Society of Bioethics and Humanities)를 받은 바 있으며, 에딘버러 대학(University of Edinburgh)에서 기포드 강연(Gifford Lecturer, 2008)을 한 바 있다.

역자 소개

이종원

숭실대학교 철학과, 장로회신학대학원, 연세대학교 연합신학대학원에서 수학한 후 숭실대학교 철학과에서 기독교윤리(생명윤리)로 철학박사학위를 취득하였다. 숭실대학교 베어드학부대학에서 교수로 재직하였으며, 현재 베어드학부대학 겸임교수로서 학부와 기독교학 대학원에서 강의하고 있다.
저서로는『기독교윤리로 보는 현대사회』(북코리아, 2011), 『성서 다시보기』(공저, 숭실대학교 출판부, 2009)가 있고, "책임적 생명윤리", "기독교 생명윤리적 관점에서 본 존엄사" 외 다수의 논문이 있다.

류은숙

이화여자대학교(중어중문학), 서울대학교 대학원(문학석사, 중국어학)을 졸업하였다.